甲状腺超声及超声引导下细针穿刺（第 3 版）

Thyroid Ultrasound and Ultrasound-Guided FNA

U0197251

甲状腺超声及超声引导下细针穿刺（第3版）

Thyroid Ultrasound and Ultrasound-Guided FNA

原　著　H. Jack Baskin，Sr.

Daniel S. Duick

Robert A. Levine

主　译　谭　石

北京大学医学出版社

JIAZHUANGXIAN CHAOSHENG JI CHAOSHENG YINDAOXIA
XIZHEN CHUANCI HUOJIAN（DI SAN BAN）

图书在版编目（CIP）数据

甲状腺超声及超声引导下细针穿刺：第 3 版/
（美）H. 杰克·巴斯金（H. Jack Baskin），（美）丹尼尔
·杜伊克（Daniel S. Duick），（美）罗伯特·列文
（Robert A. Levine）原著；谭石主译 . —北京：北京
大学医学出版社，2018.1
书名原文：Thyroid Ultrasound and Ultrasound-
Guided FNA（Third Edition）
ISBN 978-7-5659-1708-0

Ⅰ. 甲⋯ Ⅱ. ①H⋯ ②丹⋯ ③罗⋯ ④谭⋯ Ⅲ. ①
甲状腺疾病—穿刺术—活体组织检查 Ⅳ. ①R581.04

中国版本图书馆 CIP 数据核字（2017）第 272972 号

北京市版权局著作权合同登记号：图字：01-2016-8965

甲状腺超声及超声引导下细针穿刺（第 3 版）

主　　译：谭　石
出版发行：北京大学医学出版社
地　　址：（100191）北京市海淀区学院路 38 号
　　　　　北京大学医学部院内
电　　话：发行部 010-82802230；图书邮购 010-82802495
网　　址：http://www.pumpress.com.cn
E - mail：booksale@bjmu.edu.cn
印　　刷：北京强华印刷厂
经　　销：新华书店
责任编辑：高　瑾　武翔靓　责任校对：金彤文　责任印制：李　啸
开　　本：889mm×1194mm　1/32　印张：11.875　字数：297 千字
版　　次：2018 年 1 月第 1 版　2018 年 1 月第 1 次印刷
书　　号：ISBN 978-7-5659-1708-0
定　　价：108.00 元
版权所有，违者必究
（凡属质量问题请与本社发行部联系退换）

本书由
北京大学医学科学出版基金
资助出版

译者名单

主　译　谭　石

副主译　崔立刚　陈　文　王淑敏

译　者　（按姓氏拼音排序）

陈　文（北京大学第三医院）

崔立刚（北京大学第三医院）

付　颖（北京大学第三医院）

傅　强（民航总医院）

胡向东（首都医科大学附属北京友谊医院）

贾建文（北京大学第三医院）

李彦娟（首都医科大学附属北京市石景山医院）

刘　昊（民航总医院）

刘士榕（北京大学第三医院）

苗立英（北京大学第三医院）

孙长坤（北京医院）

孙鹏飞（航天中心医院）

孙　彦（北京大学第三医院）

谭　石（北京大学第三医院）

王淑敏（北京大学第三医院）

王晓曼（首都医科大学附属北京儿童医院）

许希曦（波士顿大学医学院）

姚宏伟（首都医科大学附属北京友谊医院）

赵　博（北京大学第三医院）

原著名单

Robert A. Levine, MD, FACE, ECNU Thyroid Center of New Hampshire, Dartmouth Medical School, Nashua, NH, USA

Dara R. Treadwell, BS, BT, RDMS Tavares, FL, USA

Henry J. Baskin, Jr MD, DACR Department of Radiology, Primary Children's Medical Center, University of Utah School of Medicine, Salt Lake City, UT, USA

Mark A. Lupo, MD, FACE, ECNU Florida State University College of Medicine, Thyroid & Endocrine Center of Florida, Sarasota, FL, USA

Susan J. Mandel, MD, MPH Perelman School of Medicine, University of Pennsylvania, Philadelphia, PA, USA

Jill E. Langer, MD Perelman School of Medicine, University of Pennsylvania, Philadelphia, PA, USA

Gregory Randolph, MD, FACS General and Thyroid Surgical Divisions Mass Eye and Ear Infirmary, Harvard Medical School, Boston, MA, USA

Barry Sacks, MD Beth Israel Deaconess Medical Center, Natick, MA, USA

H. Jack Baskin, Sr MD, MACE University of Central Florida College of Medicine, Orlando, FL, USA

Dev Abraham, MD, MRCP University of Utah, Salt Lake City, UT, USA

Haengrang Ryu, MD MD Anderson Cancer Center, Yonsei University College of Medicine, Seoul, South Korea

Rachel Harris, MD Department of Surgical Oncology, MD Anderson Cancer Center, The University of Texas MD Anderson Cancer Center, Houston, TX, USA

Nancy D. Perrier, MD, FACS Department of Surgical Oncology, Section of Surgical Endocrinology, The University of Texas MD Anderson Cancer Center, Houston, TX, USA

Robert A. Sofferman, MD University Vermont College of Medicine, Burlington, VT, USA

Roberto Valcavi, MD, FACE Endocrinology Unit, Arcispedale Santa Maria Nuova, Reggio Emilia, Italy

Giorgio Stecconi Bortolani, MD Endocrine Unit, Arcispedale Santa Maria Nuova, Reggio Emilia, Italy

Fabrizio Riganti, MD Endocrine Unit, Arcispedale Santa Maria Nuova, Reggio Emilia, Italy

Andrea Frasoldati, MD Endocrine Unit, Arcispedale Santa Maria Nuova, Reggio Emilia, Italy

Daniel S. Duick, MD, FACP, FACE University of Arizona Health Sciences Center, Endocrinology Associates, PA, Scottsdale, AZ, USA

J. Woody Sistrunk, MD, FACE, ECNU Jackson Thyroid and Endocrine Clinic, Jackson, MS, USA

译者前言

2016 年初，一个偶然的机会让我邂逅了这本书，读了几章后就爱不释手，如同年少时迷恋金庸的武打小说一样，夜以继日、废寝忘食，非要一气读完方肯罢休。令我如此喜爱它的原因主要有以下三点：

1. 完善的知识体系与前沿的新技术相结合。本书主要是介绍甲状腺超声诊断及细针穿刺，为了让读者更好地理解超声图像，作者着重讲述了甲状腺的病理生理基础，即使是没有影像学基础的临床医生，也可以通过逐步深入的学习掌握这项技术。此外，本书还增添了许多新章节，比如甲状旁腺及颈部超声，这有助于临床医生明确诊断和鉴别诊断；儿科超声和先天发育异常也作为独立的章节呈现，更有利于影像科医师了解儿童超声特点，这在以往超声教科书中是不多见的；而超声弹性成像和谐波成像的应用，以及超声引导下获取细胞进行分子检测等内容，即使是在超声专业领域也是非常前沿的知识，全面地了解这些内容，有助于更好地发挥超声的作用。

2. 提高了超声对临床的指导价值。本书主编 Baskin 等作为著名的内科医师，能够更好地提出临床需求，明确超声在临床工作中的作用；它改变了影像科医师闭门造车的局面，让临床医生了解影像科医生的工作和能力，在两者间建立起桥梁和纽带，让超声更好地为临床服务。

3. 体现了多学科协作的特点。本书最大的特点就是在超声诊断的基础上融入了系统的内科、外科及新近出现的微创治疗的方法和理念，这有助于甲状腺诊疗医师（特别是影像科医师）建立完整的知识体系，科学且合理地指导患者。当然，新技术尚未被美国甲状腺协会（ATA）指南所接纳，但是译者认为，随着微创技术的不断进步，它终将会为大多数人所接受，而这正是我们新一代年轻医师的责任。由于具有以上特点，本书在国外已经成为内分泌科医师继续教育的教材，与此同时，超声科医师、外科医师乃至介入科医师也从中受益匪浅。

　　尽管 2016 年初即踌躇满志开始翻译，但直到现在这本书才姗姗来迟。一方面原因是我有"拖延症"，另一方面也是因自觉知识有限，为避免误人子弟，翻译过程中诚惶诚恐，常常是刚翻译完后又推翻重来。如此这般，本书直到现在才付梓。即使这样，仍然不能避免错误的存在，还请各位读者多多指正。

　　最后，衷心地感谢编写过程中支持和帮助我的同事、编辑部老师和我的家人，特别感谢我的妻子，正是她的陪伴和鼓励，使我有勇气着手翻译这本书并坚持到了最后。值此收官之际，我只想说：风雨同行，感谢有你。

谭　石

2017 年 11 月 12 日夜

原著序言

Baskin、Duick 和 Levine 编写了第 3 版《甲状腺超声及超声引导下细针穿刺》（*Thyroid Ultrasound and Ultrasound-Guided FNA*）。该书在前两版的基础上丰富和扩充了内容，纳入了新的章节和作者，成为内分泌科医师、内分泌科进修人员、放射科医师、从事甲状腺和甲状旁腺手术的普外科医师及头颈外科医师必不可少的工作指南。在过去的十年中，美国甲状腺癌的发病率持续上升（仅 2012 年就约有 57 000 人），部分患者出现了更多明显的局部浸润和全身转移症状。

专业的颈部超声设备可以用于扫查甲状腺良恶性结节、淋巴结、囊肿、甲状旁腺腺瘤、涎腺肿瘤及其他的颈部病变，超声的应用显著提高了甲状腺微小结节的检出率，有助于鉴别甲状腺结节的良恶性和淋巴结，明确甲状旁腺腺瘤的存在。

第 3 版中增添了一些非常有意义的章节，包括小儿超声检查，颈部淋巴结的定位，甲状腺结节、甲状腺癌及甲状旁腺疾病的手术治疗前景，唾液腺和非内分泌肿瘤的评价，细针穿刺标本进行甲状腺癌分子标志物测定的广泛应用，以及超声报告书写的最新指南。此外，甲状腺结节的激光和射频消融、超声弹性成像鉴别甲状腺良恶性结节的相关章节也进行了更新。这些技术虽然具有创新性，但是其临床效能仍有待检验。

这本教材内容丰富翔实，适用于所有参与甲状腺和甲状旁腺诊疗工作的临床医师和规范化培训人员。

Lewis E. Braverman

第 3 版前言

19 世纪的评论家弗雷德里克·巴斯夏（Frédéric Bastiat）在概括经典易读的书的特点时，曾经说过："它必须篇幅短小、思路清晰、表达准确，充满内容和思想，以上要求都要满足。"我们也尽力使本书达到这个标准。与以往版本的编撰要求相同，我们邀请了致力于甲状腺和颈部疾病超声诊断和治疗的医师参加本版书的编写，每一位撰稿人都具有丰富的临床工作经验，在本研究领域中有所建树，并且乐于传道和解惑。

本书与以往版本相比有所变化。之前版本中的一些章节在本书中进行了合并，而部分章节得到了充实。此外，还增添了新的章节讨论最前沿的技术，如利用超声引导下穿刺（UGFNA）获取的标本进行分子和基因的标志物检测，以及超声引导的射频消融术。儿科超声和先天发育异常也作为独立的章节进行撰写。另外，新的章节将聚焦于超声对于手术治疗甲状腺和甲状旁腺疾病的影响。

自第 1 版《甲状腺超声及超声引导下细针穿刺》（*Thyroid Ultrasound and Ultrasound-Guided FNA*）于 2000 年出版以来，超声技术已经成为公认的诊断和治疗甲状腺疾病的主要工具。事实上，在过去的十年里，超声的应用促进了内分泌科医师、外科医师、影像科医师和病理科医师互相合作，创建了一种多学科协作治疗甲状腺疾病的模式。这将继续造福于我们的患者。

Henry J. Baskin
于美国犹他州盐湖城

第 2 版前言

自从本书第 1 版问世以来的八年中，超声技术已经成为了内分泌专科医师临床工作不可或缺的一部分。超声引导下细针穿刺可准确获取诊断所需要的标本，这项技术已经被广泛接受，并成为临床常规检查。正如《甲状腺》杂志主编在近期的导论中所言："我无法想象那些不会使用超声的医师如何诊治甲状腺病患者。"一项新技术在如此短暂的时间里被临床医生广泛接受，这是前所未有的。

虽然大多数内分泌科医生可以娴熟地运用超声诊断甲状腺结节，但是也有许多医生在甲状腺以外的超声应用拓展中有些迟疑。作为一种诊断方法，它的价值就是在颈部淋巴结中寻找甲状腺癌转移的证据，或者如同评估甲状腺结节一样评估甲状旁腺疾病。在第 2 版中，我们将继续探讨这些易于为临床医生所使用的诊断技术。

自第 1 版出版以来，临床研究人员不断探索超声新技术在甲状腺和颈部的应用。在检查颈部组织的血流方面，能量多普勒已经替代了彩色多普勒血流成像。诊断技术的进步还包括超声造影、超声弹性成像和谐波成像的应用。

经皮无水酒精注射是第 1 版（2000 版）中唯一被提及的超声引导的治疗方法。这项技术在美国还未曾被报道过，但是在世界其他地区已被广泛应用。目前，超声引导的治疗方法还包括激光、射频和高强聚焦超声，这些技术可以用于组织消融而无需外科手术。这些新技术已经受到临床医生的密切关注，并且不断得到发展完善。

我们希望本书的第 2 版可以激励临床医生深入探索超声的价值，而不是仅仅局限于甲状腺结节的诊断。只有充分挖掘和发挥颈部超声的作用，才会使患者获益良多。

H. Jack Baskin，医学博士
于 2008 年

第 1 版前言

在过去的二十年里，超声经历了很多技术上的进步，例如灰阶成像的出现、实时超声的发展、7.5～10 MHz 高分辨率探头的研发和彩色多普勒血流成像的应用。这些进步使超声具有卓越的能力，可以快速、经济和安全地提供非常精准的甲状腺图像。尽管超声技术具有如此的飞跃，但内分泌科医师对超声仪利用率还是远远不够的。这其中一部分原因是临床医师的超声技术和经验有限，还与他们缺乏对超声在甲状腺不同疾病诊断中应用的了解有关。

本书主旨是展示如何将超声技术与临床病史、体格检查和其他甲状腺检查（特别是甲状腺细针穿刺活检）等重要的信息结合起来，提供给临床医师，并用于改善对患者的诊断治疗。书中运用了大量的超声病例来展示超声图像和组织特征之间的联系，并且解释了这些图像的重要临床意义。本书同时包含了世界上许多科研团体对超声创新应用的探索和所得出的科研结果。这些科研成果发展出了具有临床实用性的超声新技术。

为了充分发挥甲状腺超声的优势，这项超声检查最好由内科医师来操作，本书将会指导医师如何在患者床边进行超声检查，使其成为常规体检的一部分。在众多的前沿超声技术之中，新的电子相控阵探头使超声和甲状腺细针穿刺技术相结合，形成超声引导下甲状腺细针穿刺活检技术。在未来的十年里，这项技术将要变成我们日常临床操作的一部分，成为诊断甲状腺结节强有力的工具和用于甲状腺癌患者随诊的新手段。

H. Jack Baskin，医学博士

目　录

第一章

甲状腺超声历史

History of Thyroid Ultrasound

Robert A. Levine 著

付 颖 陈 文 译

概　述

　　甲状腺是非常适合使用超声进行检查的器官，因为甲状腺的位置表浅，大小合适，且其内部回声及血管分布也独具特点[1]；甲状腺结节在人群中的发生率很高，但大部分为良性，因此甲状腺的异常表现虽然需要评估和动态观察，但常不需要予以干预[2]。基于上述特点，甲状腺是人体最适合用超声检查的器官之一。最早的关于甲状腺超声的报道出现在 20 世纪 60 年代，1965—1970 年间仅有 7 篇甲状腺超声的文章问世，而在过去的 5 年间，甲状腺超声的文章超过了 2200 篇。从 A 型示波器上显示的波形改变到依稀可辨的 B 型超声成像，从早期的低分辨率灰阶成像到目前的高分辨率超声成像，甲状腺的超声成像经历了翻天覆地的变化，经历了一系列的技术进步。近年来超声技术的发展涵盖了谐波成像、空间复合成像、超声造影、三维重建等，这些技术进一步丰富了超声检查的手段。

　　在 1880 年，皮埃尔·居里和雅克·居里发现了压电效应，即电流通过晶体时会引起晶体的震动从而产生声波，反过来声波作用于晶体则会产生电压。根据此效应，压电换能器能够产生听阈范围内的声波以及超过听阈范围的超声波。

声　纳

具有可操作性的声纳系统出现于1914年，即泰坦尼克号沉没2年后，该系统能够识别出船只2英里以外的冰山。该系统发射听阈范围的低频声脉冲，然后操作者仔细倾听回声的变化，从而判断是否有冰山存在。该系统能够发现声波传播范围内的物体，但是无法准确定位[3]。

在这之后的30年中，导航声纳有了长足的进步，从早期被动地监听回声，逐步发展为显示在示波器上的一维回波信号，进而发展成为能够显示事物形态结构的二维声像图。

超声的早期医学应用

超声在20世纪40年代开始被应用于医疗领域。在发现极高强度的声波具有破坏人体组织的能力后，开始有人尝试用强度稍低的超声波进行治疗，包括应用聚焦超声波使组织轻微加热来治疗风湿性关节炎，以及尝试通过破坏基底节来治疗帕金森病[4]。

诊断性超声的应用开始于1942年。在一篇题为"Hyperphonagraphy of the Brain"（"脑部超声"）的文章中，Karl Theodore Dussic尝试应用超声进行脑室定位。与当今使用的反射式超声不同，文中所采用的超声系统利用了声波的透射功能，即在人的头部一侧发射声波，在另一侧接收声波，通过传导的脉冲波信号来定位脑中线的位置。虽然上述研究结果后来被质疑多为伪像，但这些研究却促进了诊断性超声的发展。

20世纪50年代早期，人们开始尝试脉冲波反射式超声成像。通过示波器显示电子束的偏转，A型超声能够确定反射物的距离，但是提供的信息限于一维，仅能显示反射面至声源的距离（见第二章图 2-7）[5]，A 型超声可用于检查颅脑肿瘤、脑中线的移位、眼睛内的异物和视网膜脱离等。John Julian Wild 报道了胃恶性肿瘤回声强于正常胃组织的研究结果，这是最早的将 A 型超声应用于辅助检查人体肿瘤的文章，之后他又应用 15 MHz 超声研究了 117 个乳腺结节，结果发现超声能够检测肿瘤的大小，准确率达 90%。

20 世纪 50 年代后期诞生了第一台 B 型超声扫描仪。B 型超声扫描仪通过将 A 型图像按照一定顺序进行编辑形成二维图像（见第二章图 2-8）。Douglass Howry 发明了浸入水箱式 B 型超声检查系统，随后出现了一系列相同模式的超声扫描仪，所有仪器都是用机械驱动的探头进行弧形扫查，然后进行图像重建，最终呈现出完整的扫描图像。后期进行了许多改进，例如发明了手持式探头，但它仍需要机械连接以提供位置信息；此外还使用了水囊耦合装置，替代了浸没水中的检查[6]。

甲状腺超声

甲状腺超声成像起始于 20 世纪 60 年代末。1967 年 7 月，Fujimoto 等人报导了 184 例患者使用水箱式 B 型超声进行"断层"研究的结果[7]。作者在报告中指出，对于那些无甲状腺功能不全和触诊无甲状腺结节的患者，甲状腺内没有回声产生；对于触诊异常的甲状腺，作者描述了四种基本回声模式：1 型被称为"囊性"，其内部呈完全无回声，声波通过病变时衰减很少，可以忽略不计；2 型被称为"稀疏点状回声"，其内部只显示少许回声，无明显衰减；3 型表现为很强的内部回声，其回声特点为中等明亮，伴有明显的声衰减，此型被认为是恶性表现；4 型表现为内部缺乏回声，但有明显的声衰减。该研究结果显示 65% 的癌（主要是滤泡性癌）表现为 3 型，但遗憾的是 25% 的良性腺瘤也表现为 3 型，而且有 25％的乳头状癌表现为 2 型。这是第一篇论述甲状腺超声的文章，尽管作者试图明确超声定性恶性结节的优势，但是很大一部分病例结果并没有特异性。

1971 年 12 月，Manfred Blum 发表了一系列有关甲状腺结节 A 型超声的研究结果（见第二章图 2-1）[5]，认为超声具有鉴别结节囊实性的能力，并且能够准确地测量甲状腺结节的大小。20 世纪 70 年代初的其他研究结果进一步确认了 A 型和 B 型超声都具有鉴别病变囊实性的能力，但同时也认为在判断结节良恶性方面，超声并未达到令人满意的准确性[8]。

灰阶超声的出现使得图像易于查看和理解[9]。1974 年 Ernest Crocker 发表了名为 "The Gray Scale Echographic Appearence of Thyroid Malignancy"（"甲状腺恶性肿瘤的灰阶超声表现"）的文章[10]。作者在研究中使用一支 8 MHz 的探头（分辨率为 0.5 mm）进行检查，发现灰阶超声中显示为 "低振幅、稀疏杂乱的回声" 是甲状腺癌的特征性表现，如果用现在的术语描述，即为 "低回声和不均质回声"。入组的 80 例患者中有 40 例进行了手术治疗，6 枚确诊为甲状腺恶性肿瘤的结节均表现为该回声模式，但文章并未提及良性病变中出现此回声模式的比例。

随着超声技术的不断进步，使用超声鉴别甲状腺病变良恶性的兴趣被再次点燃。早期的超声研究重点是发现那些对鉴别良恶性有重要意义的特征性表现，但随后的研究则显示出各种不同疾病的超声表现具有重叠性。例如，早期研究认为，"晕环征"（即围绕甲状腺实性结节边缘的低回声带）仅出现于良性病变[11]，但是 Propper 的研究结果发现在 10 枚具有此征象的结节中，有 2 枚结节是甲状腺癌[12]。在本书第六章中可以看到，"晕环征" 目前仍是可以用来鉴别结节良恶性的众多的特征之一。

1977 年 Wallfish 推荐进行超声引导下细针穿刺以提高活检的准确性[13]，而最近的多项研究也证明利用超声引导穿刺针定位能够显著提高穿刺的准确度：大部分初次穿刺结果为"无法诊断"的患者，在进行了超声引导下的穿刺后能取得满意的标本[14]；超声引导下细针穿刺活检大幅提高了活检的敏感性和特异性，同时将无法诊断及诊断假阴性病例的可能性减少了50%以上[15]。

在20世纪80年代，甲状腺超声的临床价值变得更为显著。在切尔诺贝利核事故发生后的4年内，暴露于高辐射区域的幼儿中，甲状腺乳头状癌的发生率增加了100倍。超声对这些儿童的筛查使得大量的早期甲状腺癌得以被发现并进行手术，后续的超声监测仍在进行，患儿因甲状腺癌造成的死亡率目前仍然为零。此外，在有甲状腺乳头状癌或髓样癌家族史的人群中，超声筛查也被证明具有重要价值。

超声在碘缺乏人群的筛查中也具有重要作用，它提供了一种简单而精确的测量甲状腺体积的方法。研究显示，儿童的甲状腺体积与膳食碘含量和尿碘排泄量之间都有很强的相关性，超声也因此提供了有效识别碘缺乏地区的方法。超声筛查具有与24小时尿液碘含量测定相同的准确性，而与收集儿童24小时尿液相比，其可操作性更强，因此方便了地方性甲状腺肿的诊断和治疗。

目前超声的分辨率能够发现小于1 mm的甲状腺结节，因此与临床触诊相比，超声在发现并对甲状腺结节性疾病定性方面具有明显的优势。近50%的临床触诊为单发结节的患者通过超声检查会发现其他的结节，而这些新发现的结节中有25%以上的结节直径超过1 cm[16]。目前这种结节的超声检出率为19%～67%，但对如何处置这些偶然发现的、无法触诊到的结节则仍存在争议[17]，已有一些指南制定了针对此类结节进行活检或动态观察的标准，这些将在第七章中进行讨论。

在过去的几年中，对那些经活检证实为甲状腺癌的患者，超声在手术前筛查可疑淋巴结的应用价值已经被认可；而目前的甲状腺癌诊治指南中，也明确指出了超声在监测局部复发中的重要作用[17]。

20 世纪 80 年代研发的多普勒超声可用于检测血管内的血流情况。正如本书第三章所述，甲状腺结节内的血流多普勒模式有助于评估结节良恶性。多普勒超声还可以显示 Graves 病所致的血流增多[18]，因此有助于 Graves 病和甲状腺炎的鉴别，尤其适用于孕妇或因胺碘酮诱发的甲状腺功能亢进患者[19]。

最新的超声技术进展包括经静脉超声造影、三维超声成像和弹性成像等。静脉超声造影已经在欧洲使用，但在美国仍处于实验状态。所有的超声造影剂均由微气泡构成，不但可以反射声波信号，而且在更高场强的作用下能够振荡产生谐波，主要用于显示较粗的血管，很少用于实质组织的显像。超声造影剂在外周血管成像、肝肿瘤和转移瘤显像方面已经崭露头角[20]，而在甲状腺常规检查中的优势尚未见报道，可能对甲状腺结节激光或射频消融[21]后的早期评估有帮助。

三维重建技术已在 CT 和 MRI 成像中应用多年，并显示了实际的应用价值。尽管三维超声已经广泛应用于胎儿成像，但是三维超声成像的诊断价值仍不明确。产科超声检查时，胎儿周围为天然的液性界面，故而极大提高了表面三维成像的质量。相比之下，甲状腺与周围的组织间缺乏相似的声学界面进行鉴别，因此三维超声在甲状腺的应用受限。有学者预测，乳腺的组织学活检会通过应用实时三维超声引导而实现更精确的进针，甲状腺活检届时也可能会受益[22]，但是就目前而言，三维超声技术在甲状腺成像方面还没有太多帮助。

弹性成像是一项很有前途的技术，它是在外部施加压力的情况下，利用超声评价该结节的可压缩性。研究显示弹性成像在预测乳腺恶性结节方面具有较好的应用价值，而近期的研究也显示弹性成像在甲状腺疾病的诊断中同样具有很好的应用前景，评估弹性成像对甲状腺恶性结节预测价值的一些前瞻性临床试验正在进行中。弹性成像在筛选适合穿刺或手术的结节的应用价值在本书第十五章中予以介绍。

人们逐步认识到，内分泌科医生进行实时甲状腺超声检查获得的有用信息远多于单纯阅读超声报告，因此，美国内分泌科医生进行甲状腺超声检查已经获得许可。美国临床内分泌协会（the American Association of Clinical Endocrinologists，AACE）于 1998 年最先开展了甲状腺超声的教育课程，在 H. Jack Baskin 医生的指导下，53 名内分泌科医师学习了甲状腺的超声诊断及超声引导下的细针穿刺。截至 21 世纪初，已有 300 名内分泌科医师接受了相关培训。2002 年 AACE 创建了内分泌大学，向所有刚毕业的内分泌科医师提供甲状腺超声检查及穿刺方面的指导。到 2011 年底，已有超过 4000 名的内分泌科医师完成了 AACE 的超声课程。2007 年，美国超声医学学会和 AACE 合作设立了面向内分泌科医师的颈部超声检查培训认证项目，截至 2011 年底，已经有 200 多名内分泌科医师注册并通过了 ECNU 认证（Endocrine Certification in Neck Ultrasound，内分泌科医师颈部超声认证），进行了相应的培训、实践，掌握了甲状腺和甲状旁腺扫查和细针穿刺的专业技能。2011 年，美国超声医学学会开始委任有资质的内分泌专科培训机构作为甲状腺及甲状旁腺影像学检查中心。

自超声首次应用于甲状腺检查的 40 年间，超声技术及图像质量均发生了巨大的改进和提升。从 A 型超声发展到 B 型超声，再到灰阶超声的技术革命，带来的是图像清晰度及可释读性的显著提升，目前的高分辨力超声已能够识别几乎所有具有临床意义的病变。虽然超声征象不能肯定良性病变，但边缘不规则、微钙化和中心性血流等特点却可以发现可疑的恶性病变[3]，因此超声在甲状腺结节的评估和穿刺结节的筛查方面具有重要的作用[17]。对于全身碘扫描阴性及甲状腺球蛋白检测阴性的甲状腺癌术后患者，超声也展示了其在监测肿瘤复发中的作用[17,23]。近年来出现的超声新技术如超声造影、组织谐波成像、弹性成像和多平面图像重建等，将会进一步提高超声的诊断价值。多普勒血流分析和弹性成像能提高恶性结节的预测准确度，但现有的超声技术在确定良性结节方面尚未达到令人满意的准确度。超声引导下细针穿刺已被证明可同时提高诊断率和准确性，成为标准的临床检查方法。超声在临床上的常规应用已成为内分泌医师体格检查的延伸，而高质量的超声诊断仪价格适中，从而使得这项技术已普及到所有的内分泌中心[3]。

参考文献

1. Solbiati L, Osti V, Cova L, Tonolini M. Ultrasound of the thyroid, parathyroid glands and neck lymph nodes. Eur Radiol. 2001;11(12):2411–24.

2. Tessler FN, Tublin ME. Thyroid sonography: current applications and future directions. AJR Am J Roentgenol. 1999;173:437–43.

3. Levine RA. Something old and something new: a brief history of thyroid ultrasound technology. Endocr Pract. 2004;10(3):227–33.

4. Woo JSK. A short history of the development of ultrasound in obstetrics and gynecology. 2011. http://www.ob-ultrasound.net/history1.html. Accessed 16 Dec 2011.

5. Blum M, Weiss B, Hernberg J. Evaluation of thyroid nodules by A-mode echography. Radiology. 1971;101:651–6.

6. Skolnick ML, Royal DR. A simple and inexpensive water bath adapting a contact scanner for thyroid and testicular imaging. J Clin Ultrasound. 1975;3(3):225–7.

7. Fujimoto F, Oka A, Omoto R, Hirsoe M. Ultrasound scanning of the thyroid gland as a new diagnostic approach. Ultrasonics. 1967;5:177–80.

8. Thijs LG. Diagnostic ultrasound in clinical thyroid investigation. J Clin Endocrinol Metab. 1971;32(6):709–16.

9. Scheible W, Leopold GR, Woo VL, Gosink BB. High resolution real-time ultrasonography of thyroid nodules. Radiology. 1979;133:413–7.

10. Crocker EF, McLaughlin AF, Kossoff G, Jellins J. The gray scale echographic appearance of thyroid malignancy. J Clin Ultrasound. 1974;2(4):305–6.

11. Hassani SN, Bard RL. Evaluation of solid thyroid neoplasms by gray scale and real time ultrasonography: the "halo" sign. Ultrasound Med. 1977;4:323.

12. Propper RA, Skolnick ML, Weinstein BJ, Dekker A. The nonspecificity of the thyroid halo sign. J Clin Ultrasound. 1980;8:129–32.

13. Walfish PG, Hazani E, Strawbridge HTG, Miskin M, Rosen IB. Combined ultrasound and needle aspiration cytology in the assessment and management of hypofunctioning thyroid nodule. Ann Intern Med. 1977;87(3):270–4.

14. Gharib H. Fine-needle aspiration biopsy of thyroid nodules: advantages, limitations, and effect. Mayo Clin Proc. 1994;69:44–9.

15. Danese D, Sciacchitano S, Farsetti A, Andreoli M, Pontecorvi A. Diagnostic accuracy of conventional versus sonography guided fine-needle aspiration biopsy in the management of nonpalpable and pal-

pable thyroid nodules. Thyroid. 1998;8:511–5.

16. Tan GH, Gharib H, Reading CC. Solitary thyroid nodule: comparison between palpation and ultrasonography. Arch Intern Med. 1995;155:2418–23.

17. Cooper DS, Doherty GM, Haugen BR, et al. The American Thyroid Association Guidelines Task Force. Revised management guidelines for patients with thyroid nodules and differentiated thyroid cancer. Thyroid. 2009;19:1167–214.

18. Ralls PW, Mayekowa DS, Lee KP, et al. Color-flow Doppler sonography in Graves' disease: "thyroid inferno". AJR Am J Roentgenol. 1988;150:781–4.

19. Bogazzi F, Bartelena L, Brogioni S, et al. Color flow Doppler sonography rapidly differentiates type I and type II amiodaroneinduced thyrotoxicosis. Thyroid. 1997;7(4):541–5.

20. Grant EG. Sonographic contrast agents in vascular imaging. Semin Ultrasound CT MR. 2001;22(1):25–41.

21. Valcavi R. Personal communication. (2012)

22. Lees W. Ultrasound imaging in three and four dimensions. Semin Ultrasound CT MR. 2001;22(1):85–105.

23. Antonelli A, Miccoli P, Ferdeghini M. Role of neck ultrasonography in the follow-up of patients operated on for thyroid cancer. Thyroid. 1995;5(1):25–8.

第二章

甲状腺超声物理基础

Thyroid Ultrasound Physics

Robert A. Levine　著

崔立刚　译

声和声波

　　一些物种，例如海豚、鲸鱼、蝙蝠能够通过接收声音的反射回波产生"视觉"。人类的视野仅限于可见光谱中的电磁波。人类用声波创造图像，需要对与物理相关的技术和知识有着深刻的理解。本章将讨论人类是如何发明这项把声音转化为图像的技术[1]。

　　相对于作为电磁能量传播的光，声音是一种机械能量。与电磁波不同，声波的传播需要介质，因此光可以在真空中传播而声音不能。传播介质的性质直接影响声音的传播，不同的物质中声音的传播速度（声速）不同；在特定的介质中传播，声速恒定并不随频率改变而变化（图 2-1）。声阻抗则是一种与声音传播相反的能力。声音在传播过程中介质的声阻抗发生改变时，部分声能会被反射，剩余者继续传播。被反射的能量与声阻抗不匹配的程度一致。物质的声阻抗取决于它的密度、硬度和声音的传播速度[2]。

　　声波通过压缩和牵拉空间中微小颗粒导致的疏密变化传播（图 2-2）。传播介质的微小颗粒在平衡位附近做往复振动，将能量传导至邻近的颗粒。声波通过空间传递能量而非物质。

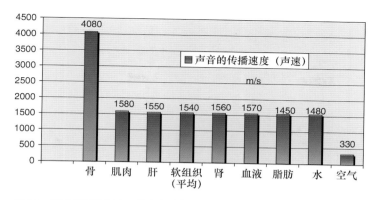

图 2-1 声音传播的速度。特定介质中声音的传播速度恒定，不随频率变化而改变。本图显示了不同生物组织中的声速

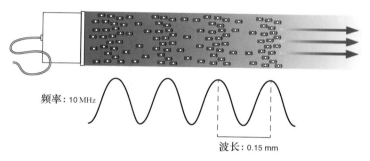

图 2-2 声波是纵向传播，但可以用典型的正弦波代表，波峰代表微小颗粒在空间中压缩的最大程度，波谷则与最大稀疏程度一致

如图 2-2 所示，声波沿长轴方向传播，但可以用典型的正弦波显示，波峰代表空间中微小颗粒的最大压缩，波谷则代表微小颗粒的最大稀疏。单位时间内声波振动发生的次数被定义为频率。每秒完成一次振动周期，定义为 1 Hz。可以听到的声音频率在 30 到 20 000 Hz 之间。超声的定义是指超出了可听声谱频率范围的声波。诊断超声所用的最经典的频率范围是每秒振动 500 万至 1 500 万次（5～15 MHz）[1,3]。

诊断超声使用具有时间间隔的脉冲波，利用相邻两次脉冲波的时间间隔接收和分析反射回波。典型的一次脉冲包含三个完整振动的波。三个完整振动波所占据的空间距离称为空间脉冲长度（图 2-3）。空间脉冲长度是分辨率的决定因素之一，因为频率越高意味着空间脉冲长度越小，频率越高就可以提高分辨率。如图 2-3 所示，15 MHz 的超声波，其波长在生物组织中约为 0.1 mm，使得轴向分辨率为 0.15 mm。尽管增加频率可以改善分辨率，但超声波穿透的深度也在随之减小，导致深方组织的显示受限。

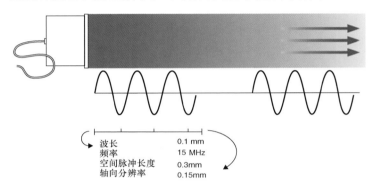

图 2-3 诊断超声使用具有时间间隔的脉冲波，利用相邻两个脉冲波的时间间隔内接受和分析反射回波。一般一个脉冲内含有三个完整周期振动的波

综上所述，对于一个物体或者一种生物组织而言，声波的传播速度是常量，不受频率或波长的影响，它随着组织硬度和密度的变化而变化。如图 2-1 所示，常见的生物组织具有不同的传播速度。骨骼非常致密和坚硬，其声音的传播速度为 4 080 m/s。脂肪组织的密度和硬度均很低，声速传播相对慢，为 1 450 m/s。大部分软组织声速接近 1 540 m/s。肌肉、肝、甲状腺组织声速稍高。所有的超声仪器习惯上把软组织声速设定为平均值 1 540 m/s。物体在超声图像中的深度通过反射信号返回探头的时间乘以声速来计算[2-3]。以 1 540 m/s 作为假定软组织的声速，所有超声仪器测量距离和体积时就可以得到一致结果。

反射指声波在具有不同声阻抗组织界面传播时，部分声波方向发生改变。组织间声阻抗差越大，界面处的声反射越多。声阻抗均匀的介质中不会产生任何内部回声，单纯囊肿是内部无回声的典型例子。不论是从细胞水平还是宏观角度看，大部分生物组织都存在不同程度的不均匀性。结缔组织、血管和组织细胞结构都参与构成了声阻抗的差异，从而产生具有不同特征的声像图（图 2-4，图 2-5 和图 2-6）。如果反射发生在平滑表面，如镜面，则被认为是镜面反射。相比之下，当反射界面不规则，其大小类似或小于入射波的波长时，会发生漫反射。漫反射引起超声波发生散射并产生噪声。

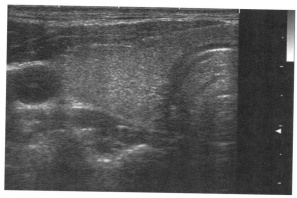

图 2-4　正常甲状腺组织的回声，具有毛玻璃一样的表现，回声高于周围肌肉组织

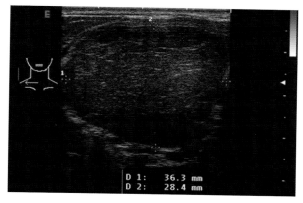

图 2-5　桥本甲状腺炎患者急性炎症肿胀期的甲状腺声像图。大量淋巴细胞浸润降低了组织的回声，形成更加均匀的低回声图像

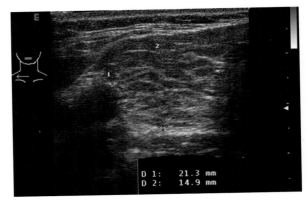

图 2-6　这个典型的不均匀声像图来自桥本甲状腺炎，可见被高回声的纤维组织分隔的低回声炎症区域

超声图像的产生

最早期的超声成像包括向人体发射声波、接收反射回波并在示波器上显示。这类图像被称为 A 型超声，在 20 世纪六七十年代，通过这些图像能够对内部结构进行测量，如测量甲状腺叶、结节、囊肿等的大小。图 2-7a 是甲状腺单纯实性结节的 A 型超声图像，来自整个结节的散射回波被显示出来。图 2-7b 展现了一个囊性结节，第一个反射波来自于近侧的囊壁（前壁），囊腔内囊液不产生明显反射，第二个反射波来自于囊的后壁。图 2-7c 是一个含有实性和囊性成分的复杂结节。A 型超声能测量物体一维方向上的大小，但无法显示物体的内部结构[1]。

为了产生二维可视图像，需要在探头对所显示结构进行扫查时，将一系列一维 A 型模式的信息排列分布。在初期，甲状腺的超声图像就是通过在颈部横向地缓慢移动探头形成。通过动态扫描整个结构并线样排列 A 型超声信息，就可以产生二维图像。用这种方式产生的二维图像被称为 B 型超声（图 2-8）。目前的超声探头使用一组线阵排列的压电晶片，使用电子刺激模拟探头的扫描动作。每一个压电晶片依次激发，每一晶片发出一组脉冲波并接收在组织中传播反射的回波。

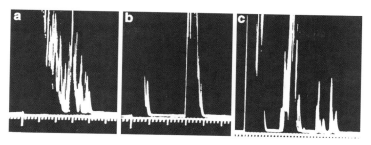

图 2-7　A 型超声图像。**a.** 甲状腺实性结节，结节内部均产生反射回波；**b.** 囊性结节，第一个反射波来自囊的前壁，囊液不产生明显反射，第二个反射波来自囊的后壁；**c.** 来自囊、实混合性的复杂结节的 A 型超声图像

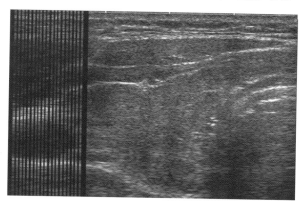

图 2-8　一幅 B 型超声图像由一组 A 型超声信息顺序按照直线排列形成，可以显示二维图像

最终形成的超声图像是由探头发射的薄层声束穿过组织形成的断面图像。图像分辨率是指能够区分两个分离的、彼此相邻的物体的能力。例如，分辨率为 0.2 mm 时，距离小于 0.2 mm 的两个相邻组织可能会被认为是同一个物体。小于分辨率的物体无法被真实的显示。侧向分辨率是指区分图像横向或侧方的能力。方位分辨率指区分垂直声束方向上图像内两点的能力。轴向分辨率指沿着声束方向上区别目标的能力，主要由空间脉冲长度决定，因此它与

频率也有一定的相关性。侧向和方位分辨率取决于声束的聚焦。

超声图像中伪像的作用

超声成像过程中存在许多伪像，与其他影像技术不同，这些伪像对超声图像理解有很大帮助。由伪像提供的附加信息，例如物体后方出现声影或者后方回声反常增加，能帮助我们了解被扫查物体的性质。

当声波在声阻抗差距极大的介质间传播时，例如组织和空气或者钙化间的界面，大部分声波发生反射，图像中物体的表面出现明亮的回声信号而其后方的组织结构回声消失。图 2-9 显示了钙化结节后方的声影。图 2-10 是甲状腺实质内的粗大钙化，其后方有声影。图 2-11 是气管的典型声像图表现。因为在气管前壁处没有声波传播至空气和组织间界面的深方，因此气管后方的结构无法显示。

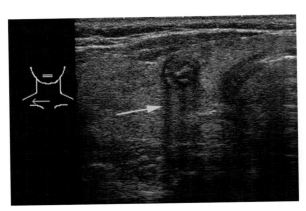

图 2-9　声影。当声波穿过声阻抗差极大的界面时，例如钙化组织，大部分声波发生反射，导致后方声影的形成。图示家族性遗传性乳头状癌患者的甲状腺内钙化结节

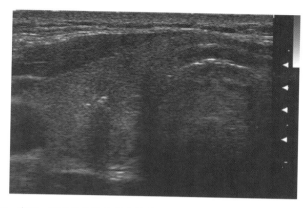

图 2-10 声影。甲状腺实质内粗大的块状钙化后方可见声影。与结节内钙化不同，实质内的不规则钙化不是典型的恶性征象

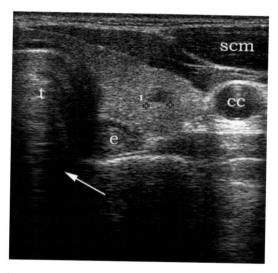

图 2-11 声影。由于气管内的组织-空气界面形成极度反射，自前方扫查的声像图无法显示气管后方的组织结构

　　相反，声波在囊性结构中传播时没有明显衰减，导致其后方声波的强度显著高于相邻的组织，这就是囊肿或无回声结构后方回声增强的原因。这种现象可以用来鉴别甲状腺囊性和实性的结节。图 2-12 为囊性结节后方回声增

强。然而后方回声增强不仅限于囊性结节，任何仅引起声波微小声衰减的组织结构都可以形成后方回声增强现象。图 2-13 是甲状旁腺腺瘤后方回声增强。图 2-14 则是良性胶质结节的后方回声增强。因为结节内水分和胶质含量较高，细胞成分少，因此在结节内的声波信号衰减少于周围的甲状腺实质。

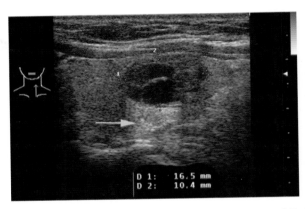

图 2-12　后方回声增强。囊性结构内声波传播时衰减很少，导致其后方的声强较高。后方回声增强是囊性结节的典型征象

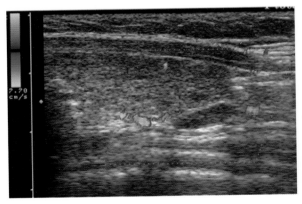

图 2-13　后方回声增强。甲状旁腺腺瘤组织相对均匀，与甲状旁腺囊肿相似，其后方回声可增强

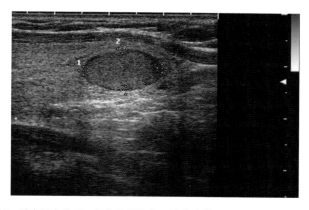

图2-14　后方回声增强。良性胶质结节，其内液体和胶质的含量较高，细胞成分相对较少。因为结节内的声波信号衰减少，尽管是实性结节，但后方的回声增强

　　图2-15是一例具有蛋壳征的钙化结节，结节周围的钙化层导致结节后方反射信号的消失。正如图中所示，结节前壁和后壁垂直于声波的方向，反射信号最强；结节两侧部位入射角接近180°，大部分反射波没有被换能器接收，导致边缘结构的回声明显减低。

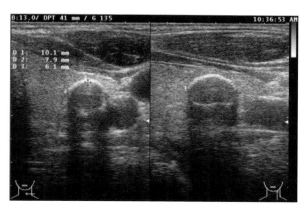

图2-15　蛋壳样钙化。结节周围层状钙化形成了反射界面，后方声影明显

边缘回声失落伪像对于确认甲状腺内结节极其有用。图 2-16 中可见结节边缘处向后方延伸的暗线，与超声声束方向一致，这是反射伪像的另一个例子。如上所述，声波在物体边缘发生全反射，而不是反射回到探头。在超声图像中看到两条相互平行的暗线，沿垂直方向分布时，可以沿着暗线向上追踪，帮助明确结节或其他结构。

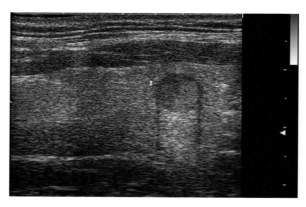

图 2-16 边缘回声失落伪像。声像图可以观察到自结节两侧延长出来的暗线。边缘回声失落可以帮助鉴别结节与其他结构

一些伪像源于混响现象。当声波在非常明显的反射界面反射时，一些反射波可以在皮肤表面再次发生反射，在真实物体的后方产生多重幻影。图 2-17 是一例非常常见的混响伪像，由皮肤表面界面及深方反射界面之间的多次反射形成。因为这些反射波经过皮肤反射后反复多次进入组织，幻影就此产生。如图所示，囊肿前壁处经常发生这种伪像，有时令人难以判断这是一个真正的囊肿还是部分为实性。改变声束入射角度，这种伪像通常容易甄别。图 2-18 是气管前壁处常见的混响伪像。

"彗星尾"征是由于混响导致的另一种非常常见的伪像[4]（图 2-19 和图 2-20）。胶质结节内可能含有由凝胶脱水形成的微小结晶，声波在其表面发生反射，产生明亮的点状回声。然而，与组织钙化不同，结晶在超声波能量的

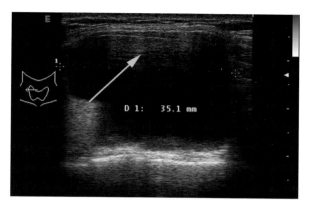

图 2-17　混响伪像。 这种伪像非常常见于囊肿前壁。由于声波在皮肤和囊肿前壁之间发生多次反射，导致延迟信号被接收，使得囊肿前部呈现出实性组织的征象

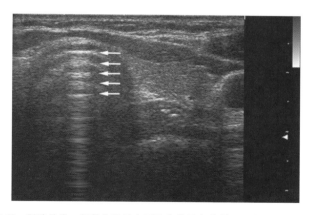

图 2-18　混响伪像。 气管前壁后方可见多条平行线样强回声，有时可被误认为气管环，但实际为混响伪像

影响下发生振动，由振动产生的波在最初的反射信号之后返回到探头。这种伪像也被称为猫眼征（图 2-21）或者阶梯状伪像，可以帮助区分良性结节中的胶质和高度可疑的微钙化灶。不过，彗星尾征除最常见于良性胶质结节外，也可见于血肿吸收期，在乳头状癌内罕见。

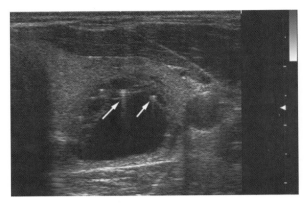

图 2-19　彗星尾征。 胶质结节可能含有凝胶脱水形成的微小结晶。结晶表面的声反射形成局部点状强回声。然而，相对于组织内钙化，声波能量引起晶体振动。这种振动产生回波，在反射波之后返回探头

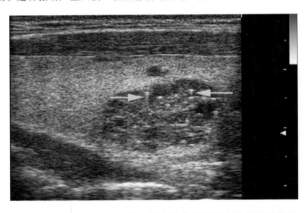

图 2-20　彗星尾征。 图为另一例良性胶质结节中的彗星尾伪像

当声波入射角不等于 90° 时，波的传播方向在穿过界面时发生变化，这种现象被称为折射。声波以 90° 角入射界面时会被沿原路直接反射回去，而当入射角为其他角度时，声波穿过界面后传播方向发生变化。界面前后介质的声阻抗差距越大，折射角度就越大。在甲状腺及其他小器官超声成像中，近场图像很少见到典型的由折射导致的伪像，但当折射波路径上存在反射体时，会导致"鬼影"出现。

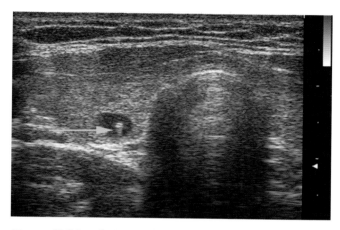

图 2-21　猫眼征。彗星尾征伪像也称作振铃伪像，阶梯状伪像或当在一个小囊肿内显示单一伪像时，称作猫眼征

　　声波穿过任何组织时强度均会发生衰减。声能衰减可能由反射、散射以及声能转化为热量被组织吸收引起。衰减的程度依赖于波的频率，频率越高则衰减越大。因此，频率越高提供的图像分辨率越高，但图像能够显示的深度越小。目前超声成像应用于甲状腺的最高频率达 16 MHz，但成像最大深度局限于 5 cm 之内。深方组织的显示，比如腹部和盆腔的超声检查，需要较低的频率。在肥胖患者或者显示深部结构的扫查中，为了穿透及显示颈部深方组织，应选择 5～7.5 MHz。图 2-22 和图 2-23 是 7.5 MHz 和 15 MHz 的超声图像对比，发现频率较低时，图像近场细节的显示不清晰。

　　如上文所述，声影及回声增强，是衰减伪像的例子。声影是由于几乎完全反射引起的声衰减，产生原因是界面的声阻抗差距较大；回声增强是由于波在传播过程中几乎不发生衰减，结构后方的声强明显高于周围邻近组织。

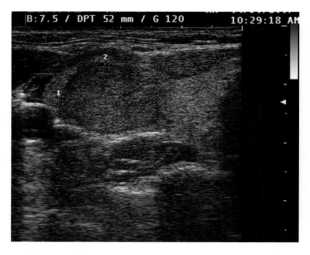

图 2-22　比较 **7.5 MHz** 和 **13 MHz** 不同频率下的声像图。本图使用 7.5 MHz 的频率，结节的边界欠清晰，但后方深层组织结构显示较清晰（与图 2-23 相比）

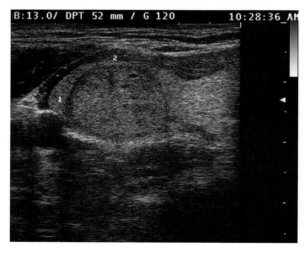

图 2-23　与图 2-22 比较，13 MHz 图像显示结节的边缘优于 7.5 MHz

超声成像技术进展

超声探头由一组阵列晶片组成，能够发射和接收超声波。电流经过压电晶体使其发生振动，反之，当机械能量作用于晶体时，也可以产生电信号，并且频率与入射声波的频率相一致。一般甲状腺超声的探头内有几百个按照线阵排列的压电晶体，超声图像的宽度等于这组晶体的长度。曲面阵列探头在甲状腺超声成像中应用较少（但在腹部、盆腔和心脏中更多应用），通过产生不同方向的声束，曲面探头可以观察到的区域范围超过探头本身。曲面阵列探头作为一种补充手段，偶尔用于引导细针穿刺，但由于成像时横断面与纵切面不具有线性相关性，会带来空间扭曲变化（详见第十二章）。

超声设备一旦接收到信号，就进行图像重建和增强，随后开始使用降噪和边缘锐化的技术优化图像。大部分超声仪器允许使用者自己调节降噪、动态范围以及边缘锐化的程度，以优化图像。使用者可以调节接收信号的增益，既可以调节图像总体的增益，也可以通过时间增益补偿调节改善不同深度的增益来改善感兴趣区的图像。大部分超声仪器也允许操作者调整声束聚焦，在聚焦区声束达到理想状态。多点聚焦在大部分仪器上也可实现。当适当增加图像锐化，使用多点聚焦后，图像帧频降低，我们在动态扫查过程中更容易看到图像抖动。

标准超声成像仅接收与发射频率相同的回波信号，组织谐波成像主要利用组织在高功率超声能量作用下趋于发生回响的特性。不同的组织回响程度不同，产生独特的组织谐波信号（它的频率是基波的倍数），选择性接收这些谐波信号就能产生不同的图像。因为在谐波成像时，选择成像的频率较高，因此图像的分辨率得到了提高，但使用组织谐波成像时，发射基波的频率通常较低。谐波信号传播的距离是基波的一半，接收到的信号噪声也小。分辨率增加，噪声减小可以使目标的显示更加清晰[5]，但组织谐波成像在甲状腺超声中尚未广泛应用。

近年来超声图像质量的提高得益于全数字化声束传播及处理。传统超声成像中，线阵探头仅在一个方向上发射和接收平行的声束。随着空间复合成像技术的使用，声束在电子或机械作用下可发生多个角度的偏转，复合成像把不同扫描角度获得的多幅图像整合起来进行重建[6]。这种技术产生的斑点和噪声更小，图像更加真实（图2-24和图2-25）。伪像减少，但应该谨慎选择降噪的程度，保留有用的伪像能帮助图像的信息解读，比如声影、后方回声增强以及边缘效应等（图2-26和图2-27）[7]。

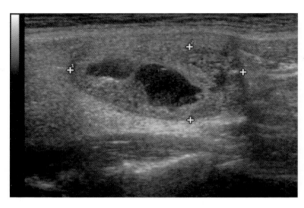

图2-24 传统超声图像，没有应用空间复合成像技术，相比于图2-25的图像，噪声和斑点更多

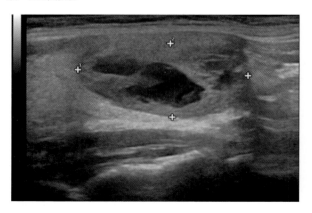

图2-25 使用空间复合成像后形成的图像，噪声和斑点伪像减少，整体图像的质量得到提高

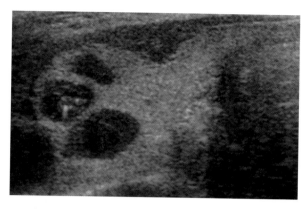

图 2-26 应用空间复合成像前，彗星尾征伪像及后方回声增强效应显著

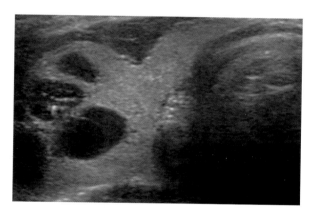

图 2-27 应用空间复合成像后，图像斑点及噪声伪像减少，但彗星尾征及后方回声增强效应仍可见

　　总之，声束传播依赖介质存在。声介质间的声阻抗不匹配使得声波在两者之间的界面处发生反射。超声图像的分辨率取决于声波频率、聚焦声束的宽度以及电子信号的处理质量。频率增加，分辨率增加，但损失了扫查深度。声像图伪像诸如声影和后方回声增强，提供了有用的诊断信息，并非仅仅干扰清晰图像的产生。目前的超声具有图像质量优良、收费价格亲民、易于操作等特点，使得实时

超声成为临床评估甲状腺患者不可或缺的工具。

参考文献

1. Meritt CRB. Physics of ultrasound. In: Rumack CM, Wilson SR, Charboneau JW, Levine D, editors. Diagnostic ultrasound. 4th ed. St. Louis: Mosby; 2011. p. 2–33.
2. Levine RA. Something old and something new: a brief history of thyroid ultrasound technology. Endocr Pract. 2004;10(3):227–33.
3. Coltrera MD. Ultrasound physics in a nutshell. Otolaryngol Clin North Am. 2010;43(6):1149–59.
4. Ahuja A, Chick W, King W, Metreweli C. Clinical significance of the comet-tail artifact in thyroid ultrasound. J Clin Ultrasound. 1996;24(3):129–33.
5. Szopinski KT, Wysocki M, Pajk AM, et al. Tissue harmonic imaging of thyroid nodules: initial experience. J Ultrasound Med. 2003;22(1):5–12.
6. Lin DC, Nazarian L, O'Kane PL, et al. Advantages of real-time spatial compound sonography of the musculoskeletal system versus conventional sonography. AJR Am J Roentgenol. 2002;179(6):1629–31.
7. Shapiro RS, Simpson WL, Rauch DL, Yeh HC. Compound spatial sonography of the thyroid gland: evaluation of freedom from artifacts and of nodule conspicuity. AJR Am J Roentgenol. 2001;177:1195–8.

第三章

颈部多普勒超声

Doppler Ultrasound of the Neck

Robert A. Levine　著

崔立刚　译

多普勒物理基础

当声音（或光）由移动的物体发射或反射时，其频率发生改变，这种变化称为多普勒频移。当由一个移动的物体反射声波，反射波的频率发生变化。移动目标接近声源运动时，反射波频率上升，反之频率下降，参见图 3-1。频率改变的程度与目标的移动速度成正比。因为多普勒频移最初是用来描述可见光谱的能量，频率增加的频移记为蓝色（转化为更高频率的可见光），频率降低的频移记为红色。

多普勒频移在超声中的应用主要包涵三个方面。分析多普勒频谱可以计算物体移动速度，用于血管内血流动力学研究。彩色多普勒和能量多普勒是在 B 型超声图像基础上叠加代表运动信息的彩色图像，主要用来表明运动（血流）的位置。

在甲状腺超声中，多普勒成像主要用于评估组织的血流情况。最重要的是用于帮助确定甲状腺结节恶性的可能性。不过，多普勒成像也可用于其他方面，包括胺碘酮导致的甲状腺功能亢进症（甲亢）的病因和亚型的评估，使

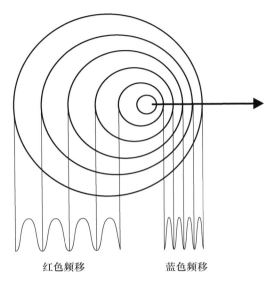

红色频移   蓝色频移

图 3-1　多普勒频移示意图。 当移动的目标反射声波时，反射波的频率发生变化。目标朝向声源运动，频率上升，反之频率下降。反射波频率变化的程度与目标移动的速度成正比

病变显示更加清晰，帮助进行甲亢的病因分析等。

　　对多普勒频谱的分析可以帮助确定血流速度以及血流的阻力。通过波形的分析及计算，可以得到血流的收缩期峰值流速以及舒张期流速，从而计算阻力指数和搏动指数。这些数值通常用在周围血管疾病的分析中，峰值流速和阻力指数偶尔用于描述甲状腺组织血管化的程度。

　　彩色及能量多普勒常用于甲状腺超声成像。在彩色多普勒中，一种颜色对应一种频率，一般较大的频移（速度高）表现为明亮的色彩。彩色多普勒图像的分析可以提供软组织内血流方向及速度的信息。相反，在能量多普勒成像中，所有探测到的频移大小都被认为是相同的，是全部检测到的运动成分的综合。图像中的色彩表示血流的总流量，与速度无关。因此能量多普勒彩色图像主要说明总的血流分布情况而不提供血流速度信息（图 3-2 和图 3-3）。

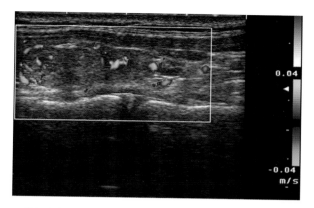

图 3-2 彩色多普勒血流图，一种颜色（或亮度）对应一种频率。一般而言，较大的频移（对应速度高）表现为明亮的色彩。彩色多普勒图像主要提供软组织内血流方向及速度的信息

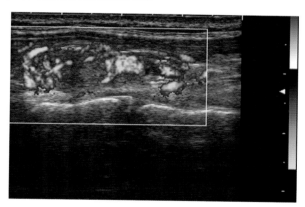

图 3-3 能量多普勒血流图。在能量多普勒中，所有探测到的频移大小被平均，综合了总的运动频移。图像中的色彩表示血流的总量，与速度无关。能量多普勒提高了低速血流显示的敏感性，受噪声干扰小，不太依赖多普勒成像角度的影响

　　彩色多普勒提供血流方向及速度的信息，在血管研究中更加有帮助。与之相反，能量多普勒不能提供血流速度信息。然而，能量多普勒提高了对于低速血流检测的敏感性，具有较少的噪声干扰，无需考虑声波和移动目标之间的入射角度。目前能量多普勒已作为一种推荐的成像方法

用于评估甲状腺组织的血流分布情况[1]。

甲状腺结节的多普勒分析

图 3-4 为甲状腺下极位置的滤泡癌，其内血流信号丰富，可以显示结节由甲状腺下动脉供血。图 3-5 为内部无明显血流的结节，可以看到周边散在分布的血管，这个结节是良性的滤泡性腺瘤。

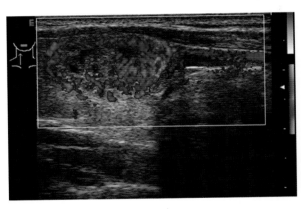

图 3-4　血流丰富结节。甲状腺下极处的滤泡癌，内部血流信号丰富。可以见到结节由甲状腺下动脉供血

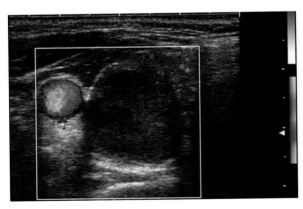

图 3-5　乏血流结节。甲状腺内良性滤泡腺瘤内部未见血流信号分布

对于甲状腺结节恶性可能性的诊断，彩色和能量多普勒成像已经被认为具有预测价值。一些关于能量多普勒的研究发现大部分良性结节内部缺乏血流信号，而大部分恶性结节具有中央血流的特征[2-4]。然而，最近的一个大样本研究质疑了这一结论[5]。

Panini 等研究了连续 494 例 8～15 mm 大小、无法被触及甲状腺结节的患者。所有的患者在进行甲状腺结节细针穿刺之前均进行了多普勒超声分析[2]。在确诊为甲状腺癌的结节中，有 74% 的结节内观察到血流信号，87% 的癌结节表现为实性、低回声，77% 的癌结节边界不规则或者不清晰，仅 29% 出现微钙化。恶性结节的独立危险因素包括不规则的边界（RR=16.8）、结节内血流（RR=14.3）以及微钙化（RR=5）。

Berni 等分析了 108 例甲状腺结节，这些结节在核医学检查中均表现为低功能。所有患者接受了随后的外科手术切除。其中，50% 的结节为恶性，显然这个研究人群并非随机人群。在 108 名患者中，92 例通过多普勒血流模式可做出正确诊断，6 例假阴性的恶性结节内部未见血流信号，10 例良性结节因内部明显血流信号而被误诊为恶性。根据血流判别结节良恶性的敏感性为 88.8%，特异性为 81.5%，阳性预测值为 83%，阴性预测值为 88%。

最近，Moon 回顾性分析了 1024 例患者共计 1083 个甲状腺结节的超声图像（其中 269 个结节恶性），发现血流分布与结节良、恶性无明显相关性[5]。结节的血流分布被划分为三种模式：无血流，结节周边血流和结节内部血流。血流出现在 31% 的良性结节内，而只有 17% 的乳头状癌结节内有血流。结节内无血流信号更常见于恶性结节（60%），而非良性结节（43%）。目前，对于出现这种截然不同结果的具体原因尚不清楚。有人认为可能与 Moon 的研究中小的乳头状癌在恶性病例中数量过高有关（> 97%）。Moon 则认为之前的研究结果可能受选择偏倚的影响，只分析低回声结节、冷结节或者超过 1cm 的结节。与之相反，Moon 的研究中并未关注结节的大小、回声特征以及放射性同位素的检查结果[5]。据说，结节中央血流模式较周围血流模式更倾向预测结节为恶性，但这一观点在 Moon 的研究中并未得到证实[6-7]。

目前 ATA 和 AACE/AME 在甲状腺结节管理方案指南中认为结节内血流是一个恶性风险因子[8-9]。然而，最近由韩国放射协会修订的指南已经把血流从风险因子中删除[10]。更多的研究，包括大型的多中心研究目前尚在进行中，希望能够帮助说明结节内血流与恶性风险的相关性。

总而言之，彩色和能量多普勒成像可以为甲状腺结节的良恶性诊断提供有效的信息。然而，多普勒成像显示无血流的结节不应该避免细针穿刺。能量多普勒血流情况应结合其他超声征象综合分析，例如回声、边缘、钙化、结节的大小以及患者性别等临床特征，决定是否需要对结节进行穿刺。

滤泡性结节的多普勒分析

Fukunari 等研究了 310 例具有单发甲状腺结节的患者，全部结节均由细针穿刺证实为滤泡性病变。所有的患者手术前均对结节进行了彩色多普勒血流图分析[11]。结节内血流的分布程度分为 4 级：1 级未检测到血流；2 级仅有周边血流，但没有内部血流；3 级结节中央出现低速血流；4 级结节中央血流信号丰富（图 3-6～图 3-10）。为了数据统计分析方便，结节中央无血流（1 级和 2 级）被认为是阴性结果，结节中央出现血流信号（3 级和 4 级）被认为是阳性结果。在 177 例良性腺瘤样结节中，95% 的结节为 1～2 级血流，仅有 5% 的结节出现 3 级血流，没有良性腺瘤样结节内出现 4 级血流信号。在 89 例良性滤泡性腺瘤中，66% 为 1～2 级血流，34% 为 3 级或 4 级血流。剩余的 44 例滤泡性腺癌中没有 1 级血流，13.6% 的结节呈现 2 级血流，高达 84.6% 的结节显示为 3 级或 4 级血流。

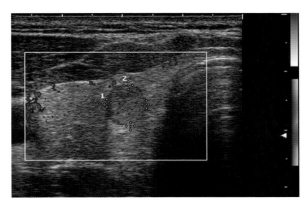

图 3-6　1 级血流信号。1级：周围及内部未见血流信号

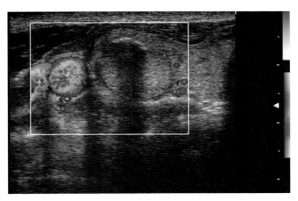

图 3-7　2 级血流信号。2级：仅周围可见少量血流

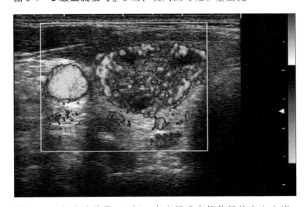

图 3-8　3 级血流信号。3级：有少量或中等数量的中心血流

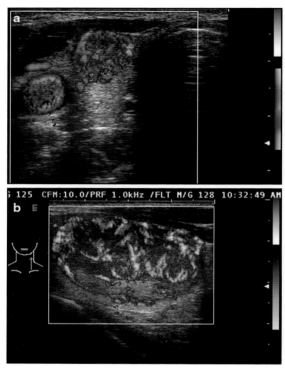

图 3-9　4 级血流信号。4 级：结节内丰富血流信号。a. 彩色多普勒，b. 能量多普勒

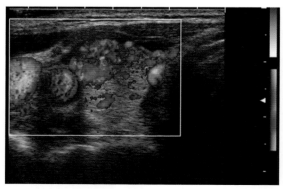

图 3-10　甲状腺良性结节内 4 级血流信号。尽管结节内血流信号丰富提示恶性可能，但良性的增生胶质结节也可能显示非常丰富的结节内血流。注意本图的良性结节血流分布与图 3-9a 恶性结节的分布相似

Fukunari 的研究数据表明结节内血流预测恶性的敏感性为 86%，特异性为 85%，诊断的准确性为 81%。他们的研究中，滤泡性结节中的恶性病变占 14%。

在另一项相似的研究中，De Nicola 等研究了 86 名经穿刺确诊滤泡性结节的患者[12]。这些结节的血流分布特征半定量分级为 0~4 分：0 分指结节内无血流信号；结节仅存在周边血流信号为 1 分；结节存在周边血流信号，同时中央有少量血流信号时为 2 分，结节存在周边血流信号时，中央也出现大量血流信号为 3 分；仅存在中央血流信号时为 4 分。0~2 分被认为是阴性结果，3 分和 4 分则判定为阳性。59 例非肿瘤性结节中，93% 的结节评分为 0~2 分，仅有 7% 是 3 分，没有 4 分的结节。在 14 例良性的滤泡性腺瘤中，71% 的结节为 0~2 分血流，29% 是 3~4 分血流。10 例滤泡癌结节中，20% 的结节血流为 0~2 分，80% 的结节为 3~4 分。基于上述结果，根据血流评分判断恶性结节的敏感性为 80%，特异性为 89%。

应用 Bayes 定理分析 Fukinari 和 De Nicola 的试验数据，结果表明在未经筛选的没有血流的滤泡性结节中，仅有 3% 的结节可能为恶性而不是通常我们认为的 15%~20%。与之相反，血流丰富的滤泡性结节有 50% 的概率为恶性[13-14]。

总之，对于细针穿刺显示为滤泡性肿物的结节，当内部无血流时，恶性结节的概率很小。结节的能量多普勒血流模式结合其他超声征象、患者的临床特征，诸如结节大小、患者性别、年龄等，可以帮助确定是否需要进行外科手术，以及手术的范围。

胺碘酮（乙胺碘呋酮）诱发甲状腺毒症的多普勒超声评估

接受胺碘酮治疗的患者中，15% 的患者可能会发生甲状腺功能异常[15]。已有研究表明多普勒超声可帮助鉴别胺碘酮诱发甲状腺毒症的类型[16-17]。1 型甲状腺毒症与 Graves 病相似，典型者发生在已经存在甲状腺自身免疫异常的患者中，甲状腺功能亢进，产生过多甲状腺激素，可能对硫脲类药物和过氯酸盐治疗有反应。1 型甲状腺毒症的典型多普勒成像中常表现为血流分布正常或者较丰富。2 型胺碘酮诱发的甲状腺毒症临床表现更像无痛性甲状腺炎。甲状腺组织的炎症反应及组织结构破坏导致甲状腺激素前体释放。此型糖皮质激素治疗可能有效，典型者对硫脲类和过氯酸盐类药物无反应。有人认为血清白介素-6 水平升高可预测 2 型甲状腺素毒症的发生，但它的预测价值有限。能量多普勒显示腺体内缺乏或血流信号很少与典型的 2 型甲状腺毒症有一定的相关性[16-17]。

Eaton 等的研究表明彩色多普勒可以用来鉴别其亚型，但同时有 20% 的病例无法明确诊断[18]。Bogazzi 发现当彩色多普勒显示实质内无血流信号时，有 58% 的病例对于类固醇激素治疗反应良好，而当在实质内存在血流的病例中该比例仅有 14%[17]。一项使用能量多普勒指导治疗方案的研究推荐在无血流的甲状腺毒症患者中使用类固醇激素。如果出现血流信号，特别是血流信号丰富时，推荐单独应用硫脲类或联合使用过氯酸盐。初始治疗方案失败或者多普勒血流图像显示为不确定的少量血流信号时，应考虑联合治疗或外科手术切除治疗[15]。

多普勒成像在 Graves 病及甲状腺炎中的应用

随着多普勒血流图像在碘致甲状腺毒症中的作用被认可，多普勒超声似乎也可以用来鉴别甲状腺功能亢进病因——Graves 病与结构破坏性的甲状腺炎（亚急性炎症、无痛性炎症、产后甲状腺炎）。Graves 病的超声表现被描述为"火海征"[19]，即实质内血流信号丰富，甲状腺动脉收缩期峰值流速大于 20 cm/s（图 3-11）。与 Graves 病不同，结构破坏性甲状腺炎的多普勒血流分布表现多样，从完全没有血流信号到极其丰富的血流信号。在急性炎症期，典型的表现为无明显血流信号或者仅有极少量血流。不过，恢复期的血流分布可表现为正常、稍丰富或极丰富。类似的，尽管 Graves 病患者甲状腺血流极其丰富，但轻型患者，血流分布可能正常或仅轻度增加。图 3-11 为富血供的 Graves 病。图 3-12 也是血流极丰富的甲状腺，该患者为产后甲状腺炎。图 3-13 显示桥本甲状腺毒症的丰富血流信号，而图 3-14 是一例乏血供的亚急性甲状腺炎。

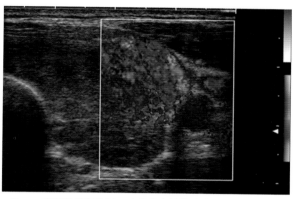

图 3-11　Graves 病甲状腺声像图。血流分布被描述为"火海征"，即实质内丰富密集的血流信号

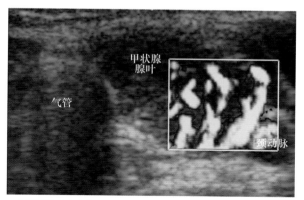

图 3-12　产后甲状腺炎声像图。甲状腺炎可以表现为任意程度的血流信号，从完全没有血流到极丰富的血流信号。如本图中所示产后甲状腺炎的丰富血流信号

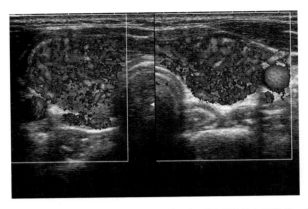

图 3-13　桥本甲状腺炎。桥本甲状腺炎也可以有不同程度的血流信号。本例患者处于炎症早期甲状腺功能亢进阶段，血流极丰富，与 Graves 病容易混淆

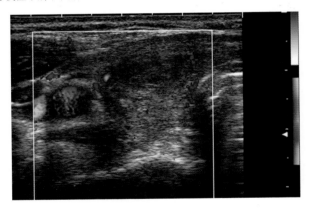

图 3-14　亚急性甲状腺炎。亚急性甲状腺炎也可有不同程度的血流信号分布。本图显示为实质内无血流信号的亚急性甲状腺炎

　　美国甲状腺协会（ATA）和美国临床内分泌医师协会（American Association of Clinical Endocrinologists）最近发布的关于甲状腺功能亢进及其他原因导致的甲状腺毒症的指南中，反对常规应用超声检查评估这类患者，指南指出："超声检查常规无法鉴别甲状腺毒症的病因"。但指南也承认，在禁忌或者应用放射性碘扫描无效的患者中（比如孕妇、哺乳期妇女或有近期碘暴露史者），多普勒成像中

显示血流增加可能对甲状腺功能亢进的诊断有帮助[20]。在指南编委讨论中，Kahaly，Bartelena 和 Hegedus 认为："甲状腺超声检查是一种高度敏感、方便、价格低廉和非侵入性的检查方法，可以帮助确定甲状腺毒症的潜在病生理原因"。他们进一步认为，"附加使用彩色多普勒超声拓展了超声诊断范围，提高了诊断正确率，因为彩色多普勒超声能够定量评估甲状腺血流情况，这种方法可以准确鉴别 Graves 病和结构破坏性甲状腺炎"[21]。

由于 Graves 病和结构破坏性甲状腺炎在多普勒表现中有重叠，因此有学者希望使用定量技术来区分两者。Kurita 等[22]通过计算多普勒血流信号区域占整个甲状腺区域的比例，获得"甲状腺血流面积"（thyroid blood flow area，TBFA），来评估甲状腺血流的情况。他们检查了 22 名未经治疗的 Graves 病患者和 10 名结构破坏性甲状腺炎的患者，得出两者之间的血流面积具有统计学差异但存在重叠区域。将 TBFA 为 8% 作为阈值时，有 14% 的 Graves 病患者因为血流较少被误诊为甲状腺炎，而 10% 的甲状腺炎因为具有丰富血流被误认为是 Graves 病。

Uchida 等尝试使用甲状腺上动脉收缩期平均峰值流速鉴别 Graves 病与结构破坏性甲状腺炎。在 44 名未治疗的 Graves 病患者和 13 名结构破坏性甲状腺炎患者中，该速度测量值存在统计学差异，但同样在两种病变之间存在明显的血流速度交集，超过 15% 的 Graves 病患者峰值平均流速过低，被误诊为结构破坏性甲状腺炎[23]。

Hari Kumar 等报道了利用甲状腺多普勒血流成像及甲状腺下动脉峰值流速能够鉴别 Graves 病与结构破坏性甲状腺炎。他们发现使用这两个参数，在两组疾病之间重叠的区域较小[24]。Ota 等研究了一种新方法，即使用软件精准计算 TBFA，来对比 56 名 Graves 病患者和 58 名结构破坏性甲状腺炎患者，当使用 TBFA 为 4% 作为诊断阈值时，两组之间没有重叠的病例。

因为典型的 Graves 病具有非常丰富的血流信号，所以甲状腺功能亢进的患者腺体内没有血流信号时提示甲状腺炎，甲状腺内出现"火海征"时则高度提示 Graves 病。然而，甲状腺内正常血流信号分布或血流信号轻度增加可能既代表 Graves 病，又代表结构破坏性甲状腺炎。两者之间的血流分布情况存在明显重叠，即使在多数应用定量评估的研究中也不例外，因此单独使用彩色或能量多普勒做出诊断时应该相当谨慎。常规及彩色多普勒超声都具有明显的操作者依赖性。正如 Fausto Bogazzi 教授对于 Ota 研究的评论："吸碘率对于判断甲状腺功能亢进、甲状腺毒症和正常功能的有效性不容置疑。目前彩色多普勒可以作为吸碘率的补充检查，除非其技术进一步改善并实现标准化，才有可能替代甲状腺吸碘率检查"[26]。临床医师在评估甲亢患者时，应该综合考虑病史、体征和实验室检查指标。超声和彩色多普勒能为临床诊断提供有力的支持。如果对诊断仍有疑问，可以检测吸碘率以提供附加诊断信息。

多普勒成像的其他应用

多普勒成像可以使图像结构变得更清晰。例如，等回声结节的边缘可能难以分辨，多普勒可以显示结节周边血流从而帮助确定结节的边界（图 3-15 和图 3-16）。甲状腺实质内的小血管有时看起来像甲状腺内小的低回声结节，这时可以使用多普勒进行鉴别。甲状腺活检前应用多普勒超声同样有用，可以避免损伤较大的滋养血管（图 3-17）。

多普勒成像可能帮助鉴别淋巴结的良恶性。如第八章讨论所言，正常淋巴结的滋养血管从门部进入，沿着淋巴结长轴分布，位于淋巴门区域。恶性淋巴结常有异常血管从周围穿入淋巴结被膜下，淋巴结中央及周围均可见丰富及紊乱的血流分布。图 3-18 和图 3-19 分别展示了良、恶性淋巴结的血流分布。如图 3-20 所示，多普勒血流分析可以提示颈静脉受恶性淋巴结压迫。

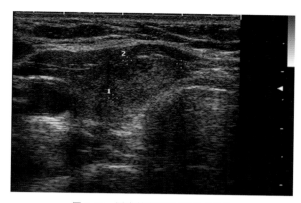

图 3-15 图中结节的边缘显示不清

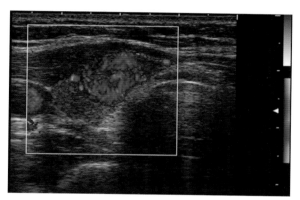

图 3-16 图 3-15 所示结节边界不清晰，使用多普勒成像之后，结节的边界变得清晰

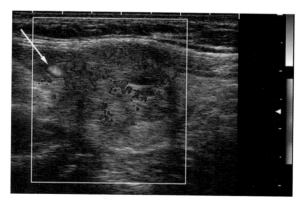

图 3-17 穿刺前应用彩色多普勒成像。在穿刺针预定穿刺路径上可见甲状腺动脉血流信号，穿刺前血管定位有助于避免穿刺中发生罕见的动脉撕裂并发症

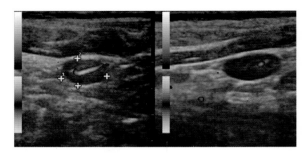

图 3-18　正常淋巴结。正常淋巴结血管从门部进入，沿着淋巴结长轴走行于淋巴门

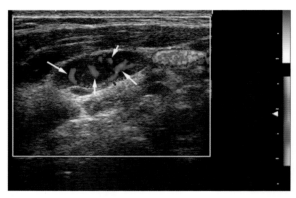

图 3-19　乳头状癌转移淋巴结。相比于正常的淋巴结图像，该淋巴结内的血流丰富，分布紊乱

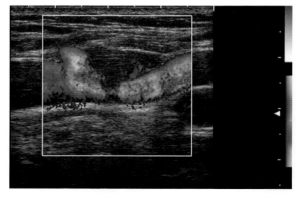

图 3-20　乳头癌患者的恶性淋巴结，多普勒声像图显示淋巴结压迫颈静脉。良性淋巴结可能会引起大血管的偏移，但通常不会导致血管受压或血流异常

超声评估颈部有无淋巴结转移时，超声仪器的调节非常重要，应设置仪器灵敏度可以探测到淋巴结门和皮质内的细小血流。当脉冲重复频率设定小于 800 次/秒，同时壁滤波调节至最低时，多普勒血流成像的敏感性最大。相比之下，在标准的甲状腺成像中，脉冲重复频率设定为 1000 次/秒，壁滤波设置为中等程度就能够提供令人满意的甲状腺实质和结节的血流信息。

正如第九章所言，甲状旁腺瘤通常表现为极性搏动的动脉血流，因此多普勒可以确定甲状腺后方结节是甲状旁腺而不是中央区的淋巴结（图 3-21）。

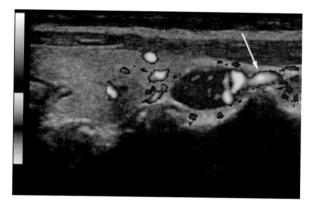

图 3-21 甲状旁腺瘤常见极性搏动动脉血流。多普勒血流成像可以确定甲状腺后方结节是甲状旁腺而不是中央区的淋巴结

结 论

综上所述，多普勒超声在甲状腺成像中至关重要。能量多普勒在评估甲状腺结节良恶性中的价值可能更重要，目前大部分指南推荐记录所有甲状腺结节的血流情况[8-9]。然而，无血流信号并不能作为取消甲状腺结节穿刺的充足预测证据。多普勒成像在甲状腺肿、甲状腺结节、淋巴结和甲状旁腺的评估过程中发挥着重要的作用。

参考文献

1. Cerbone G, Spiezia S, Colao A, Sarno D, et al. Power Doppler improves the diagnostic accuracy of color Doppler ultrasonography in cold thyroid nodules: follow-up results. Horm Res. 1999;52(1):19–24.

2. Papini E, Guglielmi R, Bianchini A, Crescenzi A, et al. Risk of malignancy in nonpalpable thyroid nodules: predictive value of ultrasound and color Doppler features. J Clin Endocrinol Metab. 2002;87(5):1941–6.

3. Berni A, Tromba L, Falvo L, Marchesi M, et al. Malignant thyroid nodules: comparison between color Doppler diagnosis and histological examination of surgical samples. Chir Ital. 2002;54(5):643–7.

4. Frates MC, Benson CB, Doubilet PM, Cibs ES, Marqusee E. Can color Doppler sonography aid in the prediction of malignancy of thyroid nodules? J Ultrasound Med. 2003;22:127–31.

5. Moon HJ, Kwak JY, Kim MJ, et al. Can vascularity at power Doppler US help predict thyroid malignancy? Radiology. 2010;255(1):260–9.

6. Chammas MC, Gerhard R, de Oliveira IR, et al. Thyroid nodules: evaluation with power Doppler and duplex Doppler ultrasound. Otolaryngol Head Neck Surg. 2005;132(6):874–82.

7. Chammas MC. Why do we have so many controversies in thyroid nodule Doppler US? Radiology. 2011;259(1):304.

8. Cooper DS, Doherty GM, Haugen BR, et al. The American Thyroid Association Guidelines Task Force. Revised management guidelines for patients with thyroid nodules and differentiated thyroid cancer. Thyroid. 2009;19:1167–214.

9. Gharib H, Papini E, Paschke R, Duick DS, et al. American Association of Clinical Endocrinologists, Associazione Medici Endocrinologi, and European Thyroid Association medical guidelines for clinical practice for the diagnosis and management of thyroid nodules. Endocr Pract. 2010;16 Suppl 1:1–43.

10. Moon WJ, Baek JH, Jung SLK, et al. Ultrasonography and the ultrasound-based management of thyroid nodules: consensus statement and recommendations. Korean J Radiol. 2011;12(1):1–14.

11. Fukunari N, Nagahama M, Sugino K, et al. Clinical evaluation of color Doppler imaging for the differential diagnosis of thyroid follicular lesions. World J Surg. 2004;28(12):1261–5.

12. De Nicola H, Szejnfeld J, Logullo AF, et al. Flow pattern and vascular resistance index as predictors of malignancy risk in thyroid follicular neoplasms. J Ultrasound Med. 2005;24:897–904.

13. Levine RA. Value of Doppler ultrasonography in management of patients with follicular thyroid biopsies. Endocr Pract. 2006;12(3):270–4.

14. Iared W, Shigueoka DC, Cristófoli JC, et al. Use of color Doppler ultrasonography for the prediction of malignancy in follicular thyroid neoplasms: systematic review and meta-analysis. J Ultrasound Med. 2010;29(3):419–25.

15. Bogazzi F, Bartelena L, Martino E. Approach to the patient with amiodarone-induced thyrotoxicosis. J Clin Endocrinol Metab. 2010;95(6):2529–35.

16. Macedo TA, Chammas MC, Jorge PT, et al. Differentiation between the two types of amiodarone-associated thyrotoxicosis using duplex and amplitude Doppler sonography. Acta Radiol. 2007;48(4):412–21.

17. Bogazzi F, Bartelena L, Brogioni S, et al. Color flow Doppler sonography rapidly differentiates type I and type II amiodarone-induced thyrotoxicosis. Thyroid. 1997;7(4):541–5.

18. Eaton SE, Euinton HA, Newman CM, et al. Clinical experience of amiodarone-induced thyrotoxicosis over a 3-year period: role of colour-flow Doppler sonography. Clin Endocrinol (Oxf). 2002;56(1):33–8.

19. Ralls PW, Mayekowa DS, Lee KP, et al. Color-flow Doppler sonography in Graves disease: "Thyroid Inferno". AJR Am J Roentgenol. 1988;150:781–4.

20. Bahn RS, Burch HB, Cooper DS, et al. Hyperthyroidism and other causes of thyrotoxicosis: Management Guidelines of the American Thyroid Association and American Association of Clinical Endocrinologists. Thyroid. 2011;21(6):593–646.

21. Kahaly GJ, Bartalena L, Hegedus L. The American Thyroid Association/American Association of Clinical Endocrinologists Guidelines for hyperthyroidism and other causes of thyrotoxicosis: a European perspective. Thyroid. 2011;21(6):585–91.

22. Kurita S, Sakurai M, Kita Y, et al. Measurement of thyroid blood flow area is useful for diagnosing the cause of thyrotoxicosis. Thyroid. 2005;15(11):1249–52.

23. Uchida T, Takeno K, Goto M, Kanno R, et al. Superior thyroid artery mean peak systolic velocity for the diagnosis of thyrotoxicosis in Japanese patients. Endocr J. 2010;57(5):439–43.

24. Hari Kumar KVS, Pasupuleti V, Jayaraman M, et al. Role of thyroid Doppler in differential diagnosis of thyrotoxicosis. Endocr Pract. 2009;15(1):6–9.

25. Ota H, Amino N, Morita S, et al. Quantitative measurement of thyroid blood flow for differentiation of painless thyroiditis from Graves' disease. Clin Endocrinol. 2007;67:41–5.

26. Bogazzi F, Vitti P. Could improved ultrasound and power Doppler replace thyroidal radioiodine uptake to assess thyroid disease? Nat Clin Pract Endocrinol Metab. 2008;4(2):70–1.

第四章

正常颈部解剖及超声检查方法

Normal Neck Anatomy and Method of Performing Ultrasound Examination

Dara R. Treadwell　著

李彦娟　孙长坤　译

前　言

颈部超声检查的成功与否，不仅取决于检查者对颈部正常解剖的了解，合适的超声仪器、操作者对仪器操作的了解、声波原理的合理使用以及扫查过程中正确的设置等都会影响到超声检查结果。

颈部解剖

甲状腺呈蝶型，悬于气管前方，左右叶分别位于气管两侧，中间通过峡部相连于气管前方。甲状腺两侧叶长径约 4.5～5.5 cm，宽径 1～2 cm，厚径 1～2 cm。通常情况下，峡部厚约 0.2～0.3 cm，正常的峡部厚度小于 0.5 cm。甲状腺前方是带状肌群，主要包括胸骨舌骨肌，胸骨甲状肌及前方横向走行的肩胛舌骨肌带状肌群，前外侧为粗大的胸锁乳突肌（sternocleidomastoid muscle，SCM），后者将颈部分为颈前三角和颈后三角。甲状腺侧叶后方是颈长肌，紧邻甲状腺后间隙（图 4-1）。

甲状腺外侧毗邻颈总动脉（common carotid artery，CCA）及颈内静脉（internal jugular vein，IJV）。通常情况下，CCA 位于甲状腺侧方，颈内静脉位于颈总动脉外侧。但是，静脉管壁柔软，在周围组织作用下有时可移位至颈总动脉前方，在细针穿刺选取合适的进针角度时，需要考虑该因素。

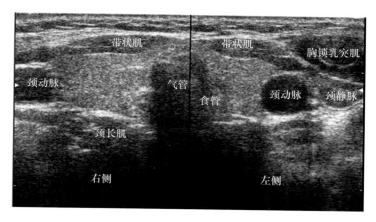

图 4-1　超声横断面解剖

气管位于颈部正中，食管位于气管后方，二者并行向下。超声不易显示气管后方的结构，但是常常可以看到部分食管从气管后方闪出突向甲状腺左叶，偶尔也会出现在气管的右侧。食管的中心呈低回声，看起来就像一个炸面包圈。有些时候纵切面检查时，难以区分开食管与甲状腺，此时可以让受检者做吞咽动作，通过实时观察食管的收缩和蠕动进行鉴别。

设　备

超声系统基本组成部分包括主机、探头及显示器。主机上配有键盘，可以输入患者数据、调节仪器功能如图像深度、聚焦带的位置和数量、总增益的调节、时间增益补偿、频率的选择、局部放大模式、影像的冻结及多普勒成像等。颈部检查的标准探头是宽频线阵探头，探头频率为10～15 MHz，这是检查颈部表浅结构的理想频带（图4-2）。探头长度通常为3.5～4 cm，这个长度可以保证探头纵切时在下颌与锁骨间自由地移动。

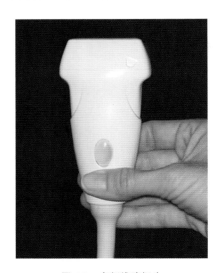

图 4-2　高频线阵探头

另外，还有一种备选的小凸阵探头，其具有大尺度曲面凸阵结构，频率范围为5～8 MHz（图4-3）。这款探头最初是为了通过囟门扫查新生儿颅脑而设计，也可用于通过胸骨上窝扫查胸骨后甲状腺，尤其适用于伴有严重驼背或者颈部难以过伸的患者甲状腺检查，也可用于胸骨后的甲状旁腺及淋巴结检查和常规穿刺的引导（见第十二章）。

超声监视器的尺寸不限，但是进行超声扫查及超声引导下操作时必须能够清晰显示组织结构。监视器只能获取二维图像，因此必须同时进行横向及纵向扫查才能够得到完整的甲状腺三维图像。使用探头定位时，屏幕顶部显示

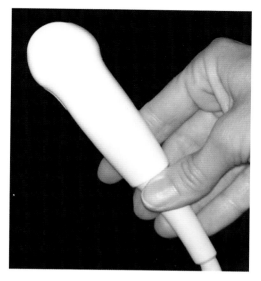

图 4-3　小凸阵曲面探头

的是探头直接接触的人体表面，屏幕下方显示的是颈部的深方组织。为了能够准确定位，探头的一侧设有方向指示灯、窦状突起、凹槽或者其他可供识别的标志。横向扫查时，探头上标志朝向患者的右侧，屏幕上声像图的左侧为患者颈部的右侧，反之亦然（图 4-1）。同理，纵向扫查时，探头标志朝向患者头侧，屏幕左侧为患者的头侧，屏幕右侧为患者的足侧。

检查步骤

　　常规检查时，患者仰卧位，枕头置于肩部，使颈部舒展。以凝胶作为耦合剂，对颈前区进行横向及纵向超声扫查。中央伴有混响伪像的气管、两侧颈总动脉及颈内静脉可以作为扫查的标志，当患者做 Valsalva 动作时，颈内静脉膨胀，形态更为突出。正常甲状腺声像图呈回声相对均匀"毛玻璃"样（见第二章）。与之相比，颈部结缔组织回声略高，肌肉组织回声稍低。胸骨甲状肌及胸骨舌状肌位于甲状腺前方，两侧是胸锁乳突肌，颈长肌位于其后方。

　　峡部上下部横断面扫查可以显示甲状腺的上下极，习惯上常从右叶开始横断面扫查，首先是从上极到下极进行完整的扫描，以便确定解剖关系及腺体的回声。依照AIUM（American Institute of Ultrasound in Medicine，美国超声医学会）实践认证的要求及 ECNU（Endocrine Certification in Neck Ultrasound，内分泌颈部超声认证）的规定，应分别通过甲状腺上部（图 4-4a，b），中部（图 4-5a，b）及下部（图 4-6a，b）进行甲状腺扫查，每幅图像至少包含部分颈总动脉横断面，如果可能的话，还应当包含颈内静脉。图片应当标有体表标记，以便提供扫查的位置和方向。甲状腺的测量应当位于腺体中部横断面上，外侧游标放置于颈总动脉前方的甲状腺腺体边缘，内侧游标放置于气管的侧方。测量腺体厚度（前后径）既可以在纵切面也可以在横断面进行。横断面扫查时，光标放置于腺体前缘，向下测量至腺体最深方，该测量径线应与横径相垂直。

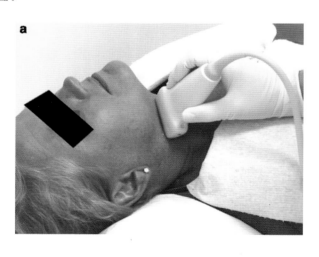

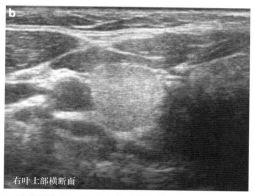

图 4-4 甲状腺右叶上部（a）探头横断位置。（b）横断面声像图

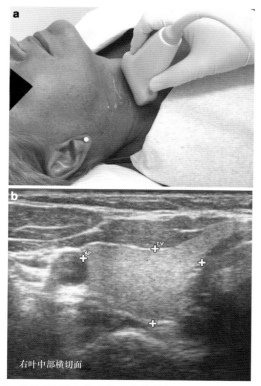

图 4-5 甲状腺右叶中部（a）探头横断位置。（b）横断面声像图

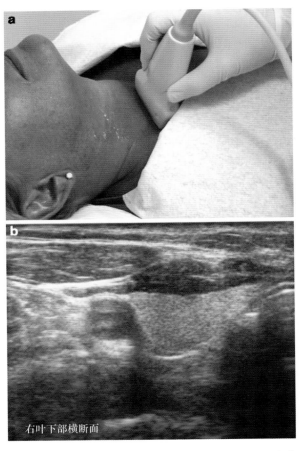

图 4-6 甲状腺右叶下部 （a）探头横断位置。（b）横断面声像图，甲状腺右叶下部

　　探头旋转 90°后显示甲状腺长轴。嘱患者向对侧转头 10°左右，以便于探头方向与颈动脉走行保持一致（图 4-7a，b）。当探头对准颈总动脉时，缓慢移动探头获得两侧叶的外侧区（图 4-8a，b）、中部（图 4-9a，b）及内侧区（图 4-10a，b）声像图。多数情况下，甲状腺长轴超过了探头长度。

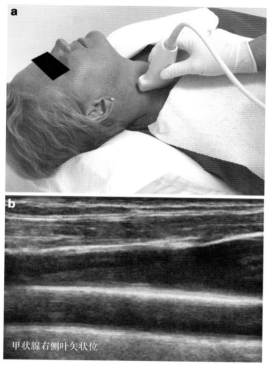

图 4-7 （a）右颈部，探头纵切位置。（b）超声纵切面显示右侧颈内静脉及颈总动脉关系

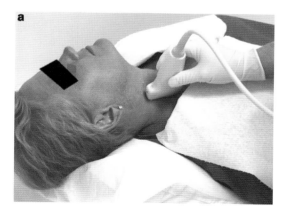

图 4-8 甲状腺右叶外侧区（a）探头纵切位置。（b）纵切声像图

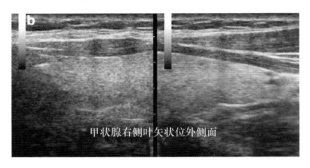

图 4-8（续）

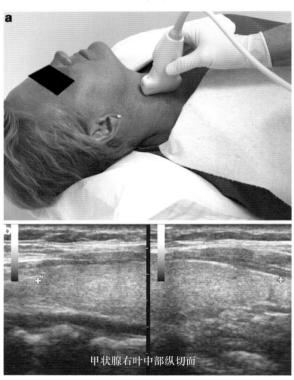

图 4-9 甲状腺右叶中部（a）纵切探头位置。（b）纵切声像图

为了在一帧图片中显示完整的甲状腺图像，可以使用分屏功能（图 4-11）、全景成像（图 4-12）或梯形成像（图 4-13）的方法。

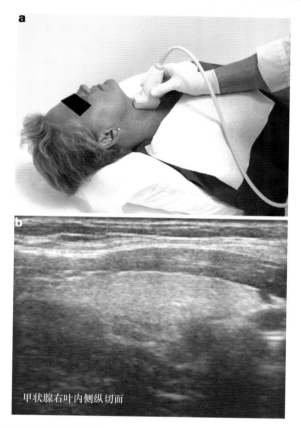

甲状腺右叶内侧纵切面

图 4-10　甲状腺右叶内侧区（a）纵切探头位置。（b）长轴切面声像图

甲状腺长径测量时需要从上极测至下极，前后径测量时需要在最宽处从前缘量到后缘。纵切面测量前后径最准确，但是后缘有时难以清晰显示，此时横断面测量前后径也是可以的。图 4-14a，b 展示了甲状腺峡部图像。

还有一些其他的有效的扫描方法。如果患者不能充分后伸颈部，或者巨大的甲状腺肿导致甲状腺下部在纵切面显示不清时，嘱患者做吞咽动作，此时可以充分显示甲状腺下部。通过视频剪辑捕获这个动作，然后逐帧回放，直到找到满意的声像图（图 4-15）。还有一种选择是使用贴合紧密的微凸探头。探头放置于胸骨上窝，向下摆动至感兴趣侧腺体下缘进行扫查（图 4-16a，b）。

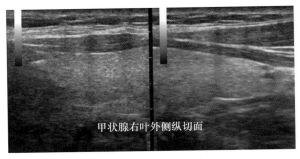

图 4-11　甲状腺长轴分屏声像图

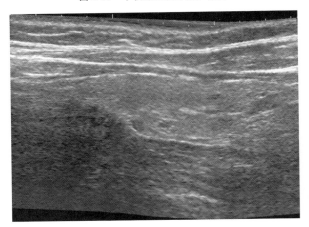

图 4-12　甲状腺长轴全景声像图

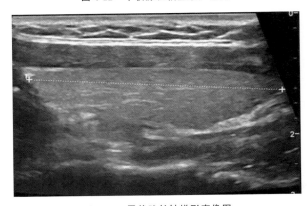

图 4-13　甲状腺长轴梯形声像图

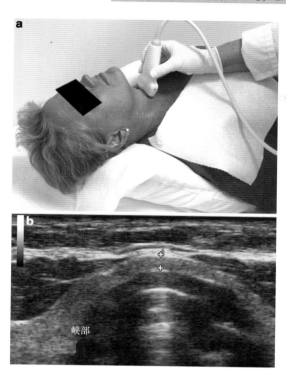

图 4-14　（a）峡部横断面扫查时探头位置。（b）峡部横断面声像图

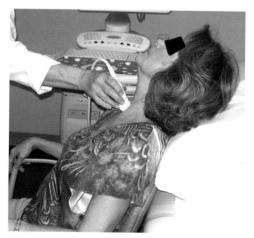

图 4-15　患者颈背部垫枕，固定患者体位

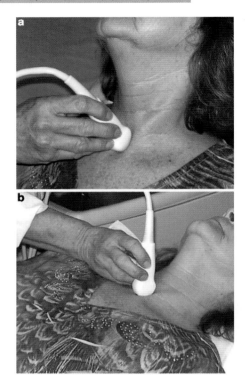

图 4-16　（a）小凸阵探头的应用，（b）胸骨上窝区的检查

　　本章节着重介绍正常甲状腺超声解剖。有必要指出，甲状腺超声检查必须包括整个颈部，检查有无异常淋巴结、增大的甲状旁腺以及异常的肿物等。这些病变及颈部的其他异常将在后面的章节中进行讨论。

参考文献

1. Ahuja AT, Evans RM, editors. Practical head and neck ultrasound. London: Greenwich medical limited; 2000.
2. Blum M, Yee J. Method of performing ultrasonography of the neck. In: Jack Baskin MD H, editor. Thyroid ultrasound and ultrasound-guided FNA biopsy. Massachusetts: Kluwer; 2000. p. 35–58.
3. AIUM. Standards for performance of the thyroid and parathyroid ultrasound examination (AIUM Standard, approved 1998). Laurel, MD: American Institute of Ultrasound in Medicine; 1999.

第五章

儿童颈部超声

Pediatric Ultrasound of the Neck

Henry J. Baskin. Jr 著

王晓曼 译

引言

　　无论是从解剖结构还是组织特点而言，儿童颈部超声表现异常的原因多种多样，远非仅有甲状腺病变。这种异常包括正常的解剖变异及胚胎来源的疾病，后者很少见于成年人。本章简要论述儿童颈部扫查的方法，然后重点讲述儿童颈部超声表现异常的疾病。首先介绍胚胎来源的病理学改变，其次介绍正常变异及非甲状腺的颈部病变，最后介绍甲状腺疾病的典型表现。

患者准备

　　儿童颈部超声检查成功的关键在于合适的准备工作。对于一个幼儿来说，整个过程可能是令人恐惧的：看医生本身就是可怕的，然后又被强迫躺在检查床上，一个穿着白衣的陌生人把冰冷的耦合剂涂满你的脖子，同时还被人按住迫使在检查时保持安静，而你的父母紧张地坐在一边。如果没有恰当的计划，上述的尝试即使成功也很困难，甚至会导致彻底失败。了解孩子的想法有助于更好地准备检查，并且能够获得更好的检查图像。

理想的超声检查应当与所有的儿科检查一样在欢快的、没有恐惧的氛围中进行。适龄的玩具能够帮助缓解患儿紧张情绪，如果可能的话，幼儿生活专家也要在场，安抚患儿。新生儿很容易受到天花板上的投影所吸引，检查时扫查床上铺盖温暖的床垫也有助于安抚患儿。可以使用耦合剂加热器，保证耦合剂有一个舒适的温度。如果可能，可让患儿在检查前接触一下耦合剂和探头以消除恐惧心理。如果没有上述准备，诊断医师就要尽快完成影像学检查，以便减少需要患儿保持安静的时间。

颈部超声检查有助于临床诊断，因为很多儿童颈部病变会延伸到侧颈部，但是儿童的侧颈部很短，局部解剖复杂，因此临床诊断混淆不清，而实时扫描有助于更好地确定复杂病变的性质。作为一名技术娴熟、经验丰富的操作医师，应当知道何时需要计算机断层扫描（CT）、磁共振成像（MRI）及核素扫描以更好地明确诊断，还应该善于将超声的异常改变与其他影像学所见联系起来综合判断。正因如此，我院所有的儿科超声皆是由受过专科培训的儿科放射医师亲自操作或在其监督指导下开展的。

最后需要指出的是，为了更好地观察儿童甲状腺及颈部软组织，关键是需要使用高分辨率高频线阵探头（至少15 MHz）。遗憾的是，传统的高分辨探头由于体积较大，不便于检查新生儿和幼儿短小的颈部。同样，婴幼儿的下巴和颈部都很胖，而且由于此年龄段甲状腺位置偏高，探头不易与皮肤紧密接触，因此这些婴幼儿患者检查甲状腺时需要使用小巧的凸阵探头，后者与新生儿颅脑检查探头相似。当然，操作者必须熟悉并能够熟练使用那种探头。

胚胎发育病理学

甲状腺的胚胎发育

甲状腺起源于舌根部盲孔样结构，发育时沿甲状舌管下降到下颈部，随着腺体的下降，甲状腺分为两侧叶，中央由峡部连接。腺体下降到它的最终位置（即舌骨下方和气管前方）后，甲状舌管随即退化。如果正常发育过程受阻，就会出现儿童颈部超声检查中所见到的各种类型的甲状腺发育异常和甲状舌管畸形。

先天性甲状腺功能减退

先天性甲状腺功能减退（congenital hypothyroidism，CH）是相对常见的疾病，发病率大约 1/3000，分为一过性甲状腺功能减退和永久性甲状腺功能减退。一过性甲状腺功能减退占新生儿 CH 的 20%，病变原因是母体碘缺乏或继发于抗甲状腺药物接触史、母体存在促甲状腺激素（THS）受体的抗体或者非常高浓度的碘。永久性 CH 则是由于基因缺陷、新生儿自身免疫性疾病或者甲状腺发育异常（缺如、发育不全、异位）引起。

CH 是儿童生长发育迟缓疾病中最容易治疗的，超声检查有助于病因的鉴别。一过性 CH、内分泌障碍或自身免疫性甲状腺炎导致的 CH 超声表现为正常位置的甲状腺，一过性 CH 病变的腺体大小正常，而内分泌障碍（图 5-1）和自身免疫性疾病可导致腺体增大。如果继发于甲状腺发育不良，超声显示甲状腺缺如或体积减小。

甲状腺缺如

通常表现为 CH 或甲状腺组织的缺如。本病多为散发，但也有家族性的常染色体显性遗传和隐性遗传的文献报道。颈部超声无法在甲状腺区探及正常甲状腺组织，核素扫描显示碘-123 不摄取。

甲状腺功能减退

有时候甲状腺功能减退的患儿超声可显示体积小但形态正常的甲状腺（图 5-2），这在 CH 和 21 三体综合征的患儿尤其常见（21 三体综合征患儿也可能有小的良性甲状腺囊肿）（图 5-3）。对于患有甲状腺功能减退、先天发育异常或其他疾病的患儿，可以使用现有的不同人群甲状腺体积正常值图表评估甲状腺大小。

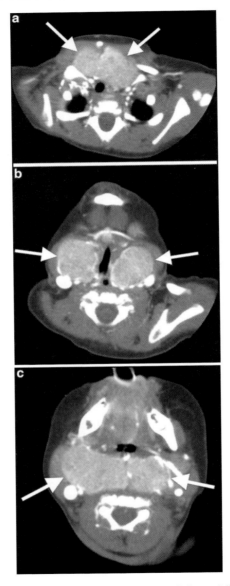

图 5-1　先天性甲状腺功能减退患者肿大的甲状腺。轴位 CT 成像（a，b，c）显示 5 个月的患儿明显增大的甲状腺（箭头），TSH 大于 300。由于婴儿颈部较短，而且甲状腺位置比成人偏高，因此超声图像难以涵盖完整的甲状腺

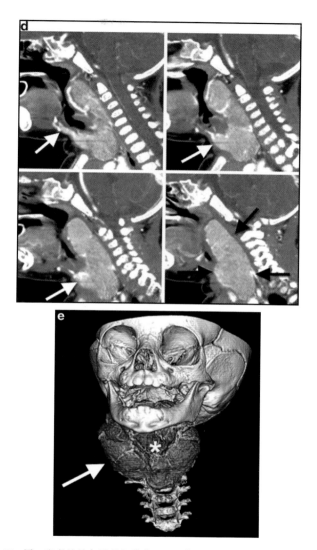

图 5-1B 同一患者的最合适的矢状位 CT 图像，很好地显示了患者的短颈，同时展示了甲状腺增大过程中阻力最小的位置是颈后部（d 图箭头）。在三维 CT 重建图像上（e）显示甲状腺（箭头）如何环绕包裹气道（星号）

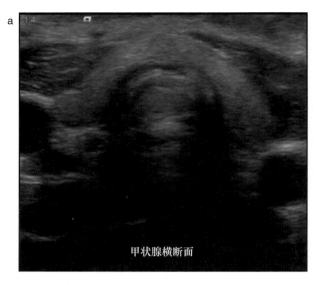

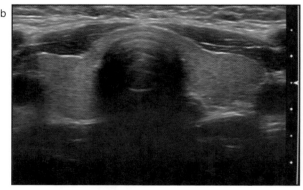

图 5-2　甲状腺发育不全。甲状腺发育不全时甲状腺体积小难以显示，左右侧叶都可以很小而峡部厚度相对正常，正如先天性甲状腺功能减退和 21 三体综合征患儿的超声所见（a）。与正常儿童甲状腺比较（b），正常甲状腺边界清晰，体积正常，比例均衡

甲状腺单侧叶发育不全

甲状腺单侧叶发育不全是指甲状腺的一叶未发育，这是一种少见的先天性异常，却是甲状腺发育不全中最无害

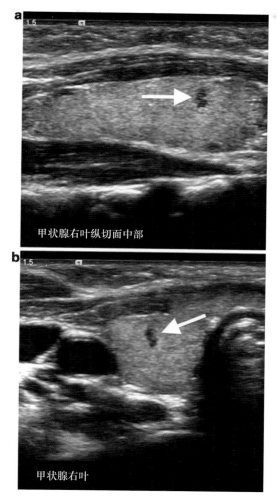

图 5-3 21 三体综合征患儿的甲状腺良性囊肿。男性患儿，26 个月大，纵切断面（a）和横断面（b）超声图像，唐氏综合征患儿可见到典型的很小的低回声囊肿（箭头），因囊肿很小，后方回声无明显增强

的一种类型，并且多见于女孩。在单侧叶发育不全中，左叶缺如最常见，右叶大小形态正常，峡部尽管圆钝，但通常是存在的（图 5-4）。而在很少见的右叶发育不全中，峡部常常缺如，其原因尚不明确（图 5-5）。尽管单侧叶发育不全

被认为是偶然事件，但大量研究表明，这些患者罹患各种甲状腺疾病（从甲状腺功能亢进到甲状腺癌）的概率还是略有增高。无论患者进行哪一种类型的颈部外科手术，术前都应当把甲状腺单侧叶发育不全的诊断明确告知外科医生。

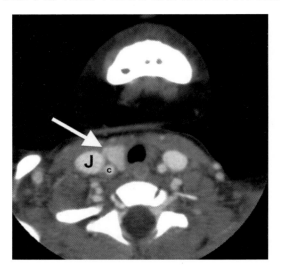

图 5-4 甲状腺左叶发育不全。 26 个月患儿，咽后壁脓肿就诊，CT 横断面图像显示甲状腺左叶缺如，右叶如箭头所示，右侧颈静脉（J）和颈动脉（c）见标注。尽管该患儿未显示甲状腺峡部，但通常情况下甲状腺左叶缺如时会有一个小而钝的峡部

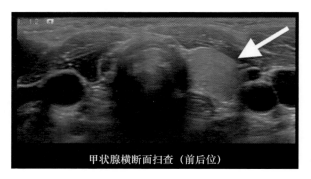

图 5-5 甲状腺右叶发育不全。 甲状腺横断面显示左叶正常（箭头），但是无甲状腺右叶及峡部。甲状腺右叶发育不全非常罕见

异位甲状腺

异位甲状腺（甲状腺发育失常）可位于甲状腺下降过程中的任何地方，最常见位于舌根部，因此也称为舌根异位甲状腺（图5-6）。超声显示甲状腺床内可见发育不良的甲状腺或根本没有甲状腺组织。进一步的影像学检查依当地的偏好和惯例而定。尽管碘-131对于发现异位甲状腺非常敏感，但是它无法做到准确定位，从舌根部到下颈部都是异位甲状腺可能存在的区域。增强CT扫描具有出色的空间分辨率和提供多平面成像的能力，因此对评估甲状腺异位特别有帮助，可以更好地识别微小的异位甲状腺组织（图5-7）以及潜在的甲状舌管残迹。

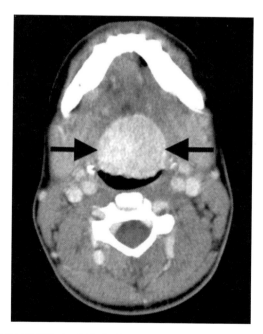

图5-6 舌根异位甲状腺。 甲状腺功能减退的低龄患儿，长时间颈部肿胀感，放射线检查发现舌部肿物，颈部增强CT横断面显示舌根部团状高密度甲状腺组织，即舌根异位甲状腺

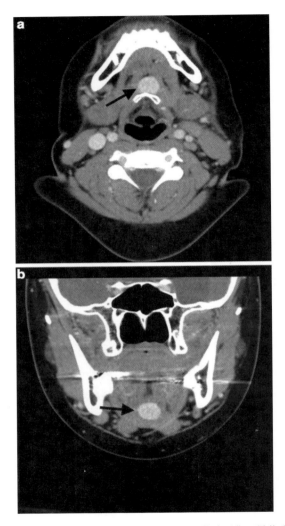

图 5-7　异位甲状腺。从舌根到甲状腺床，异位甲状腺可位于甲状舌管沿途的任何地方。尽管核素是公认的确定异位甲状腺的检查方法，但是它的空间分辨率有限。CT 具有非常理想的空间分辨率和多维图像重建功能，可以更好地显示异位甲状腺组织，正如本图所示，甲状腺功能减退的患儿甲状腺床内未见正常组织，舌骨前方可见异位的甲状腺（箭头）

甲状舌管囊肿

甲状舌管是一个正常的临时性结构，在胎儿期就开始退化，如果未能完全消失，残迹内可缓慢的聚积液体，最终形成颈部囊肿。90%的甲状舌管囊肿（thyroglossal duct cyst，TGC）发生在10岁以前。典型的病史是低龄儿童无痛性可压迫的中线区或中线旁包块。在反复上呼吸道感染或微小外伤刺激下可有体积的变化。有时TGC继发感染后会出现急性疼痛，形成炎性包块。如果TGC没有合并过感染或出血，超声显示为边界清晰、边缘锐利的无回声囊性包块，病变通常呈球形，但也可以呈管状结构（图5-8）；约半数位于舌骨水平，1/4高于舌骨，另1/4低于舌骨。从未发现在甲状腺水平以下的甲状舌骨囊肿。如果以往发生过感染或出血并发症，超声显示内部回声混杂，间有小分隔，囊壁增厚不规整；偶尔甚至呈实性结构（尽管由于引流导致体积持续增大）（图5-9）。TGC必须进行手术完整切除，否则容易复发。

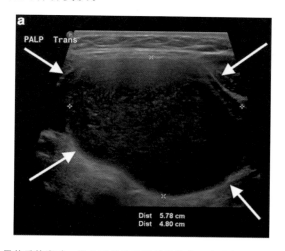

图5-8 甲状舌管囊肿。患儿可触及的甲状腺肿物，病史较长，最终证实为甲状舌管囊肿，超声横断面扫查显示无回声为主的囊腔内可见点状低回声（a和b，大箭头）。该囊肿位于甲状腺水平以上（b图，楔形箭头）

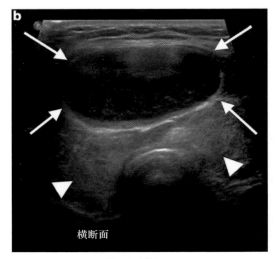

图 5-8（续）

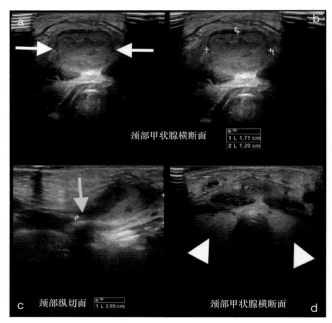

图 5-9　复杂甲状舌管囊肿。2 岁男孩，新生甲状腺肿物伴疼痛。超声显示包块实际上是囊性积液，内部为不均质的等回声（游标和白色箭头），与甲状腺不连续（楔形箭头）。这是一个甲状舌管囊肿感染，注意它的"尾部"（黄箭头）向头侧舌根方向延伸，这反映出 TGC 的胚胎起源

第四鳃器发育异常

导致儿童甲状腺发育异常的另外一个胚胎原基是第四鳃器。第四腮器发育异常（branchial apparatus anomalie，BAA）包括一系列的只累及甲状腺左叶的内衬上皮细胞的残迹。BAA 可继发感染导致化脓性甲状腺炎、脓肿、囊性包块，或者梨状隐窝瘘，影像学表现取决于并发症的特点。化脓性甲状腺炎可由 BAA 引发，也可是原发的病变，起始于甲状腺内异常的回声减低区（图 5-10）。随着感染加重和

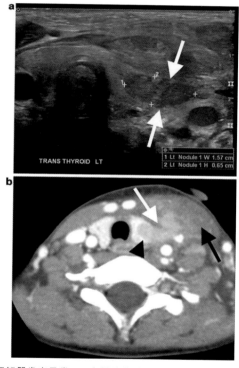

图 5-10 第四鳃器发育异常。6 岁男孩化脓性甲状腺炎，伴有发热和颈部疼痛。第四腮器发育不全几乎都在左侧，并且可导致化脓性甲状腺炎、瘘道、感染性囊肿或脓肿中的任何一种并发症。该患儿超声横断面可见边界清晰、局限的不均匀低回声结节（a 图游标）延伸至甲状腺包膜外（a 图箭头）。同一患儿 CT 横断面显示左叶上极局部化脓区域（b 图楔形箭头），以及被膜外侵犯（b 图白色大箭头）和表面肌肉炎性改变（b 图黑色大箭头）和细节（TRANS THYROID LT，甲状腺左叶横断面）

脓肿形成，逐步出现一个复杂的局限性液体汇聚区，内部通常是不均匀的低回声。如果感染是由 BAA 所致，就会有一个瘘道通向颈深部的梨状隐窝，这种合并症可以在增强 CT 上清晰地显示出来（图 5-11）。

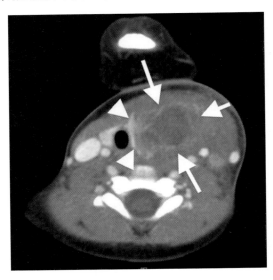

图 5-11　第四鳃器发育异常。13 岁男孩新生甲状腺肿物，发热伴颈部疼痛。增强 CT 显示甲状腺左叶上极 "爪形" 的甲状腺组织（楔形箭头）包绕巨大的混合密度积液区（大箭头），造影周边增强，是一个典型的第四鳃器囊肿感染

包涵囊肿

小的表皮包涵囊肿是儿童颈部可触及包块或 "甲状腺" 肿物的另一常见原因。这些囊肿具有特征性病理结构，内含表皮和真皮结构，两者均为起源于外胚层的良性先天性囊肿。超声表现为边界清晰的包块，内部无血供，回声与甲状腺相似。包涵囊肿的超声所见无特异性（图 5-12），但是因为它们含有皮肤附属物，所以包涵囊肿的图像特点与脂肪相同，在 CT 和 MRI 上有特征性的表现。

脉管畸形

脉管畸形是儿童颈部包块的常见原因。广义上讲，这些病变是一组非肿瘤性的、由脉管发育异常所致的先天畸

形，按照主要受累脉管的不同，分为淋巴管畸形、静脉畸形、静脉淋巴管畸形和动静脉畸形。从实性为主到几乎都是囊性，病变特点不一。尽管脉管畸形经常侵犯甲状腺，但是也常常延伸至侧颈部。

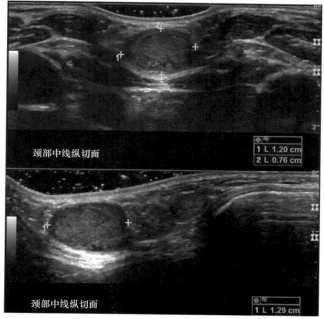

图 5-12　表皮包涵囊肿。超声横断面和纵切面显示舌骨下中线区皮下软组织内边界清晰的等回声结节（游标），位于甲状腺上方。图像虽有表皮样囊肿特点，但不能据此明确诊断，仍需要组织学检查。本例被证实来源于皮肤

　　淋巴管畸形通常是横向生长的、多房囊性包块，有大量的液-液平面（以前出血或感染所致）（图 5-13）。以微囊为主的淋巴管畸形超声显示为实性结构。
　　静脉畸形通常表现为分叶状高回声的软组织包块，包块内可出现静脉石（导致后方声影）（图 5-14）。CT 和 MRI 有助于显示病变的实性强化部分，与超声相比，能够更好地展示整个病变范围。即使没有穿刺，这些检查方法也常常能够提供令人信服的诊断。

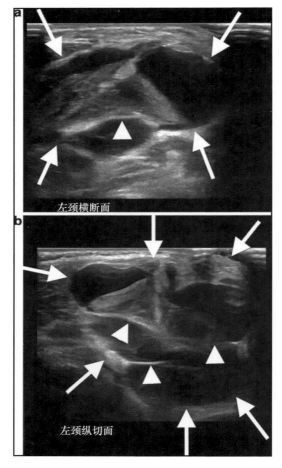

图 5-13　淋巴管畸形。 3 岁男孩，甲状腺旁区域肿胀，颈部超声横断面 **（a）** 和纵切面 **（b）** 显示多房囊性包块（a 和 b，白色大箭头），从甲状腺区域（未显示）向左侧颈部延伸。注意图中纤细分隔（a 和 b，楔形箭头），这是典型的囊性淋巴管畸形特点。两组轴位 MRI 的液体敏感序列图像 **（c）** 更好地显示了复杂囊肿内部的特点（黄箭头），以及与周围结构（包括甲状腺）的关系（上图，白色短箭头）。注意陈旧性囊内出血导致的大量纤细分隔（楔形箭头）和液-液平面（白色粗大箭头）。两组增强 MRI 图像 **（d）** 显示病变区域（黄箭头）未强化，支持淋巴管畸形的诊断。病变内部纤细分隔（楔形箭头）及旁边的甲状腺（白色短箭头，上方图像）均显示清晰

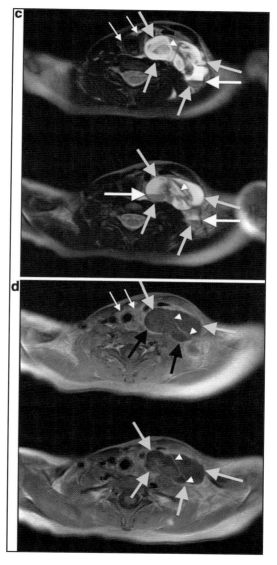

图 5-13（续）

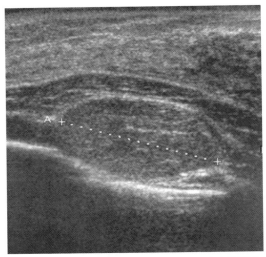

图 5-14 **静脉畸形**。14 岁女孩，超声纵切面显示边界清晰的低回声颈部包块（游标）。影像学表现无特异性，必须切除并进行活检以除外软组织肉瘤。本例活检证实为静脉畸形

婴儿型血管瘤

不幸的是，在成人甲状腺（或身体其他部位）医学文献报道中，部分占位被错误地归为血管瘤。这些病变实际上是静脉畸形，真正意义上的婴儿血管瘤是一个良性肿瘤，它只见于年幼儿童。它们遵循一个自然规律：在婴儿早期出现，出生第一年内迅速生长，然后很快就消失。病变可出现在甲状腺周围，但是与上述畸形不同，婴儿型血管瘤从未见于大龄儿童及成人。婴儿型血管瘤不要与其他病变相混淆，前者只需保守治疗。

胸腺

胸腺也是起源于腮弓结构，与甲状腺一样，在婴儿早期下降至颈部。胸腺的两叶在甲状腺和胸锁乳突肌的后方

下行，在主动脉弓水平融合。但是偶尔会有一部分胸腺延伸至上颈部，甲状腺超声检查时可以发现。了解胸腺的正常超声表现有助于避免诊断中的两难抉择。在低龄儿童，胸腺呈低回声且回声类似肝（图 5-15）。随着年龄的增长，胸腺组织逐渐被脂肪浸润。正常胸腺无占位效应，因此不造成血管或其他结构的移位。在实时声像图上，胸腺随着心脏的搏动而轻轻跳动。

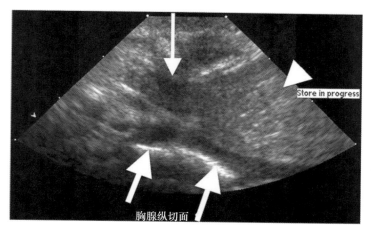

图 5-15　正常胸腺组织。 低龄儿童胸腺可延伸至颈部，因此在超声上意外发现时会被误认为其他病变。本图为超声纵切面显示一指长的胸腺组织延伸至颈部（小箭头），就在甲状腺的一侧邻近颈动脉（大箭头）。该残余胸腺组织形态正常（楔形箭头），与肝回声相似

甲状腺弥漫性病变

桥本甲状腺炎是目前儿童最常见的甲状腺弥漫性病变。早期总是累及腺体的后部，表现为比正常均匀、细腻的腺体略粗糙，深部腺体回声均匀。随着炎症的进展，甲状腺后部腺体会出现很小（1～2 mm）的圆形或椭圆形低回声区。最终这些细微的回声改变会波及整个腺体，几年以后（或者当伴有特定的危害性较大的疾病时进展更快）整个腺体变得不均质（图 5-16）。尽管这些改变几乎总是出现于儿童桥本甲

状腺炎，但是这些回声特点早期不易被察觉，因此必须使用高分辨率探头才能获得清晰的图像，这点非常重要。

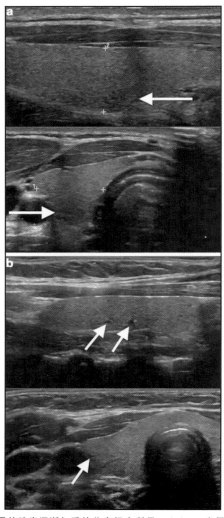

图 5-16　5 名甲状腺炎逐渐加重的儿童超声所见。（a）17 岁男孩：腺体后部回声轻微增粗（箭头）。（b）13 岁男孩：腺体后部回声轻度增粗，并有一些椭圆形低回声灶（箭头）。（c）12 岁男孩：腺体后部回声更加不均匀（箭头），失去了正常甲状腺的光滑纹理。（d）7 岁女孩：甲状腺回声粗糙，其内可见大量的纤细高回声分隔。（e）13 岁女孩：整个腺体粗糙回声不均，可见纤细分隔及大量微小的低回声灶

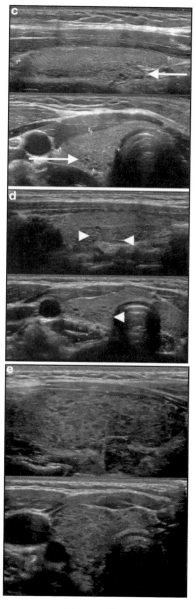

图 5-16（续）

随着桥本甲状腺炎的进展，超声显示甲状腺实质内出现增厚的间隔，呈网格状高回声，从而勾勒出圆形或椭圆形相对低回声的灶状甲状腺组织，这种小灶状病变就是所谓的假性结节（图5-17）。粗大的网格样回声和假性结节构成了儿童严重的甲状腺炎或慢性甲状腺炎的主要超声特点（图5-18）。

严重的甲状腺炎可引起弥漫性腺体增大，尤其是在病变的早期，有时可伴随明显的腺体充血，能量多普勒有利

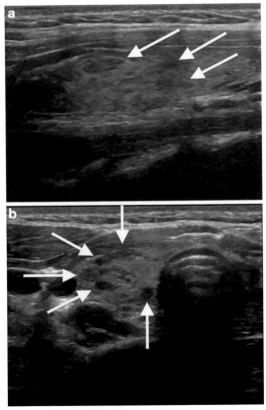

图5-17 假性结节。患有慢性桥本甲状腺炎的14岁女孩，纵切面（a）和横断面（b）超声显示大量圆形或椭圆形局灶性低回声，即所谓假性结节（箭头）

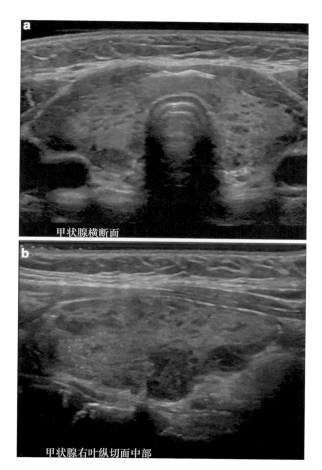

甲状腺横断面

甲状腺右叶纵切面中部

图 5-18　慢性桥本甲状腺炎。12 岁男孩超声横断面（a）和纵切面（b）显示慢性桥本甲状腺炎的典型表现：弥漫的粗大网格状回声及遍布整个甲状腺的假性结节

于显示（图 5-19）。这些改变通常不是（但可以是）慢性甲状腺炎的一种表现。而且与以往的灰阶表现不同，桥本甲状腺炎血流增多，分布常常不均匀且无固定形式，有时可见片状灌注缺失区（图 5-20）。

不要过度期待甲状腺超声能够提供特异性征象，以便于与其他弥漫性甲状腺疾病鉴别，没有任何影像学特征可

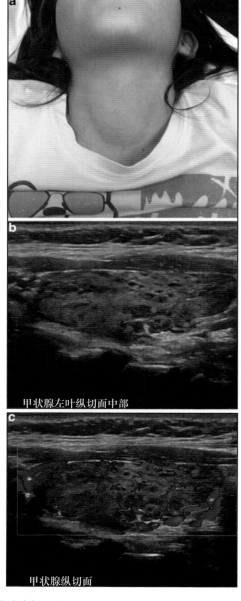

图 5-19　甲状腺肿大。9 岁女孩，患有严重的甲状腺炎。图片（**a**）显示明显增大的甲状腺。灰阶超声（**b**）及彩色多普勒（**c**）显示严重的甲状腺炎并发大量假性结节的典型改变。腺体充血肿大，体积超过同年龄段正常值上限的 2 倍

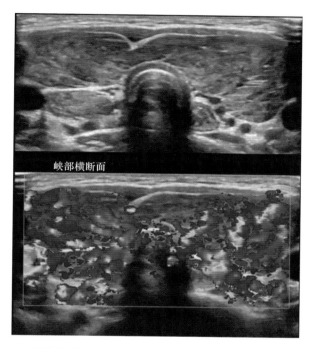

图 5-20　甲状腺肿大充血。灰阶及彩色多普勒超声图像显示弥漫甲状腺肿大及重度甲状腺炎的典型改变。注意充血呈弥漫性，但是分布不均匀

以准确提示其他的诊断，比如 Graves 病或结节性甲状腺肿（这两种病在儿童都远不如桥本甲状腺炎常见）（图 5-21）。超声评估儿童桥本甲状腺炎的临床作用在于识别早期灰阶图像的异常，在甲状腺抗体呈现阳性之前，这些细微的发现即可提示诊断。

儿童甲状腺炎可以导致局部淋巴组织增生，因此它的一些重要的超声表现可能与淋巴瘤存在着潜在的联系；腺体内也可以形成一个较大的结节，这是并发的腺瘤或甲状腺恶性肿瘤。

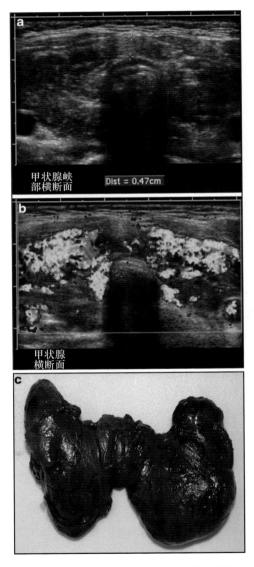

图 5-21 Graves 病。超声无法可靠区分儿童桥本甲状腺炎及 Graves 病。16 岁女孩患有 Graves 病，灰阶超声（a）及彩色多普勒（b）特点与桥本甲状腺炎相似，包括其甲状腺弥漫肿大、回声增粗及强回声分隔。（c）该患者的甲状腺大体病理

甲状腺局灶性病变

局灶性甲状腺结节或肿瘤很少发生于儿童，在儿童甲状腺疾病中发病率低于 2%。甲状腺癌在这个年龄段更少见，发病率小于 2/100 000。儿童甲状腺结节缺乏特征性的图像特点，任何优势结节都应做穿刺，如同本书其他章节所示。

小儿甲状腺结节绝大多数为良性，最常见的诊断为良性滤泡性腺瘤。腺瘤可表现多种回声，从实性为主（图 5-22）到囊性为主（图 5-23）包块。其他常见的儿童甲状腺良性病变包括胶质囊肿、囊性退行性病变及出血性结节（图 5-24）。

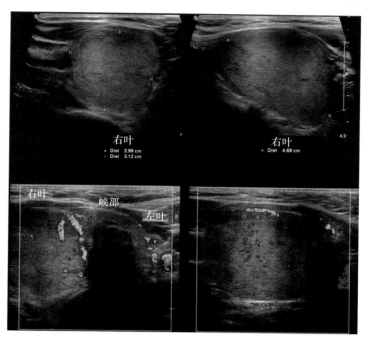

图 5-22 滤泡性腺瘤。甲状腺肿瘤的影像学表现无特异性。儿童最常见的甲状腺肿瘤是良性滤泡性腺瘤，从完全实性到以囊性为主，表现各异。本例滤泡性腺瘤患者为 12 岁男孩，灰阶及彩色多普勒图像显示甲状腺右叶巨大的、边界清晰的占位

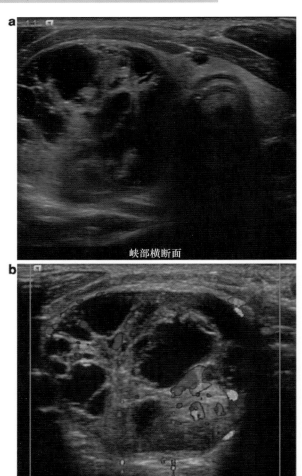

图 5-23　**滤泡性腺瘤**。男患，17 岁。横断面灰阶超声（a）及彩色多普勒（b）显示囊性为主的滤泡性腺瘤

　　同成人一样，乳头状癌是儿童最常见的甲状腺恶性肿瘤，不幸的是，儿童乳头状癌比成人的侵袭性更强，常常呈多灶性，常出现颈部淋巴结转移及甲状腺被膜外侵犯（图 5-25）。其他的恶性肿瘤包括滤泡样癌、髓样癌、乳头状嗜酸性肿瘤及转移瘤等图像均无特异性。

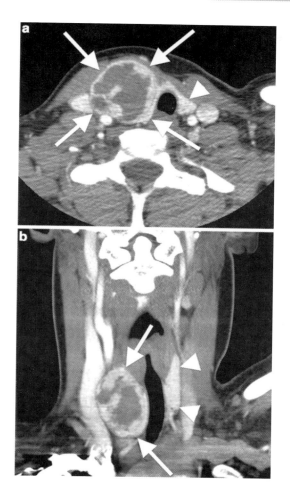

图 5-24　退行性变的结节。11 岁男孩，甲状腺包块多年。轴位（a）及冠状位（b）CT 增强扫描显示非特异性部分强化的囊性包块（大箭头），病理确诊为退变结节。注意正常的甲状腺左叶（楔形箭头）

总　结

　　儿童甲状腺超声检查中，需要记住的最重要的内容可以归纳为以下两点。第一点，我们应当采用发散性思维，

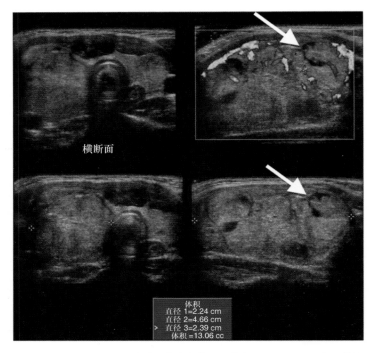

体积
直径 1=2.24 cm
直径 2=4.66 cm
> 直径 3=2.39 cm
体积 =13.06 cc

图 5-25　乳头状癌。 12 岁男孩甲状腺声像图，横断面（左上和左下）、纵切面彩色多普勒（右上）和灰阶超声（右下）显示一个巨大的、回声不均匀的分叶状肿物（游标），几乎占据了整个甲状腺右叶，并且出现了局部的被膜外侵犯（箭头）

正确对待儿童时期超声显示的"甲状腺肿物"。复杂的颈部胚胎发育过程可以导致完全不同的但可预测的畸形，实际上，它们并非起源于甲状腺本身，临床医生必须熟悉如何更好地诊断这些畸形，尤其是何时使用其他影像学技术进一步检查。

　　进行儿童甲状腺超声检查时，需要记住的第二点就是儿童早期甲状腺炎的改变可以非常轻微，这种变化常常出现于临床检测到抗甲状腺抗体之前。因此，对于患有甲状腺炎的儿童进行影像学检查时，医生要对疾病早期的轻微改变保持高度敏感性；而对于患有慢性甲状腺炎的儿童，检查重点则应放在识别优势结节或引流区肿大淋巴结。儿童甲状腺结节的超声检查方法及图像特点都不是唯一的，本书其他章节会有更详尽的介绍。

参考文献

1. Chang Y-W, Hong HS, Choi DL. Sonography of the pediatric thyroid: a pictorial essay. J Clin Ultrasound. 2009;37(3):149–57. doi:10.1002/jcu.20555.
2. Frates MC, Benson CB, Charboneau JW, Cibas ES, Clark OH, Coleman BG, et al. Management of thyroid nodules detected at US: society of radiologists in ultrasound consensus conference statement. Radiology. 2005;237(3):794–800. doi:10.1148/radiol.2373050220.
3. Hoang JK, Lee WK, Lee M, Johnson D, Farrell S. US features of thyroid malignancy: pearls and pitfalls. Radiographics. 2007;27(3):847–60. doi:10.1148/rg.273065038.
4. Marwaha RK, Tandon N, Kanwar R, Ganie MA, Bhattacharya V, Reddy DHK, et al. Evaluation of the role of ultrasonography in diagnosis of autoimmune thyroiditis in goitrous children. Indian Pediatr. 2008;45(4):279–84.
5. Nasseri F, Eftekhari F. Clinical and radiologic review of the normal and abnormal thymus: pearls and pitfalls. Radiographics. 2010;30(2):413–28. doi:10.1148/rg.302095131.
6. Ruchala M, Szczepanek E, Szaflarski W, Moczko J, Czarnywojtek A, Pietz L, et al. Increased risk of thyroid pathology in patients with thyroid hemiagenesis: results of a large cohort case–control study. Eur J Endocrinol. 2009;162(1):153–60. doi:10.1530/EJE-09-0590.
7. Takashima S, Nomura N, Tanaka H, Itoh Y, Miki K, Harada T. Congenital hypothyroidism: assessment with ultrasound. AJNR Am J Neuroradiol. 1995;16(5):1117–23.

第六章

甲状腺弥漫性增大的超声检查：甲状腺炎

Ultrasound of Diffuse Thyroid Enlargement：Thyroiditis

Mark A. Lupo，Robert A. Levine　　著

孙长坤　李彦娟　译

引　言

　　无论在体格检查中还是在超声评估中，甲状腺弥漫性肿大都是常见表现。尽管碘缺乏一直是全世界甲状腺肿的最常见原因，但是在美国、欧洲的大部以及其他膳食碘供应充足的国家，慢性淋巴细胞性甲状腺炎（chronic lymphocytic thyroiditis，CLT）——也称作桥本甲状腺炎（Hashimoto's thyroiditis）——是甲状腺肿和甲状腺功能减退最常见的原因。表6-1列出弥漫性甲状腺肿大的常见原因。甲状腺炎是指一组表现不同但是都以甲状腺炎为特征的病变。尽管这些疾病的超声表现有明显的重叠，超声仍然提供了发现病因和观察疾病临床进程的方法，并且可以明确需要做细针穿刺（FNA）的结节。

表 6-1　弥漫性甲状腺肿大的病因

桥本甲状腺炎
Graves 病（突眼性甲状腺肿）
无痛性甲状腺炎/产后甲状腺炎
亚急性甲状腺炎
化脓性甲状腺炎
药物损伤性甲状腺炎
Riedel 甲状腺炎
碘缺乏症
碘化物有机化障碍

慢性淋巴细胞性（桥本）甲状腺炎（CLT）

CLT 是甲状腺炎最常见的类型。10% 的接受超声检查的患者以及 25% 左右的 65 岁以上女性的甲状腺过氧化物酶抗体呈现为阳性[1]。甲状腺功能正常的患者出现了自身抗体，预示着患者将来会有甲状腺功能减退。桥本甲状腺炎的特征性病理学改变是 B 淋巴细胞和细胞毒性 T 淋巴细胞对腺体的浸润。由于淋巴细胞的浸润，声波的穿透性显著高于正常的甲状腺滤泡，因此超声显示腺体回声减低。这种回声减低已经被用来预测自身免疫性甲状腺疾病的存在和继发性甲状腺功能减低的风险。Pederson 研究了 485 例甲状腺弥漫性回声减低和 100 例回声正常的患者，结果表明回声减低预测自身免疫性甲状腺疾病的阳性预测值为 88%，阴性预测值为 95%[2]，低回声对甲状腺功能减低的预测价值强于甲状腺自身抗体[3-4]。但是这个结果并不适用于病态肥胖患者，因为这些患者的甲状腺回声低于正常[5]。

桥本甲状腺炎回声变化的程度是多种多样的。正常甲状腺（图 2-4，图 2-5 和图 2-6）的回声为均匀的磨玻璃样，表现为比周围的带状肌群更亮的高回声。随着淋巴细胞的不断浸润，甲状腺回声减低，接近周围带状肌的回声，部分甲状腺回声甚至低于周围带状肌。回声减低的程度和范围通常预示着甲状腺功能减低的严重程度[6]。

回声不均是自身免疫性甲状腺炎的另一种常见超声特征。CLT 可存在多种回声模式，这反映了病理组织学特征和慢性炎症的动态转归过程。典型的病理表现包括生发中心的淋巴细胞聚集、萎缩的甲状腺滤泡、上皮细胞（许特式细胞）的嗜酸性变以及不同程度的纤维变性[7]。这些组织病理的改变与超声的回声变化是一致的。

我们把 CLT 超声表现的异质性分成 7 种类型（表 6-2）。阐述这些表现时不要描述成疾病的不同阶段，因为腺体纤维化和甲状腺结节的退行性变是疾病典型的晚期改变，而其他类型的改变发生于病变的早期，尽管炎症既可以呈弥漫性也可以呈斑片状，但是通常情况下炎症的发展不会经历所有类型的改变。

表 6-2　桥本甲状腺炎的声像图分型

不均质的低回声
假性小结节
瑞士奶酪样变
蜂窝样变
假性大结节
极低回声
纤维化形成
高回声
斑点型

慢性淋巴细胞性甲状腺炎的不均质类型

类型 1：不均质低回声

与肌层相比，正常甲状腺组织呈高回声和相对均匀的磨玻璃样表现（图 6-1：右）。与正常甲状腺实质相比，淋巴细胞浸润区表现为低回声，当淋巴细胞弥漫性轻度浸润时，超声声像图表现为轻微不均的低回声（图 6-1 左，图 6-2）。

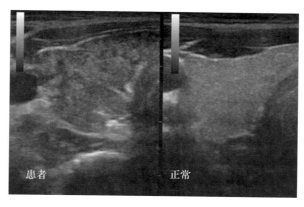

图 6-1　不均质低回声。正常甲状腺（如右图所示）呈明亮的磨玻璃样表现，与之对比，桥本甲状腺炎（如左图所示）的腺体呈低回声，近场回声强度与临近的胸锁乳突肌一致，回声轻度不均，没有形成结节

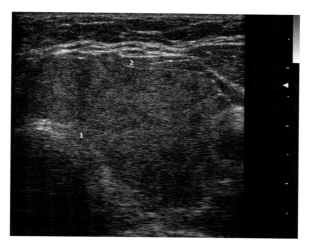

图 6-2　不均质低回声。双侧叶及峡部肿大，伴有轻度不均匀低回声，常见于桥本甲状腺炎，并且是特征性表现

类型 2：假性小结节

炎性病变区域越分散，越会显示出更多的低回声病灶，形成局限的低回声区或假性结节（图 6-3）。相应的组织病理学改变包括多个生发中心的出现，以及播散于整个甲状

腺的炎性浸润。有时假性结节难以与真性结节相区分。与真性结节相比，假性结节所有切面都很少见到清晰的边界，而是逐渐过渡到周围实质，这种结节通常没有花边状或浸润状边缘。由于病变部位、数量和炎症区域的大小是动态变化的，因此不同的研究中超声表现可以有所不同。

假性小结节的影像学特点常常被描述为瑞士奶酪样或蜂窝状。前者的炎性区域更加分散，边界清晰，大量的低回声区（假性结节）如同瑞士奶酪上的小孔洞一样（图6-4）。低回声区经常被误认为结节，超声报告会描述成"不均质背景下的多发亚厘米级的低回声结节"。这是一种常见的类型，应当提示为桥本甲状腺炎，而不是结节性甲状腺肿。假性结节大小通常不足 1 cm，并且所有结节的表现都很相似。一旦有假性结节与众不同，特别是伴有钙化或者边缘浸润者，应该考虑到恶性的可能性。

假性小结节出现瑞士奶酪样变时，甲状腺实质内充满了大量分散的假性小结节。与之相比，蜂窝样变则几乎全部是由融合的假性小结节组成，只有少量的甲状腺实质或纤维组织分隔低回声组织（图6-5），通常超声报告会错误提示为"多发结节型甲状腺肿合并不计其数的小结节"。

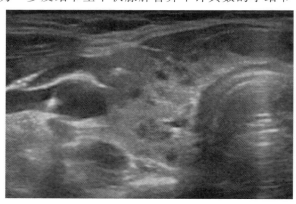

图6-3　假性小结节型。腺体内多发的边界不清、亚厘米级的低回声，对应小片状、局限性炎性反应区，结节之间没有差异，也没有"可疑特征"。残存的甲状腺实质呈等回声

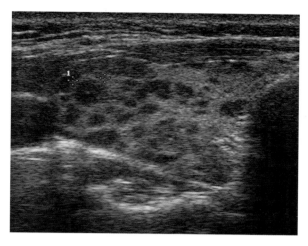

图 6-4 假性小结节之瑞士奶酪样变。这种类型的假性结节体积稍大一些，边界更清晰，常常被误诊为"结节性甲状腺肿"

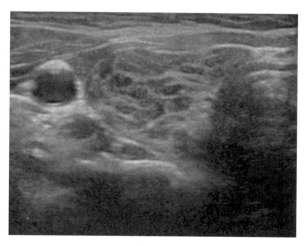

图 6-5 假性小结节之蜂窝样变。低回声区（假性结节）大量融合，结节间有细条状"正常的"甲状腺组织分隔。与前面的图像相比，假性结节占据了50%以上的腺体

类型 3：假性大结节型

炎症的范围越大，假性结节也会越大，后者经常会误诊为真性大结节（图 6-6a，b 和图 6-7a，b）。假性结节可

以相互融合，结节间很少或没有正常的甲状腺实质。需要指出的是，如果病变局部有可疑的表现，需要考虑合并恶性的可能性。

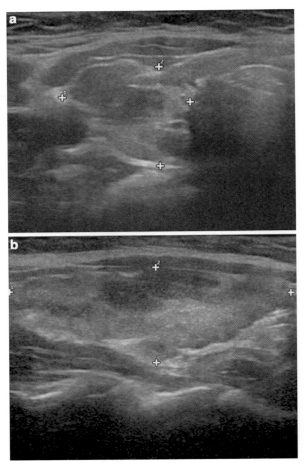

图 6-6 （a，b）假性大结节。炎性低回声范围较大，但是没有可疑特征。边界不清，但是没有实质浸润。这种类型也常常被误诊为结节性甲状腺肿

类型 4：极低回声型

这种类型通常见于体积较大的炎性改变，甲状腺实质内不仅仅是出现了几个分散的生发中心，而是几乎完全被

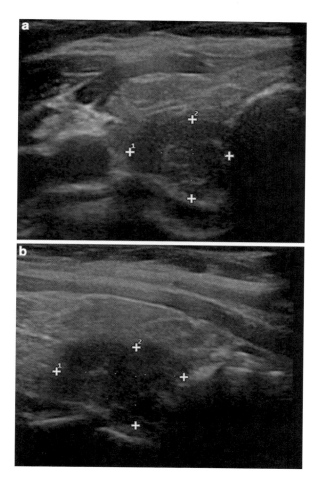

图 6-7　**(a，b) 假性大结节。**炎症的局部区域出现了可疑结节，回声很低而且边界不清。结节穿刺为良性，呈典型的慢性淋巴细胞性甲状腺炎（CLT）改变。具有这种特点的假性大结节需要活检

淋巴细胞代替。超声表现为均质的低回声和极低回声，与临近的肌肉组织回声相同，甚至低于肌肉的回声（图 6-8a，b）。如后所述，甲状腺淋巴瘤也可以有非常相似的表现，应在鉴别诊断中予以考虑，特别是病变生长迅速时，更应当进一步排除淋巴瘤。

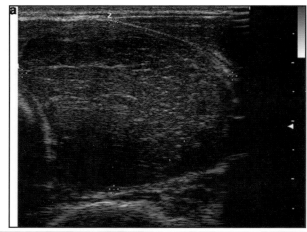

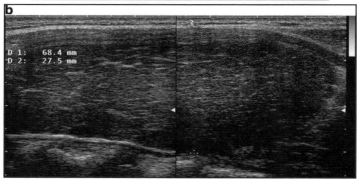

图 6-8 **(a，b) 极低回声。**甲状腺回声与颈部肌肉相似，这种类型的回声常见于炎性肿大的腺体。正如本文所述，生长迅速、同时合并这种表现时，应该及早排除甲状腺淋巴瘤的可能

类型 5：纤维化形成

　　甲状腺炎症进展的晚期会出现纤维化的形成，典型的改变是索条样高回声分隔低回声组织（图 6-9），偶尔假性结节也可被纤维索条分隔。高回声带的出现意味着周围（边缘）性钙化，但是没有周边钙化后方的特征性声影（图 6-10）。

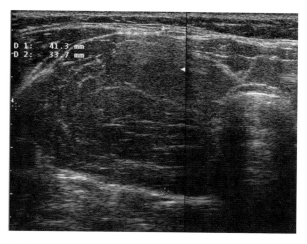

图 6-9　纤维化形成。实质纤维化形成了条带样高回声和无声影的结节，当纤维条索分隔炎症区域时，可表现为"假性大结节"。然而，真正的甲状腺结节很少有高回声晕

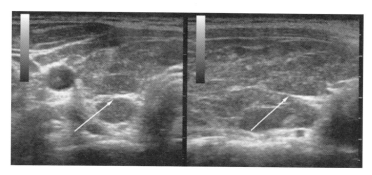

图 6-10　裂隙征。宽大的纤维带分隔右叶前后部。这种表现可以出现于正常甲状腺，但最好发于桥本甲状腺炎。（右图）右叶纵切面，（左图）右叶横断面

类型 6：不均质高回声型

　　纤维化范围更广泛时，病变的甲状腺可以表现为高回声（图 6-11）。这种类型的桥本甲状腺炎很少见到，但是伴随着甲状腺肿的退行性改变，病程后期出现自身免疫性甲状腺功能减退时常常见到这种回声。

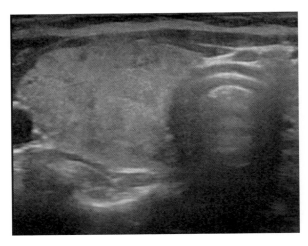

图 6-11 高回声和不均质回声。桥本甲状腺炎的典型改变为低回声，随着病变的进展，弥漫性纤维化的程度显著超越了滤泡增生和炎症改变，其结果就是出现弥漫性高回声。注意气管旁淋巴结增大是自身免疫性甲状腺炎的常见表现

类型 7：斑点型

在这种不常见的类型中，可以看到大量点状强回声分布于整个甲状腺内（图 6-12a，b）。当提示有微钙化出现时，通常需要穿刺以排除乳头状癌的浸润。这种表现与弥漫硬化性乳头状癌的描述非常相似[8]。这些点状强回声并没有声影，它的形成可能与良性胶质结节中常见的线状强回声相似[9]。

慢性淋巴细胞性甲状腺炎伴甲状腺结节

研究表明，慢性淋巴细胞性甲状腺炎的患者中，甲状腺乳头状癌的发病率较高[10-14]。考虑到 CLT 的回声不均匀，发现真性结节和鉴别潜在可疑的新生物仍然具有一定的挑战性。应用实时超声在两个独立的平面上进行多普勒检查，有助于发现需要超声引导 FNA 的区域。

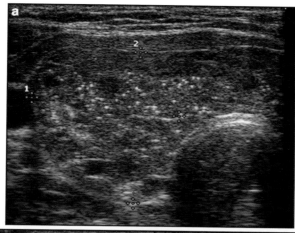

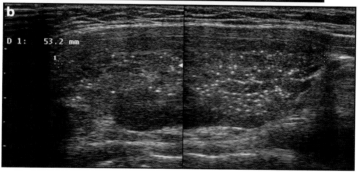

图 6-12 (a，b) 斑点型。在这种不常见的类型中，甲状腺的体积增大、回声减低，腺体内可见许多无声影的点状强回声，部分出现"彗星尾"伪像。考虑到微钙化存在的可能性，所以进行了穿刺，但是细胞学证实为良性淋巴细胞性甲状腺炎

　　CLT 基础上的甲状腺乳头状癌（papillary thyroid cancer，PTC）的声像图表现与正常甲状腺背景下的 PTC 没有不同[10,13-14]。因此，在论述甲状腺结节相关章节中确定的诊查标准同样可以用来评估 CTL 背景下的结节。桥本甲状腺炎基础上出现的 PTC 多见密集的钙化，而沙粒体钙化很少见，无论如何，结节内的任何钙化都应该引起重视[15]（图 6-13 和图 6-14）。

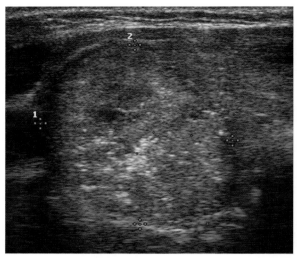

图 6-13 CLT 背景下的乳头状癌。该患者的引流区淋巴结出现明显的病理改变，同时伴有微钙化。需要注意的是，尽管与图 6-12a，b 的表现相似，但此病例的多发点状强回声簇集在腺体的一个区域内

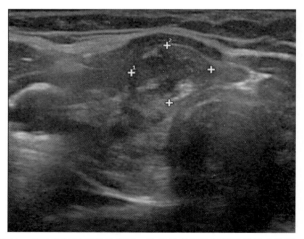

图 6-14 CLT 背景下的乳头状癌。这种结节容易触摸到并且非常硬，声像图与残存腺体没有显著的差异，但是出现了微钙化

　　最近研究表明桥本甲状腺炎形成的结节呈良性改变。不均质低回声背景下的高回声结节被认为是良性的退变结节（图 6-15），Bonavita 等[16] 称之为"白色骑士"。还有一

种类型与之不同，特征表现为细线样低回声包绕的多发高回声结节，Bonavita 等称之为"长颈鹿型"（图 6-16）。

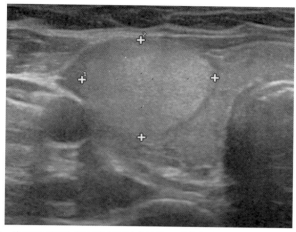

图 6-15　发生于 CLT 背景下的高回声结节（"白色骑士"）几乎都是良性的，Bonavita 建议具有这种表现的结节无需活检

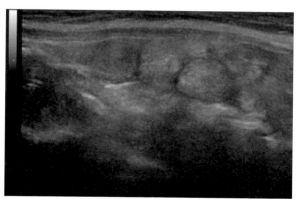

图 6-16　"长颈鹿型"。多发的高回声结节被低回声带分隔，图像如同长颈鹿皮肤斑纹，Bonavita 认为这也是良性病变的特征

CLT 的淋巴结

桥本甲状腺炎时几乎一成不变地出现淋巴结反应和增大。增大的淋巴结通常会出现于甲状腺周围的气管旁和气

管前间隙，尤其是好发于峡部下方，也可发生于两侧颈部外科分区的Ⅲ区和Ⅳ区。这些淋巴结可以融合并且倾向于类圆形，部分淋巴结的门样结构可以不显示（图 6-17a，b）。无论是桥本甲状腺炎还是甲状腺癌的患者，评估颈部淋巴结时，显著的增大和不典型表现都需要引起关注，任何可疑的发现，比如钙化、囊性坏死或者血管紊乱都应该提示 FNA 检查。另外，位于甲状腺下极的淋巴结容易与甲状旁腺腺瘤混淆，评估 CLT 患者是否合并原发性甲状旁腺功能亢进具有更大的难度。

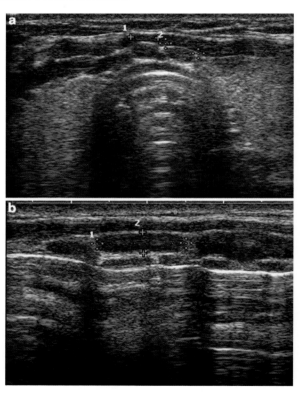

图 6-17 **（a，b）气管旁淋巴结**。气管旁淋巴结常见于 CLT，没有 CLT 时很少会看到增大淋巴结，偶尔会误诊为峡部结节。横断面 **（a）** 和纵切面声像图 **（b）**。注意气管环状软骨位于淋巴结的后方

CLT 基础上的淋巴瘤

原发性甲状腺淋巴瘤很少见。甲状腺内没有天生的淋巴组织，所以自身免疫性甲状腺疾病时出现淋巴细胞浸润是甲状腺淋巴瘤发生的先决条件[17]。淋巴瘤有两种典型超声表现：①甲状腺弥漫性肿大，腺体出现上文所述的极低回声；②结节型淋巴瘤，瘤体与周围的甲状腺实质有明确的边界。这两种类型中，由于病变透声性增高以及继发的后方回声增强，经常会看到假性囊肿的表现[18-19]（图 6-18 和图 6-19）。这些改变与桥本甲状腺炎中常见的不均质低回声难以鉴别，因此，如果甲状腺或腺体内低回声结节增长迅速，应该进行穿刺和流式细胞学检查。

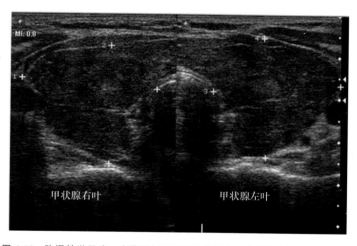

图 6-18　弥漫性淋巴瘤。声像图与图 6-8 非常相似，均为极低回声。甲状腺出现弥漫性低回声、迅速增长时应该尽快进行淋巴瘤的评估

萎缩性甲状腺炎

CLT 最终会导致甲状腺萎缩和纤维化，腺体回声出现不均匀减低（图 6-20）。

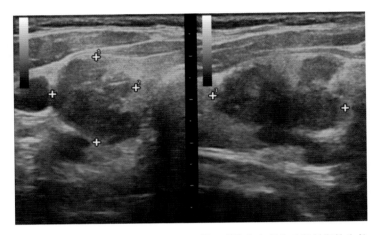

图 6-19　结节型淋巴瘤。这种不规则的低回声结节出现分叶和浸润性生长时，影像学表现可疑，需要进行细针穿刺。如果生长迅速，除了细胞病理学检查外，还应进行流式细胞学检查

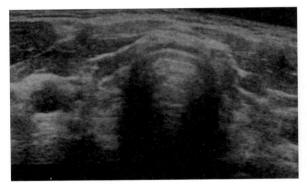

图 6-20　萎缩性甲状腺炎。长期的 CLT 可导致甲状腺萎缩，腺体缩小、回声减低和纤维化

Graves 病

　　Graves 病的灰阶超声表现在许多方面与桥本甲状腺炎相似。组织病理学上，Graves 病表现为淋巴浸润，有时伴有生发中心形成。然而，淋巴样细胞散布在滤泡间基质内，并没有侵犯滤泡本身。滤泡通常表现为显著的上皮增生。

除非病变持续时间较长，否则纤维化并不常见[7]。因此，超声检查时很少看到像桥本甲状腺炎一样的不均质回声。由于腺体的滤泡未受破坏，增大的滤泡反射声波，因此Graves病的低回声改变不明显（图6-21），有些病例甚至呈现为高回声。

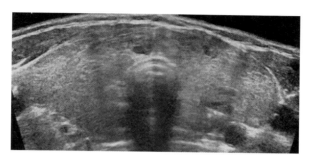

图6-21　Graves病。 与桥本甲状腺炎相比，典型的Graves病很少表现为低回声和不均质回声，但是两者影像上有一定的重叠

Graves病典型的声像图表现是腺体内非常丰富的多普勒血流信号，后者被称为"甲状腺火海征"[20]（图6-22）。部分研究者指出应用彩色多普勒能够鉴别Graves病和甲状腺炎导致的甲状腺毒症，因为后者的血流量会减少[21-22]。这种情况下，总血流量和放射性碘摄取率密切相关，这意味着超声是一种非常有用的技术，可以应用于具有同位素检查禁忌（妊娠和哺乳期患者）或者不愿接受同位素检查的患者[23]。需要注意的是，Graves病和甲状腺炎的血流量有重叠，单纯依赖多普勒检查来区分这两种疾病是不够的[24]，口服放射性碘进行同位素检查仍然是鉴别两者的金标准[24-25]。但是如果结合了临床病史和实验室检查，多普勒超声应当是鉴别甲状腺功能亢进和甲状腺炎的最便捷的方法，而且就敏感性而言，超声比常规的同位素成像更具有诊断价值[26-27]。第三章（"多普勒血流"）中对这个问题进行了深入的讨论。

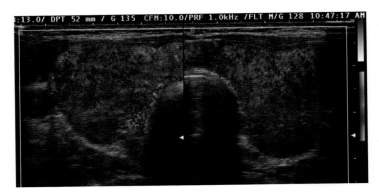

图 6-22　Graves病。彩色多普勒和能量多普勒提示甲状腺"火海征"。此征象也见于图 3-11

有些学者认为 Graves 病患者的甲状腺癌发病率更高，由于促甲状腺激素受体抗体的刺激作用，Graves 病患者的甲状腺癌可能更具有侵袭性[28-29]。但是最近日本的系列研究[30]并没有报告 Graves 病基础上的甲状腺癌的侵袭性有所提高，这可能是地域原因造成的摄碘率不同的结果。美国甲状腺协会和临床内分泌医师协会制定的最新指南并不推荐常规应用超声评估甲状腺毒症[25]，但是指南也同时指出，使用超声扫查所有 Graves 病患者能够检出没有被临床发现的结节，这在临床检查中具有较高的性价比[26-27]。

无痛性甲状腺炎

无痛性甲状腺炎包括静息型甲状腺炎和产后甲状腺炎。静息型甲状腺炎也称为亚急性淋巴细胞性甲状腺炎，被认为是一种自身免疫反应，是一过性桥本甲状腺炎的一种形式[1]。好发于 30～50 岁的女性，甲状腺自身抗体的水平往往低于桥本甲状腺炎。分娩 1 年后出现的甲状腺炎，称为产后甲状腺炎，后者在所有妊娠妇女中的发病率达到 10%；如果合并 1 型糖尿病，产后甲状腺炎的发病率甚至高达 30%[1]。这些妇女再次怀孕时甲状腺炎复发率达到了 70%。

无痛性甲状腺炎的患者可以出现在甲状腺毒症期（一般较轻，持续 1～2 个月），或者甲状腺功能减退阶段（这通常是短暂的，持续达 4～6 个月）。病变是否完全恢复可以通过抗体滴度和连续的声像图检查进行评估[31]。甲状腺炎的超声表现为低回声，与其他类型的自身免疫性甲状腺疾病表现相似。组织病理学改变与桥本甲状腺炎类似，但是缺乏嗜酸细胞的增生，罕见或无滤泡细胞萎缩，轻微乃至无纤维化[7]。这些差异反映在超声上，表现为无高回声的纤维化改变，实质回声也不是非常低（图 6-23）。在甲状腺毒症期，多普勒超声往往显示病变内无血流或很少血流信号，但是也可以有明显的血流，特别是恢复期更是如此。正如第三章所述，破坏性甲状腺炎和 Graves 病的彩色多普勒血流特点有明显的重叠。评估甲状腺毒症患者时，临床医生应该考虑到患者病史、体检和实验室检查。多普勒超声通常会为临床医师提供诊断的证据。如果仍有疑问，可以口服放射性碘检查，这可以提供更多的诊断信息。

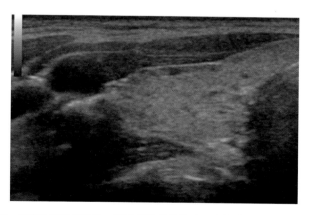

图 6-23　无痛性甲状腺炎是一种破坏性甲状腺炎，包括产后和静息型甲状腺炎，表现为轻微甲状腺肿、轻微不均质的低回声，超声表现不特异。血供通常较差，但是也可以表现正常或增多，特别是在恢复期

亚急性甲状腺炎

亚急性甲状腺炎的患者存在明显的颈部触痛和甲状腺毒症表现，炎症标志物（红细胞沉降率，ESR）也明显升高。患者出现发烧、乏力和其他的全身症状。病变进程呈现为典型的三期改变：甲状腺毒症期、甲状腺功能减退期和恢复期。各种术语被用来描述这种类型的甲状腺炎，包括 De Quervain's 甲状腺炎、亚急性肉芽肿性甲状腺炎和非化脓性甲状腺炎。亚急性甲状腺炎最常见于上呼吸道病毒感染之后，甲状腺疼痛最常见的原因是炎症和水肿引起甲状腺被膜受牵拉所致。甲状腺毒症的发生与甲状腺滤泡的破坏，储存在其中的甲状腺激素释放有关。超声有助于评估颈部疼痛和肿胀的原因，并且能够把甲状腺炎和出血性囊肿以及其他颈部肿物鉴别开来。典型的亚急性甲状腺炎表现为局灶性片状低回声，病变可以沿着腺体的长轴蔓延，通常情况下不易出现钙化[32]（图 6-24）。这些边界不清的低回声区往往与触痛部位相吻合，病变可以是单侧、双侧或者随着病程发展游移到对侧。回流区域淋巴结常常发生反应性增大。甲状腺炎通常病变比较局限，有触痛，血流也不丰富[33]。由于具有分叶状、边缘不规则的声像图特点，炎症常常难以和甲状腺结节鉴别，但是通过一段时间内连续的动态超声检查，大多数病例仍然可以明确诊断（图 6-25a，b 和图 6-26a，b）。如果初次检查时并未进行 FNA 明确诊断，那么需要在 4～6 个月内复诊超声以明确病变有无变化。

化脓性甲状腺炎

甲状腺通常情况下可以抵抗急性感染，这归功于腺体的高血流量、碘含量高、丰富的淋巴引流，以及保护腺体免受感染的被膜结构。细菌感染可以发生于既往有甲状腺

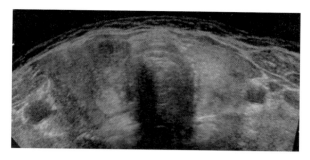

图 6-24　亚急性甲状腺炎。亚急性甲状腺炎的典型表现为边界不清的片状低回声，与体格检查的压痛区相一致，病变可以是单侧、双侧或者发生游走

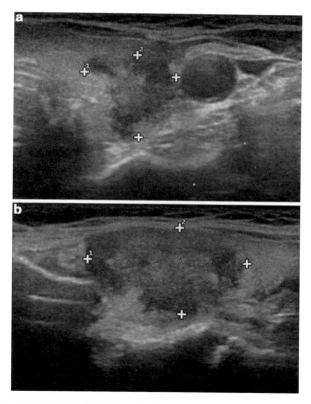

图 6-25　局限性亚急性甲状腺炎。该病变边界清晰，但是呈分叶状，周边有浸润性改变（a，b），细针穿刺证实为亚急性甲状腺炎

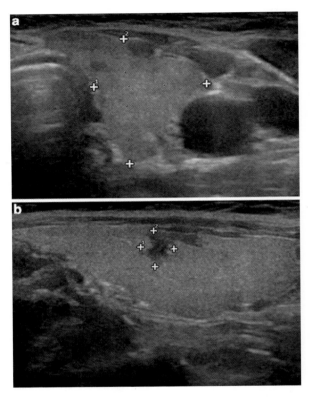

图 6-26　局限性亚急性甲状腺炎（a，b）。图 6-25 的患者 1 年后超声检查显示原来的炎症几乎完全消失

疾病的患者，尤其好发于先天性第四腮囊瘘管形成的患儿[1]（图 5-10）。化脓性甲状腺炎的典型表现是急性发作的发烧、疼痛和压迫症状。感染通常起于甲状腺周围的软组织，早期化脓性甲状腺炎的超声显示为包绕在甲状腺周围的条带样低回声，后期可见到甲状腺内及甲状腺外脓肿形成，表现为边界模糊的低回声；当组织发生坏死形成碎屑时，超声显示为不均质肿块，此时常常可见到气体强回声[19,34]。邻近区域的淋巴结明显肿大。超声扫查的作用是发现脓肿，明确周围的解剖结构（包括血管），必要时超声引导穿刺引流。有时不易区分急性化脓性甲状腺炎和亚急

性肉芽肿性甲状腺炎，但是两者的鉴别很重要，因为后者通常需要糖皮质激素治疗，而此治疗会引起前者的病情恶化。CT 扫描能够有效地弥补超声的不足，帮助了解咽部和纵隔有无受累，明确受累的解剖结构[35]。

Riedel 甲状腺炎

也称为纤维性甲状腺炎，腺体内出现广泛的纤维化并波及临近的组织，伴有巨噬细胞和嗜酸性粒细胞浸润。患者甲状腺肿大、固定、坚硬，表现为无痛性甲状腺肿，有或无压迫症状。超声显示弥漫性肿大的低回声腺体有纤维条带样分隔，内部血流稀疏（图 6-27）。与桥本甲状腺炎不同，Riedel 甲状腺炎可以包裹颈动脉。弹性成像显示甲状腺质地非常坚硬[36]。

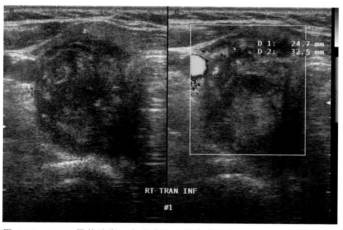

图 6-27　Riedel 甲状腺炎。表现为迅速增大的无痛性甲状腺肿，质地非常硬。细针穿刺可能无法获取细胞或仅有巨噬细胞和嗜酸性粒细胞。RT TRAN INF，右叶下部横断面

甲状腺淀粉样变

全身的淀粉样变性可引起任何脏器和腺体的浸润性病

变，这种改变极少累及到甲状腺，声像图表现为高回声，超声穿透力降低，表现为磨玻璃样改变[32]。

药物损伤性甲状腺炎

使用胺碘酮、白介素-2、干扰素、易普利姆玛（ipili-mumab）或者酪氨酸激酶抑制剂治疗时会导致甲状腺破坏，出现无痛性甲状腺炎，因此当患者出现弥漫性甲状腺肿大时应当考虑到药物治疗的影响。

总 结

任何一种类型的甲状腺炎都可以造成弥漫性甲状腺肿大，临床工作中最常见的是自身免疫性甲状腺疾病。自身免疫性甲状腺疾病的声像图特点是弥漫性低回声和不均质回声，各种回声特点如前所述。超声的作用是帮助明确诊断，评估腺体的大小和血流，识别任何需要FNA而无法触到的结节，跟踪疾病的进展。充分熟悉甲状腺炎的声像图有助于避免不必要的穿刺和外科手术。在治疗甲状腺炎的临床医师眼中，超声是一种高效而廉价的工具，有助于补足这些患者的临床资料。

参考文献

1. Pearce E, Farwell A, Braverman L. Current concepts: thyroiditis. N Engl J Med. 2003;384(26):2646–55.
2. Pedersen OM, Aardal NP, Larssen TB, et al. The value of ultrasonography in predicting autoimmune thyroid disease. Thyroid. 2000;10(3):251–9.
3. Raber W, Gessi A, et al. Thyroid ultrasound versus antithyroid peroxidase antibody determination: a cohort study of four hundred fifty-one subjects. Thyroid. 2002;12(8):725–31.
4. Rago T, Chiovato L, Grasso L, et al. Thyroid ultrasonography as a tool for detecting thyroid autoimmune diseases and predicting thyroid dysfunction in apparently healthy subjects. J Endocrinol Invest. 2001;24:763–9.

5. Rotondi M, Cappelli C, Leporati P, et al. A hypoechoic pattern of the thyroid at ultrasound does not indicate autoimmune thyroid diseases in patients with morbid obesity. Eur J Endocrinol. 2010;163(1):105–9.
6. Loy M, Cianchetti ME, Cardia F, et al. Correlation of computerized gray-scale sonographic findings with thyroid function and thyroid autoimmune activity in patients with Hashimoto's thyroiditis. J Clin Ultrasound. 2004;32:136–40.
7. Livolsi VA. The pathology of autoimmune thyroid disease: a review. Thyroid. 1994;4(3):333–9.
8. Kwak JY, Kim EK, Hong SW, et al. Diffuse sclerosing variant of papillary carcinoma of the thyroid: ultrasound features with histopathological correlation. Clin Radiol. 2007;62(4):382–6.
9. Beland MD, Kwon L, Delellis RA, Cronin JJ, Grant EG. Nonshadowing echogenic foci in thyroid nodules. Are certain appearances enough to avoid thyroid biopsy? J Ultrasound Med. 2011;30:753–60.
10. Gul K, Dirikoc A, Kiyak G, et al. The association between thyroid carcinoma and Hashimoto's thyroiditis: the ultrasonographic and histopathologic characteristics of malignant nodules. Thyroid. 2010;20:873–8.
11. Fiore E, Rago T, Latrofa F, et al. Hashimoto's thyroiditis is associated with papillary thyroid carcinoma: role of TSH and of treatment with L-thyroxine. Endocr Relat Cancer. 2011;18(4):429–37.
12. Anil C, Goksel S, Gursoy A. Hashimoto's thyroiditis is not associated with increased risk of thyroid cancer in patients with thyroid nodules: a single-center prospective study. Thyroid. 2010;20(6):601–6.
13. Anderson L, Middleton W, et al. Hashimoto thyroiditis: Part 1, sonographic analysis of the nodular form of Hashimoto thyroiditis. AJR Am J Roentgenol. 2010;195:208–15.
14. Anderson L, Middleton W, et al. Hashimoto thyroiditis: Part 2, sonographic analysis of benign and malignant nodules in patients with diffuse Hashimoto thyroiditis. AJR Am J Roentgenol. 2010;195: 216–22.
15. Ohmori N, Miyakawa M, Ohmori K, et al. Ultrasonographic findings of papillary thyroid carcinoma with Hashimoto's thyroiditis. Intern Med. 2007;46(9):547–50.
16. Bonavita JA, Mayo J, Babb J, et al. Pattern recognition of benign nodules at ultrasound of the thyroid: which nodules can be left alone? AJR Am J Roentgenol. 2009;193:207–13.
17. Holm LE, Blomgren H, Lowhagen T. Cancer risks in patients with chronic lymphocytic thyroiditis. N Engl J Med. 1985;312:601–4.
18. Ota H, Ito Y, Matsuzuka F, et al. Usefulness of ultrasonography for diagnosis of malignant lymphoma of the thyroid. Thyroid. 2006;16:983.
19. Ahuja AT. The thyroid and parathyroids. In: Ahuja AT, Evans RM, editors. Practical head and neck ultrasound. London: Greenwich Medical Media Limited; 2000. p. 55–8.
20. Ralls PW, Mayekawa DS, Lee KP, et al. Color-flow Doppler sonography in Graves's disease: "thyroid inferno". AJR Am J Roentgenol. 1988;150(4):781–4.
21. Erdogan MF, Anil C, Cesur M, et al. Color flow Doppler sonography for the etiologic diagnosis of hyperthyroidism. Thyroid. 2007;17:223–8.

22. Kurita S, Sakurai M, Kita Y, et al. Measurement of thyroid blood flow area is useful for diagnosing the cause of thyrotoxicosis. Thyroid. 2005;15:1249–52.

23. Ota H, Amino N, Morita S, et al. Quantitative measurement of thyroid blood flow for differentiation of painless thyroiditis from Graves' disease. Clin Endocrinol (Oxf). 2007;67:41.

24. Bogazzi F, Vitti P. Could improved ultrasound and power Doppler replace thyroidal radioiodine uptake to assess thyroid disease? Nat Rev Endocrinol. 2008;4:70–1.

25. Bahn RS, Burch HB, Cooper DS, et al. Hyperthyroidism and other causes of thyrotoxicosis: management guidelines of the American Thyroid Association and American Association of Clinical Endocrinologists. Endocr Pract. 2011;17(3):456–520.

26. Cappelli C, Pirola I, de Martino E, et al. The role of imaging in Graves' disease: a cost-effectiveness analysis. Eur J Radiol. 2008;65:99–103.

27. Kahaly GJ, Bartalena L, Hegedüs L. The American Thyroid Association/ American Association of Clinical Endocrinologists guidelines for hyperthyroidism and other causes of thyrotoxicosis: a European perspective. Thyroid. 2011;21(6):585–91.

28. Pellegriti G, Belfiore A, Giuffrida D, et al. Outcome of differentiated thyroid cancer in Graves' patients. J Clin Endocrinol Metab. 1998;83(8):2805–9.

29. Belfiore A, Russo D, Vigneri R, et al. Graves disease, thyroid nodules, and thyroid cancer. Clin Endocrinol (Oxf). 2001;55(6):711–8.

30. Yano Y, Shibuya H, Kitagawa W, et al. Recent outcome of Graves' disease patients with papillary thyroid cancer. Eur J Endocrinol. 2007;157(3):325–9.

31. Premawardhana LD, Parkes AB, Ammari F, et al. Postpartum thyroiditis and long-term thyroid status: prognostic influence of TPO antibody and US echogenicity. J Clin Endocrinol Metab. 2000;85:71–5.

32. Sholosh B, Borhani A. Thyroid ultrasound part 1: technique and diffuse disease. Radiol Clin North Am. 2011;49:393–416.

33. Park SY, Kim EK, Kim MJ, et al. Ultrasonographic characteristics of subacute granulomatous thyroiditis. Korean J Radiol. 2006;7:229–34.

34. Kim T, Orloff L. Thyroid ultrasonography. In: Orloff L, editor. Head and neck ultrasonography. Oxfordshire, UK: Plural Publishing; 2008. p. 69–114.

35. Masuoka H, Miyauchi A, Tomoda C, et al. Imaging studies in sixty patients with acute suppurative thyroiditis. Thyroid. 2011;21(10):1075–80.

36. Hennessey J. Riedel's thyroiditis: a clinical review. J Clin Endocrinol Metab. 2011;96(10):3031–41.

第七章

甲状腺结节性病变

Ultrasound of Nodular Thyroid Enlargement

Susan J. Mandel，Jill E. Langer 著

傅 强 陈 文 译

引 言

超声对于甲状腺结节的探查极为敏感，能够发现小至
2~3 mm 的结节。在 60 岁以上人群中，高达50%~60%的
超声检出的甲状腺结节无法触及[1]。因此，临床医生面临
的挑战是挑选出可疑的恶性结节进行细针穿刺并识别出仅
需要进行超声随诊监测的结节。此外，弥漫性甲状腺疾病
如弥漫性毒性甲状腺肿（Graves 病）和桥本甲状腺炎，其
实质回声显著不同于正常甲状腺，将这种弥漫性病变进展
过程中出现的局部不均匀病灶和真正的甲状腺结节进行鉴
别也是有难度的。

甲状腺超声诊断

正常甲状腺实质回声均匀且高于周边带状肌的回声，
一条细而明亮的线条勾勒出甲状腺轮廓，此亮线被认为是
代表了甲状腺包膜。颈动静脉位于甲状腺左右叶的侧后方，

含气的食管通常位于甲状腺左侧，且在声像图上能看到清晰的食管肌层。被软骨环围绕的气管位于甲状腺峡部后方。

可触及的甲状腺结节

美国甲状腺协会和美国临床内分泌医师协会近期发布的循证医学指南推荐：对于临床可触及的甲状腺结节，除了血清 TSH 水平低下的患者，均应当进行诊断性的超声检查[2-3]。其依据如下：

（a）通过超声可确认触诊发现的异常：甲状腺结节是不同于周围甲状腺实质的独立性病变。1/6 的临床触诊阳性的患者实际上在甲状腺超声检查中并未发现相应结节的存在，因此这类患者也就没有必要进行细针穿刺[4-5]。

（b）可发现临床未触及却可能有必要进行 FNA 的结节：在那些临床触诊阳性并被超声证实确有甲状腺结节的患者中，有 50% 的患者能被超声检查出额外的未被触及结节[4-6]，但这些结节只有 20% 是大于 1 cm 的。

（c）可判断触诊下 FNA 的准确性：对于囊性成分超过 50%[7] 或是位于甲状腺背侧的结节[8] 来说，由于穿刺中可能会出现标本细胞数量不足或结节定位不准确的错误，会导致触诊下的 FNA 结果不够准确。此情况下，超声引导下的 FNA 应当作为首选。

（d）通过声像图特征对甲状腺结节进行甄别：一些特异的声像图征象会高度提示甲状腺结节的恶性可能（见表 7-1）。因此，当一个结节的径线接近实施 FNA 的临界值，或者当甲状腺内有多发结节时，结节的声像图特点能够帮助我们决定是否需要行 FNA[9-10]。

体格检查中无异常发现的甲状腺

甲状腺超声检查既不可常规用于临床触诊无异常发现的患者，也不可作为筛查工具而替代甲状腺体格检查，但上述原则也有例外，以下这两组甲状腺癌高危人群应进行超声检查。

表 7-1　文献报道中与甲状腺癌相关的灰阶声像图征象

	中位敏感性（范围）	中位特异性（范围）
低回声（低于周围甲状腺实质）[9,10,20,24-26,27,29-32]	81%（48%～90%）	53%（36%～92%）
显著低回声（低于甲状腺周围带状肌群）[25,30,32]	41%（27%～59%）	94%（92%～94%）
微钙化[10,20-22,25-27,29-32]	44%（26%～73%）	89%（69%～98%）
粗大钙化[22,26-27,30,32]	10%（2%～17%）	94%（84%～98%）
无晕环[22,26-27,30,32]	66%（33%～100%）	43%（30%～77%）
边缘不规则，微分叶[9-10,20,22,26-27,29-32]	55%（17%～84%）	80%（62%～85%）
实性[9,22,26-27,32]	86%（78%～91%）	48%（30%～58%）
横断面上呈直立生长[20,25,30,32]	86%（78%～91%）	92%（82%～93%）

（a）有头颈部放射治疗史：在儿童时期接受体外放射疗法治疗以下良性疾病如胸腺或扁桃体肿大、痤疮、婴儿期至青春期胎记的患者更容易患甲状腺良性和恶性肿瘤，超声检查能够发现这些肿瘤并指导下一步的干预措施[11]。但上述疗法在 20 世纪 60 年代初就已停用，目前和放疗有关的甲状腺癌多发于曾在 18 岁以下因恶性肿瘤而接受放射治疗的患者，这些放射治疗包括在霍奇金病中采用的头颈部或上纵隔的放射治疗、在急性白血病中采用的预防性脑部放疗，或骨髓移植前的全身放疗。这些与放疗有关的甲状腺癌绝大多数为甲状腺乳头状癌，有报道其平均的发生时间出现于首次治疗后的 13～15 年，但是被明确诊断却往往要在 30 年之后，也因此说明了对于有辐射暴露史患者进行长期随诊的重要性[12-13]。此外，切尔诺贝利事故发生后，那些暴露于辐射中的 16 岁以下儿童的甲状腺癌发病率是有升高的，超声在对这些患者的筛查和确诊方面发挥了作用[14]。

（b）有甲状腺癌（包括甲状腺乳头状癌）家族史：最新的一些研究发现高达10%甲状腺乳头状癌病例具有家族史[15-16]。另一项研究对来自53个有非髓样癌的甲状腺癌家族史的家庭成员进行甲状腺超声检查，发现有10%的成员患有甲状腺癌，并且其中一半病例为多灶性癌，这些肿瘤的大小在3～21 mm之间，平均10 mm[17]。而对于大家熟知的甲状腺髓样癌，无论是散发的还是发生于多发性内分泌肿瘤Ⅱ型患者，超声仅对那些有RET原癌基因突变的患者家族进行甲状腺和颈部淋巴结评估就足够了。在家族性腺瘤息肉病及其变异类型——Gardner综合征的患者中，以及Cowden病即多发性错构瘤综合征的患者中，甲状腺良恶性结节的发病率均有所升高[18]，但目前尚未有针对此类患者群的超声筛查指南。

甲状腺结节的超声征象

超声不仅用于甲状腺结节的发现、定位及测量，也可用于判定结节的特征。近十年来，有多篇文献探讨了甲状腺结节的各种超声征象预测结节良恶性的价值，但这些研究既没有应用统一的研究方法，也没有对所有的声像图征象进行逐一分析，而甲状腺超声诊断技术上的进步也造成了一些研究结果的前后不一致，如早期的研究使用的是7 MHz探头，而近期研究多使用的是12～14 MHz探头。但是，研究结果不同的最主要原因还是因为各研究中分类标准的不一致[19]，例如良性结节既可以通过细胞学诊断，也可以通过组织学诊断，因而相应文献中甲状腺癌的发病率则出现了自4%至32%的差异[9-10,20-27]；同时，各研究中甲状腺结节超声征象的分类标准也不相同：有些研究仅分析实性结节的回声类型，而另一些研究中则包括了囊实性结节，但回声类型的划分却只依据实性部分的表现；多数研究将声晕分为有或无两种情况，但有些研究将声晕又进一步分为完全型和部分型[27]；一些研究将存在钙化结节归为一组[9,20]，而有些研究又将钙化分为不同亚型[26-27]。同时，甲状腺结节超声征象的判别具有很强的操作者依赖性，特别是对结节边缘特征的判断[28]。

　　下文列出的是甲状腺结节的超声表现，将着重讨论能够提示恶性的那些征象。表 7-1 列出了这些超声征象在 14 篇文献中诊断恶性的中位敏感性和特异性[9-10,20-27,29-32]。纳入分析的这些文献满足以下条件：①至少对 100 个结节进行分析；②至少分析了 3 种超声征象；③每种超声征象均计算其敏感性和特异性。

回　声

　　甲状腺结节的回声强度是参照正常甲状腺实质来进行判断的。正常甲状腺实质为均匀的高回声，比周围的颈前肌群回声高。甲状腺结节通常被描述为低回声、等回声及高回声。低回声这一声像图征象往往提示结节的恶性可能，被认为是代表了组织学上的微滤泡结构，反之组织学上大的滤泡结构在声像图上可表现为等回声或高回声[23]（图 7-1）。

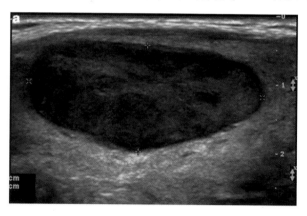

图 7-1　　（a）实性低回声结节（b）实性等至高回声结节（见下页续图）

　　囊性成分被定义为无回声，超声波能够透射并伴有后方回声增强。直径大于 1.5～2.0 cm 的纯囊性结节很少见，

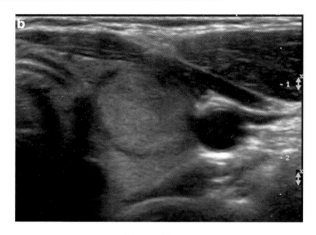

图 7-1（续）

文献报道中均为良性病变[27]，在所有甲状腺结节中占比不到 2%，而多数的囊性结节通常会伴有实性成分。很多小于 1 cm 的囊性结节在声像图上为单纯囊肿或内部含有点状高回声伴彗星尾征（混响伪像）（图 7-2）。但无论是否含有点状高回声，这些小囊肿均被认为是充满胶质的非肿瘤性良性增生结节。实际上，这种点状强回声伴彗星尾征被认为来源于声波与囊泡内浓缩胶质蛋白的相互作用[33]。

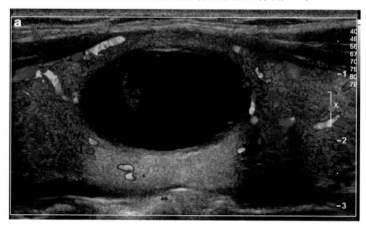

图 7-2　（a）单纯囊性病变，内部无血流（b）囊肿伴彗星尾征（见下页续图）

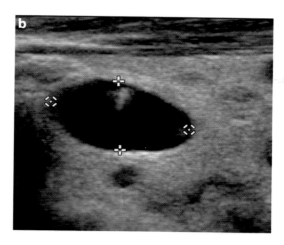

图 7-2（续）

囊性成分为主的混合性结节，其囊性成分源于结节内的退行性变或出血，当内部含有沉渣时，其灰阶超声的表现可与实性组织类似，彩色多普勒超声检查无血流。根据结节内是否能穿刺出血性液体来鉴别良恶性病变是不可靠的[34]，虽然清亮的黄色液体与良性结节更有相关性，但偶尔也会出现在甲状腺癌的结节内。近期梅奥诊所连续对 360 例甲状腺癌手术患者的超声图像进行了回顾分析，发现只有 9 例（2.5%）患者病灶中囊性成分的比例超过了 50%，并且这 9 例中除 1 例外，其余 8 例均表现出其他的可疑恶性征象，包括有微钙化、结节内血流信号、附壁结节以及囊性成分周边厚而不规则的壁等[35]（图 7-3）。因此对于伴有实性成分的混合性结节，应该根据其中实性成分的特点进行声像图分析。

对于结节回声的判定，在遇到下列情况时会出现困难：首先是结节周围的甲状腺实质有桥本甲状腺炎时，腺体表现为回声不均匀，会给结节回声的判断带来困难；其次，甲状腺内有 1/3 的结节囊性成分超过 25%，还有 1/4 结节囊性成分达到 25%[36]，此时约有 55% 的结节存在囊性成

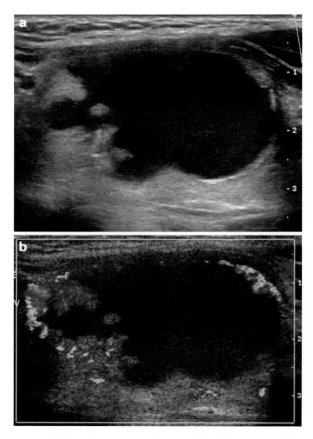

图 7-3　囊性乳头状癌（a）灰阶图像，结节实性成分内可见微钙化（b）彩色多普勒显示呈乳头状的实性成分内血流信号增多

分，结节的回声特征应根据实性成分的特征来确定。当结节内囊性成分和实性成分界限清楚时，结节回声的判断比较容易，但也有一些结节实性成分内遍布小于 5 mm 的微囊，它们由细小的分隔隔开，呈现出"海绵状"或"蜂窝样"结构[37-38]，良性增生结节通常具有这种表现（图 7-4）。"海绵状"结节内可见到点状高回声，它们代表的是微囊间的分隔或微囊的后壁，注意不要误诊为微钙化。在可疑恶性的低回声实性结节内，真正代表微钙化的点状高回声位于结节的实

质成分内（图 7-5）。

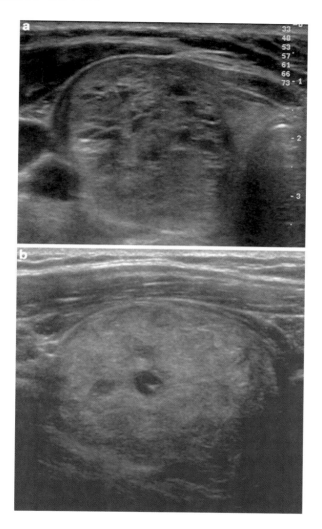

图 7-4 （a）"海绵状"结节。实性结节内遍布小囊性区域，细针穿刺细胞学检查证实为良性。（b）实性为主的结节，内见境界清楚的囊性区域。细针穿刺细胞学结果为意义不明确的非典型病变，组织病理学诊断为良性滤泡性腺瘤

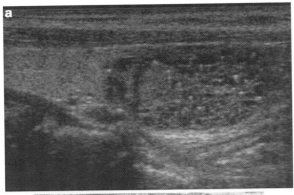

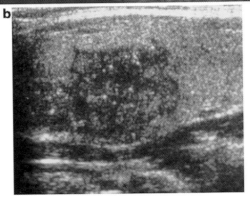

图 7-5　（a）"海绵状"结节内可见微囊间分隔或微囊后壁形成点状回声（部分伴有彗星尾征），此结节细针穿刺诊断为良性。（b）微钙化位于实性低回声结节的实性成分内，结节边缘为不规则小分叶，细针穿刺病理为甲状腺乳头状癌

　　此外，"海绵状"结节从总体上来看其回声类型为等至高回声，但必须要注意与那种囊性和实性成分境界分明而实性成分呈等至高回声的囊实性结节进行鉴别，后者可能代表了真正的肿瘤性病变如滤泡细胞肿瘤或嗜酸细胞肿瘤，需要组织病理学分析来鉴别良恶性（图 7-4b）。最近一项研究对 800 个结节行超声引导下 FNA，病理结果显示只有单纯囊性结节没有恶性风险，而没有钙化存在的囊实性结节则有 3% 恶性风险[27]，但该研究并没有对"海绵状"结节

和囊实分明的结节两者间的恶性风险差异进行分析。

钙化

钙化存在于约 30％ 的甲状腺结节内，并可被分为很多类型。微钙化在超声上表现为细小的点状高回声，在甲状腺癌的诊断中，其特异性高于敏感性，一些研究显示其诊断特异性高达 96％（图 7-5b），且观察者间对微钙化辨认的一致性也很好[28]。这种微钙化被猜测为砂粒体的聚集，这种砂粒体为多层同心圆结构，存在于大多数的甲状腺乳头状癌中，但也偶发于良性结节和桥本甲状腺炎内[39]。粗大或块状钙化通常直径大于 2 mm，伴有后方声影，在良性或恶性结节中均可出现，常为营养不良性钙化，存在于纤维化区域和组织退变及坏死区域。然而，当结节内的粗大钙化同时伴有微钙化时，或当粗大钙化出现在低回声结节的中心区域时，此结节则应考虑恶性肿瘤的可能[27,37]（图 7-6a）。第三种类型的钙化是指结节周边的钙化，也被称为"蛋壳样"钙化，此类钙化曾一度被认为是良性结节的特征（图 7-6b），但后来在恶性结节中也有发现[39]，鉴别的重点在于钙化环是否出现局部的中断，中断的出现可能意味着肿瘤具有侵袭性（图 7-6c）。

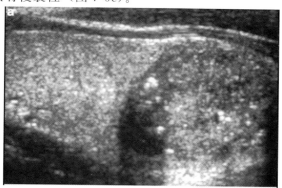

图 7-6　**（a）**实性低回声结节，边缘不规则，伴有微钙化和粗大钙化，粗大钙化后方伴声影。病理证实为甲状腺乳头状癌。**（b）**"蛋壳样"钙化。**（c）**滤泡型乳头状癌，其边缘的钙化不连续，前部钙化线中断处提示肿瘤已侵袭到周围的甲状腺组织内

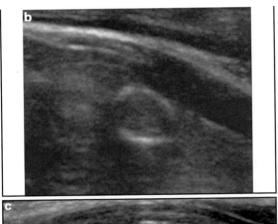

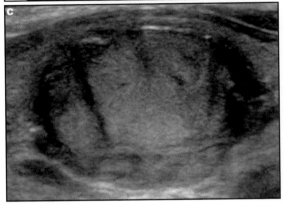

图 7-6（续）

边缘

高频的高分辨力超声探头可以清晰显示甲状腺结节与周围实质间的界限。当结节具有浸润性生长、边缘毛刺状或微分叶等特征时（图 7-5b，图 7-6a），应该考虑到可能是无包膜的侵袭性甲状腺癌。很多小的增生结节与周围正常组织之间的边缘是模糊不清的，但这并非浸润性[30]，因此浸润性边缘与模糊不清边缘之间的鉴别显得非常重要，但这一征象在观察者间的差异是最大的[28]，也许因此而导致一些研究认为边缘在肿瘤良恶性判断方面价值不大。

晕环

晕环是指结节周边的环状透声区，通常认为是结节周边被挤压的血管。因为良性增生性结节不是真正的肿瘤，它们呈膨胀性缓慢生长，因而挤压周围血管呈环状，但甲状腺增生性结节并没有真正的包膜包绕，在某些区域甚至可与周围的甲状腺实质融为一体。彩色多普勒超声可以证实薄晕环为结节周围的血管。约半数的良性甲状腺结节都会有这种薄晕环存在，但是在侵袭性甲状腺癌中则并不常见（"缺乏晕环"对甲状腺癌的中位诊断敏感性为 66％）（图 7-7a，b）。然而，随着高分辨力超声的应用，开始有报道描述另一类型的晕环[24]，这是一种厚且不规则的非血管性晕环，代表了环绕在滤泡性肿瘤或嗜酸细胞性肿瘤周围的包膜，需要引起注意（图 7-7c）。

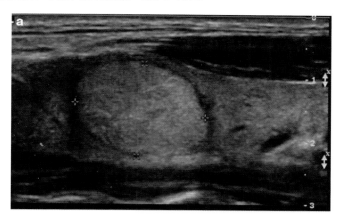

图 7-7 **（a）** 等回声结节周边见薄而规则的晕环，该结节细胞学诊断为良性。**（b）** 同一结节在彩色多普勒超声上显示晕环实际是结节周边的血管。**（c）** 等至高回声结节周边伴有增厚、不规则且不完整的晕环，组织学诊断为嗜酸细胞癌

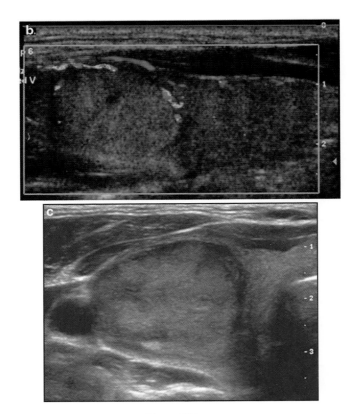

图 7-7（续）

血流分布

甲状腺结节内的血流分布情况可通过彩色多普勒超声清晰显示，通过对多普勒频移的计算可获得血管内血流的方向及速度，但其技术上的缺陷是容易受到噪声干扰以及具有角度依赖性。近来能量多普勒超声已被广泛应用于结节内血流的评估上，它通过放大多普勒频移信号来记录多普勒信号的强度，因而对小血管内血流的检测更为灵敏，能够探查到彩色多普勒所不能探及的细小血流。相对来说，能量多普勒成像不受探头和声束角度的影响，其噪声均匀分布于背景中，而不是像彩色多普勒那样出现随机的伪彩[24]。

　　在彩色多普勒超声上，甲状腺结节内的血流分布有以下 3 种类型：无血流型（Ⅰ型）、结节周边血流型（Ⅱ型）（图 7-7b、图 7-8a）、结节周边及其内部血流型（Ⅲ型）（图 7-8b）。在早期的研究中，结节内血流信号丰富被认为是危险的征兆，但近期一项研究分析了超过 1000 例结节，发现与低回声、直立生长、边界不清等灰阶声像图所代表的意义不同，结节内血流信号丰富与甲状腺乳头状癌并没有相关性。此研究发现约有 31％的甲状腺良性结节内部可探及血流信号，而在甲状腺乳头状癌中有此表现的比例仅为 17％[40]。这种不同文献间的差异很可能是由于甲状腺癌的病理类型不同而导致的，如较小的甲状腺乳头状癌在 Moon 等的研究结果中显示为乏血供[40]，而滤泡癌则常常在结节内能检测到血流信号[41]。

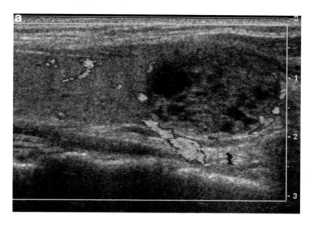

图 7-8　（a）"海绵状结节"周边可见血流，细胞学诊断为良性。（b）低回声结节内部血流增多

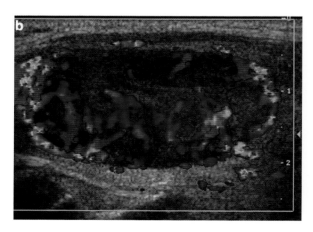

图 7-8（续）

直立生长

一些研究参考了文献中对于乳腺癌特征性表现的分析[25]，认为也可将甲状腺结节在横断面上出现纵横比大于1作为甲状腺癌的特征性表现[20,25,30,32]，这种前后径大于横径的差异性生长方式被认为是一种侵袭性的生长模式。此征象对于甲状腺癌诊断的敏感性虽然不是很高，但是特异性却高达82%～93%，在小于1cm的甲状腺癌中更容易出现[32]。

弹性成像

超声弹性成像是近年来发展的新技术，该技术通过测定外力作用下组织的形变程度，提供有关组织硬度的估值。该技术是根据压力作用下较软的组织区比较硬的组织区更容易变形这样一个原理建立的，可以客观地测定组织的硬度。由于有研究表明恶性病变通常会变得更硬这一组织力学特征，因此，弹性成像有可能成为甲状腺癌的辅助诊断工具，尤其是对于那些细胞学检查结果意义不明确的结节（见第十五章）。

其他特征

另外两种灰阶声像图征象也高度提示甲状腺恶性肿瘤的可能。第一种征象是颈部检出异常淋巴结：美国甲状腺协会[2]和美国临床内分泌医师协会[3]的指南中关于甲状腺结节评估部分均明确指出：如果一个结节具有可疑恶性征象，则应把颈部淋巴结列入甲状腺超声检查的一部分。甲状腺颈部淋巴结转移的超声表现多样，包括囊性变、点状钙化、高回声灶、增多的边缘性血流和形态变圆等[42]（见第八章），但由于甲状腺的遮挡，颈部中央区或气管旁的淋巴结较难评估。

另外，偶尔会见到肿瘤的腺体外侵犯。甲状腺包膜正常情况下表现为围绕腺体的高回声亮线，当肿瘤侵犯性生长突破甲状腺前方或后方的包膜时，肿瘤边界显示不清，甲状腺包膜的连续性中断[43]（图 7-9）。极少能看到恶性肿瘤的气管内侵犯。

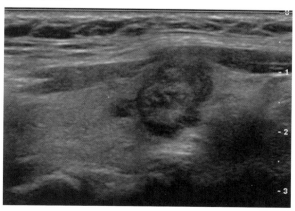

图 7-9 实性低回声结节，边缘不规则，结节前缘穿透甲状腺包膜并侵犯周围组织

超声检查的局限性

鉴于单独使用某一超声征象来预测甲状腺癌的局限性，一些研究开始探讨联合使用这些征象来预测癌症的风险，总体的结果就是敏感性会随着特异性的增高而降低。例如，虽然伴有微钙化的低回声结节极少是良性结节（<4%），但也仅有26%~31%的甲状腺癌会有这种表现[10,21,26]，因此如果仅对这类结节进行穿刺抽吸，则超过70%的甲状腺癌会被漏诊。能让敏感性和特异性均达到较好结果的联合征象是实性加低回声，此联合征象能够发现高达65%的甲状腺癌，但仍有30%良性结节也有此表现[9,22,26]，而且也无法适用于对囊实性结节的判断。此外，多达66%的甲状腺乳头状癌有至少一种非典型恶性超声表现，同时69%的良性结节也会表现出一种提示恶性的超声征象[28,44]。

单独应用某一超声征象预测甲状腺恶性肿瘤的敏感性在不同的研究结果中也有差异，其原因可能是与甲状腺癌的组织学类型不同有关。甲状腺乳头状癌在超声上常表现为实性低回声，并且缺乏周围晕环；而多数情况下，甲状腺滤泡癌常表现为等至高回声结节，90%有周围晕环，但其中60%的晕环表现为形状不规则[45]。此外，甲状腺乳头状癌的两种最常见的组织学亚型（滤泡型和经典型）也有不同的超声表现，其中经典型的乳头状癌更倾向于表现为伴有微钙化的低回声结节，边缘呈毛刺征[46]。

良性病变超声表现

利用超声征象来预判恶性结节的另一种方法是识别出那些在灰阶图像上没有可疑征象的结节。通过贝叶斯定理计算验后概率（即在获得了病理诊断结果后重新计算发病率），可计算出那些没有表现为低回声、直立生长、边界浸润和钙化（含微钙化和粗大钙化）的结节的恶性风险[30]。

结果显示基于人群中甲状腺癌发病率为 7%～9% 的情况下，有上述表现的结节每 1 000 个中仅有 9 个可能是恶性的。因此，如果对 1 000 个缺乏上述 4 种恶性超声征象的结节进行 FNA，只有 9 个结节可能被诊断为甲状腺癌。

符合不具备上述 4 种可疑征象的结节有两种：一种是之前描述过的"海绵状"结节（图 7-4 和图 7-6）。在 Bonavita 等的报道中，所有 210 个无血流的海绵状结节均为良性[31]；而在 Moon 等的报道中，360 例甲状腺癌中仅有 1 例表现为"海绵状"结构[30]。第二种等同于良性结节的是单纯性囊肿，虽然很少见（发病率小于 2%），但几乎均为良性。美国甲状腺协会和美国临床内分泌医师协会均认为甲状腺内的单纯性囊肿和"海绵状"结节具有较低的恶性风险，如确实需要 FNA，相对于那些超声表现为中度风险和高风险的结节，对其大小的要求应明显放宽[2-3]。

超声检查的作用是对甲状腺结节进行风险评估，以帮助临床医师决定是否需要进行 FNA，特别是对于小结节，因为大量微小癌的临床上表现很惰性。参考一系列的声像图特点，高风险结节在灰阶超声上会表现为实性、显著低回声、微钙化、周围浸润、直立生长等特点；而中度风险结节会表现为没有微钙化或边界光滑的低回声结节，或者表现为等至高回声、以实性为主的结节[31,37]。因此，必须认识到甲状腺超声检查是不能取代 FNA 细胞学检查的，这两种方法是互补的。

下述两种情况表明了超声与 FNA 在临床决策过程中的协同作用。第一，当甲状腺结节直径小于 2 cm 时，美国甲状腺协会和美国临床内分泌医师协会指南均建议穿刺与否取决于声像图特征[2-3]。事实上，当甲状腺结节直径小于 1.5 cm 时，关于 FNA 的成本收益最佳点位于何处目前并不清楚，而根据低回声、微钙化、边缘不规则以及血供增加等可疑超声征象来决定穿刺与否则优于单纯根据直径大于 1 cm 这一指标所做的决定[9-10]。第二，遇到要在多发结节中筛选拟行 FNA 的结节时，超声能够指导穿刺结节的选择。例如，当患者既有 3.7 cm 的无血供的囊实性结节，又有 1.6 cm 的有血供的实性低回声结节时，应首选那个小的实性结节进行 FNA。

结节大小的变化

经细针穿刺诊断为良性的结节，应定期进行随访，如果发现结节长大，可能需要进行再次穿刺。超声发现结节大小的变化优于体格检查，因此应当进行连续的超声随访来确定结节大小的变化。但是，超声是否能够确定结节的生长还未取得一致意见，最近美国放射协会对甲状腺结节的超声检查达成了一致的观点，承认专家们在如何定义结节生长和如何监测结节生长方面均未取得共识[38]。一些研究小组建议将结节体积增大 15% 作为判定标准[36]，但有报道显示，研究人员使用超声评估结节体积的误差为 45%～50%[47]，因为随访时很难在同一个切面重复测量。美国甲状腺协会的指南中提供了一个合理的标准：当结节的 3 条径线中有 2 条增长超过了 20%、绝对值至少增加 2 mm 时称为生长活跃。该方法非常具有实用性，因为应用此方法评估，相当于结节体积至少增加了 44%，这样就克服了报道中观察者在测量实际大小时的差异。

没有任何一个超声征象或一些联合征象能敏感地发现所有的恶性结节，但是某些特征或联合使用某些征象对于判断一个结节的良恶性还是具有很高的预测价值。临床判断、患者危险因素评估、超声表现结合 FNA 能够提供甲状腺结节的最佳诊断。

参考文献

1. Mazzaferri EL. Management of a solitary thyroid nodule. N Engl J Med. 1993;328:553–9.
2. Cooper DS, Doherty GM, Haugen BR, et al. Revised American Thyroid Association management guidelines for patients with thyroid nodules and differentiated thyroid cancer. Thyroid. 2009;19:1167–214.

3. Gharib H, Papini E, Paschke R, et al. American Association of Clinical Endocrinologists, Associazione Medici Endocrinologi, and European Thyroid Association medical guidelines for clinical practice for the diagnosis and management of thyroid nodules: executive summary of recommendations. Endocr Pract. 2010;16:468–75.
4. Marqusee E, Benson CB, Frates MC, et al. Usefulness of ultrasonography in the management of nodular thyroid disease. Ann Intern Med. 2000;133:696–700.
5. Brander A, Viikinkoski P, Tuuhea J, Voutilainen L, Kivisaari L. Clinical versus ultrasound examination of the thyroid gland in common clinical practice. J Clin Ultrasound. 1992;20:37–42.
6. Tan GH, Gharib H, Reading CC. Solitary thyroid nodule. Comparison between palpation and ultrasonography. Arch Intern Med. 1995;155:2418–23.
7. Alexander EK, Heering JP, Benson CB, et al. Assessment of nondiagnostic ultrasound-guided fine needle aspirations of thyroid nodules. J Clin Endocrinol Metab. 2002;87:4924–7.
8. Hall TL, Layfield LJ, Philippe A, Rosenthal DL. Sources of diagnostic error in fine needle aspiration of the thyroid. Cancer. 1989;63:718–25.
9. Leenhardt L, Hejblum G, Franc B, et al. Indications and limits of ultrasound-guided cytology in the management of nonpalpable thyroid nodules. J Clin Endocrinol Metab. 1999;84:24–8.
10. Papini E, Guglielmi R, Bianchini A, et al. Risk of malignancy in non-palpable thyroid nodules: predictive value of ultrasound and color-Doppler features. J Clin Endocrinol Metab. 2002;87:1941–6.
11. Schneider AB, Ron E, Lubin J, Stovall M, Gierlowski TC. Dose–response relationships for radiation-induced thyroid cancer and thyroid nodules: evidence for the prolonged effects of radiation on the thyroid. J Clin Endocrinol Metab. 1993;77:362–9.
12. Brignardello E, Corrias A, Isolato G, et al. Ultrasound screening for thyroid carcinoma in childhood cancer survivors: a case series. J Clin Endocrinol Metab. 2008;93:4840–3.
13. Acharya S, Sarafoglou K, LaQuaglia M, et al. Thyroid neoplasms after therapeutic radiation for malignancies during childhood or adolescence. Cancer. 2003;97:2397–403.
14. Shibata Y, Yamashita S, Masyakin VB, Panasyuk GD, Nagataki S. 15 years after Chernobyl: new evidence of thyroid cancer. Lancet. 2001;358:1965–6.
15. Hemminki K, Eng C, Chen B. Familial risks for nonmedullary thyroid cancer. J Clin Endocrinol Metab. 2005;90:5747–53.
16. Malchoff CD, Malchoff DM. The genetics of hereditary nonmedullary thyroid carcinoma. J Clin Endocrinol Metab. 2002;87:2455–9.
17. Uchino S, Noguchi S, Yamashita H, et al. Detection of asymptomatic differentiated thyroid carcinoma by neck ultrasonographic screening for familial nonmedullary thyroid carcinoma. World J Surg. 2004;28: 1099–102.
18. Sturgeon C, Clark OH. Familial nonmedullary thyroid cancer. Thyroid. 2005;15:588–93.
19. Langer JE, Mandel SJ. Thyroid nodule sonography: assessment for risk of malignancy. Imaging Med. 2011;3:513–24.

20. Cappelli C, Pirola I, Cumetti D, et al. Is the anteroposterior and transverse diameter ratio of nonpalpable thyroid nodules a sonographic criteria for recommending fine-needle aspiration cytology? Clin Endocrinol (Oxf). 2005;63:689–93.

21. Rago T, Vitti P, Chiovato L, et al. Role of conventional ultrasonography and color flow-doppler sonography in predicting malignancy in 'cold' thyroid nodules. Eur J Endocrinol. 1998;138:41–6.

22. Takashima S, Fukuda H, Nomura N, Kishimoto H, Kim T, Kobayashi T. Thyroid nodules: re-evaluation with ultrasound. J Clin Ultrasound. 1995;23:179–84.

23. Brkljacic B, Cuk V, Tomic-Brzac H, Bence-Zigman Z, Delic-Brkljacic D, Drinkovic I. Ultrasonic evaluation of benign and malignant nodules in echographically multinodular thyroids. J Clin Ultrasound. 1994;22:71–6.

24. Cerbone G, Spiezia S, Colao A, et al. Power Doppler improves the diagnostic accuracy of color Doppler ultrasonography in cold thyroid nodules: follow-up results. Horm Res. 1999;52:19–24.

25. Kim EK, Park CS, Chung WY, et al. New sonographic criteria for recommending fine-needle aspiration biopsy of nonpalpable solid nodules of the thyroid. AJR Am J Roentgenol. 2002;178:687–91.

26. Nam-Goong IS, Kim HY, Gong G, et al. Ultrasonography-guided fine-needle aspiration of thyroid incidentaloma: correlation with pathological findings. Clin Endocrinol (Oxf). 2004;60:21–8.

27. Frates MC, Benson CB, Doubilet PM, et al. Prevalence and distribution of carcinoma in patients with solitary and multiple thyroid nodules on sonography. J Clin Endocrinol Metab. 2006;91:3411–7.

28. Wienke JR, Chong WK, Fielding JR, Zou KH, Mittelstaedt CA. Sonographic features of benign thyroid nodules: interobserver reliability and overlap with malignancy. J Ultrasound Med. 2003;22:1027–31.

29. Kovacevic O, Skurla MS. Sonographic diagnosis of thyroid nodules: correlation with the results of sonographically guided fine-needle aspiration biopsy. J Clin Ultrasound. 2007;35:63–7.

30. Moon WJ, Jung SL, Lee JH, et al. Benign and malignant thyroid nodules: US differentiation–multicenter retrospective study. Radiology. 2008;247:762–70.

31. Bonavita JA, Mayo J, Babb J, et al. Pattern recognition of benign nodules at ultrasound of the thyroid: which nodules can be left alone? AJR Am J Roentgenol. 2009;193:207–13.

32. Ahn SS, Kim EK, Kang DR, Lim SK, Kwak JY, Kim MJ. Biopsy of thyroid nodules: comparison of three sets of guidelines. AJR Am J Roentgenol. 2010;194:31–7.

33. Ahuja A, Chick W, King W, Metreweli C. Clinical significance of the comet-tail artifact in thyroid ultrasound. J Clin Ultrasound. 1996;24:129–33.

34. de los Santos ET, Keyhani-Rofagha S, Cunningham JJ, Mazzaferri EL. Cystic thyroid nodules. The dilemma of malignant lesions. Arch Intern Med. 1990;150:1422–7.

35. Henrichsen TL, Reading CC, Charboneau JW, Donovan DJ, Sebo TJ, Hay ID. Cystic change in thyroid carcinoma: Prevalence and estimated volume in 360 carcinomas. J Clin Ultrasound. 2010;38:361–6.

36. Alexander EK, Hurwitz S, Heering JP, et al. Natural history of benign

solid and cystic thyroid nodules. Ann Intern Med. 2003;138:315–8.

37. Reading CC, Charboneau JW, Hay ID, Sebo TJ. Sonography of thyroid nodules: a "classic pattern" diagnostic approach. Ultrasound Q. 2005;21:157–65.

38. Frates MC, Benson CB, Charboneau JW, et al. Management of thyroid nodules detected at US: Society of Radiologists in Ultrasound consensus conference statement. Radiology. 2005;237:794–800.

39. Taki S, Terahata S, Yamashita R, et al. Thyroid calcifications: sonographic patterns and incidence of cancer. Clin Imaging. 2004;28: 368–71.

40. Moon HJ, Kwak JY, Kim MJ, Son EJ, Kim EK. Can vascularity at power Doppler US help predict thyroid malignancy? Radiology. 2010;255:260–9.

41. Fukunari N, Nagahama M, Sugino K, Mimura T, Ito K. Clinical evaluation of color Doppler imaging for the differential diagnosis of thyroid follicular lesions. World J Surg. 2004;28:1261–5.

42. Langer JE, Mandel SJ. Sonographic imaging of cervical lymph nodes in patients with thyroid cancer. Neuroimaging Clin N Am 2008;18: 479–89, vii-viii.

43. Ito Y, Kobayashi K, Tomoda C, et al. Ill-defined edge on ultrasonographic examination can be a marker of aggressive characteristic of papillary thyroid microcarcinoma. World J Surg 2005;29:1007–11; discussion 11–2.

44. Chan BK, Desser TS, McDougall IR, Weigel RJ, Jeffrey Jr RB. Common and uncommon sonographic features of papillary thyroid carcinoma. J Ultrasound Med. 2003;22:1083–90.

45. Jeh SK, Jung SL, Kim BS, Lee YS. Evaluating the degree of conformity of papillary carcinoma and follicular carcinoma to the reported ultrasonographic findings of malignant thyroid tumor. Korean J Radiol. 2007;8:192–7.

46. Kim DS, Kim JH, Na DG, et al. Sonographic features of follicular variant papillary thyroid carcinomas in comparison with conventional papillary thyroid carcinomas. J Ultrasound Med. 2009;28:1685–92.

47. Brauer VF, Eder P, Miehle K, Wiesner TD, Hasenclever H, Paschke R. Interobserver variation for ultrasound determination of thyroid nodule volumes. Thyroid. 2005;15:1169–75.

第八章

颈部淋巴结超声和分区

Ultrasound and Mapping of Neck Lymph Nodes

Gregory Randolph，Barry Sacks，and H. Jack Baskin，Sr 著

付 颖 陈 文 译

引 言

　　在过去的十年里，超声检查在甲状腺癌患者的治疗和随访中的作用越来越重要。超声已经被纳入美国甲状腺协会关于甲状腺结节和分化型甲状腺癌的指南中。颈部超声在甲状腺癌患者初次手术方案制定和术后监测随访中发挥着关键性作用。因为超声能够早期发现颈部淋巴结是否出现转移从而帮助临床判断初次手术的切除范围，并且能够早期发现术后复发的转移性淋巴结。

　　在这一章，我们会讨论颈部淋巴结的外科分区，超声医师了解此分区是至关重要的，这样可以准确地和手术医生进行交流。然后我们会讨论能够判别淋巴结良恶性的一些超声特征，以及如何应用超声引导下细针穿刺（UGFNA）加以证实。之后，我们会讨论颈部淋巴结术前超声评估方法及此方法给手术带来的影响。最后，我们将重点讨论如何以最经济有效的方式，应用超声联合甲状腺球蛋

白（Tg）检测来早期发现甲状腺癌的残余、复发和转移。

颈部淋巴结外科分区

颈部是大的三维立体结构。甲状腺癌的淋巴结转移倾向出现于颈部特定的区域，因为这个特点，也为了方便不同医师之间的沟通，人们定义了颈部淋巴结的分区，这对于那些出现淋巴结转移的患者的术前评估具有重要应用价值。为了进行精准的手术治疗，一定不要低估医师间在三维立体层面对淋巴结进行评估的重要性。

颈部淋巴结分为 6 个基本区域（图 8-1）。Ⅰ区包含了二腹肌前腹和后腹之间、舌骨水平以上、下颌骨下缘以下区域内的淋巴结，同时包括了颏下组的淋巴结。Ⅱ区或上颈静脉区，包含了从颅底和副神经向下延伸至舌骨水平的淋巴结。以副神经为界，Ⅱ区又分为副神经之下的ⅡA区和副神经之上的ⅡB区。Ⅲ区或颈内静脉中组，包含了位于舌骨至环状软骨之间、分布于颈动脉鞘表面及外侧的淋巴结。Ⅳ区或颈内静脉下组，包含了颈动脉鞘表面及外侧的淋巴结，自环状软骨向下延伸至锁骨，Ⅴ区包含由胸锁乳突肌后缘（SCM）和斜方肌前缘所形成的三角形区域内的淋巴结，又可进一步分为环状软骨水平以上的 5A 区和环状软骨水平以下的 5B 区（锁骨上区）。Ⅵ区为中央区，包含以下四部分：①喉前组（aka Delphian 组），②气管前组，③左气管旁组，④右气管旁组。Ⅶ区也叫上纵隔区，在 ATA 指南中归属在了中央区的下组中[1]。通常标准的甲状腺乳头状癌淋巴结清扫术不包括Ⅰ、ⅡB 和Ⅴ区，因为这些区域出现转移的概率不高。但如果患者颈部有大量的转移性淋巴结，这些区域可能也需要清扫。

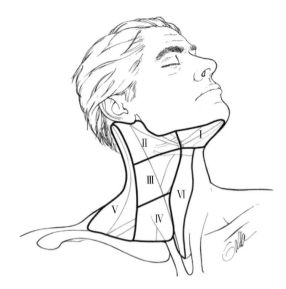

图 8-1 颈部淋巴结外科分区

上述颈部淋巴结依据手术方式可分为中央区和侧颈区两大组，因目前流行的甲状腺乳头状癌的淋巴结外科处理原则即为侧颈区淋巴结清扫或中央区淋巴结清扫，前者包含了Ⅱ、Ⅲ、Ⅳ淋巴结，后者包括了气管前区、喉前区和至少一侧的气管旁区域（图 8-2）。少数情况下，侵袭性强的甲状腺癌淋巴结转移可能超出这些已知的区域，但对大部分分化较好甲状腺癌而言，其淋巴结转移区域不会超出上述范围。

良性及恶性淋巴结的声像图特征

正常颈部包含了近 300 个淋巴结。良性淋巴结通常呈扁平或略呈椭圆形，纵径一般小于 0.5 cm。但淋巴结经常会因发炎而增大，这在咽部淋巴结尤为常见，故此区域淋巴结纵径可达到 0.8 cm。因此，淋巴结的大小对于区分良恶性价值不大，因为恶性淋巴结在早期可以很小，而良性

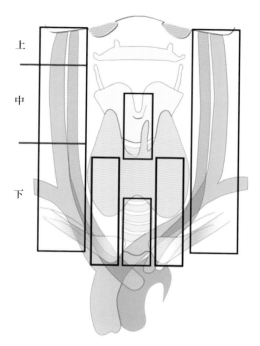

图 8-2 "淋巴结区域性清扫术"。侧颈区淋巴结的清扫分上（Ⅱ区）、中（Ⅲ区）、下（Ⅳ区）三亚区。中央区淋巴结清扫包含了气管前区、喉前区和至少一侧的气管旁区域

淋巴结也可以很大。我们需要应用其他超声征象来区分恶性和良性反应性增生淋巴结。

在对颈部淋巴结的扫查中，超声探头通常处于淋巴结的横断位置，淋巴结测量通常包括纵径（近前后径）和横径（近左右径）。良性淋巴结通常呈扁平状，纵横比小于0.5。当淋巴结因感染而增生时，其体积增大但仍保持扁平状（纵横比小于0.5）。恶性淋巴结在短轴切面上常表现为近圆形，纵横比大于0.5；而如前所述，良性淋巴结也可能增大至数厘米，故在淋巴结长轴切面上的测量意义较小。因为淋巴结反应性增生在颈部非常普遍，故仅那些纵径 > 0.5 cm（Ⅰ、Ⅱ区淋巴结大于0.8 cm）且纵横比 > 0.5 的淋巴结需要进行穿刺检查。其他的可仅标记出其所在位置

并于 6 个月后随访观察。

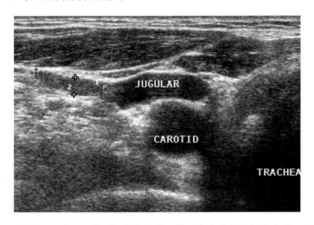

图 8-3　良性淋巴结。正常颈部有大量淋巴结，多数容易被超声发现。图示淋巴结（游标处）呈扁平状，且纵横比＜0.5，因此倾向良性。JUGULAR，颈静脉；CAROTID，颈动脉；TRACHEA，气管

　　正常淋巴结由中央高回声的淋巴门和周边低回声的皮质构成，淋巴门是由脂肪和血管构成的。大部分纵径＞0.5 cm 的良性淋巴结均存在门样结构，这在老年人群中更显著。恶性颈部淋巴结不管是甲状腺癌转移、其他癌转移（如鳞癌）或是淋巴瘤，都很少显示门样结构。在对有结节性甲状腺肿或甲状腺癌术后伴甲状腺球蛋白升高的患者进行检查时，如果发现一个淋巴结纵径大于 0.5 cm、呈球形（纵横比大于 0.5）、淋巴门缺失时，需要进行超声引导下淋巴结细针穿刺（图 8-3～图 8-7）。

　　其他超声征象的出现可能对提示恶性淋巴结更有意义[2]（表 8-1）。淋巴结内的任何钙化，无论是微钙化还是不规则块状钙化伴声影，都提示恶性可能。淋巴结内的囊性坏死，通常伴有后方回声增强，是恶性的另一个标志。囊性坏死偶可见于结核性淋巴结，但对西方国家来说，更常见于恶性淋巴结（图 8-8～图 8-20）。

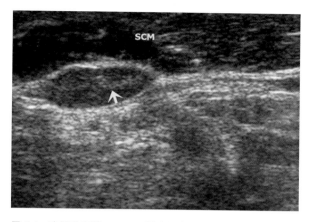

图 8-4 胸锁乳突肌（SCM）深方的淋巴结呈椭圆形，但是纵横比＜0.5，具有门样结构（箭头所示），强烈提示为良性淋巴结

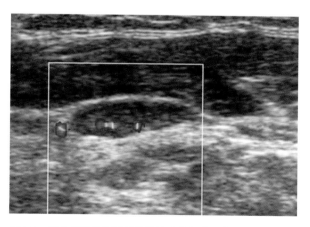

图 8-5 彩色多普勒显示门样结构内的细小血管，注意淋巴结的周围未见明显血流信号

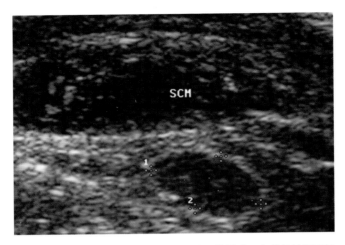

图 8-6 恶性淋巴结。此淋巴结（游标处）偏圆形，在其短轴切面测量时，纵横比＞0.5。注意这个淋巴结门样结构缺失，因此比较可疑。超声引导下细针穿刺确认为恶性

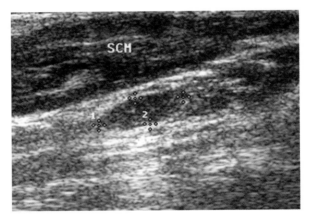

图 8-7 同一个淋巴结的长轴切面图像。在这个切面上，它呈扁平状，易误判为良性淋巴结。因此测量淋巴结时，要在淋巴结的短轴切面进行纵、横径的测量

表 8-1 颈部淋巴结良恶性特征

	良性	恶性
纵横比	<0.5	>0.5
门样结构	有	无
颈静脉受压或扭曲	无	有
微钙化	无	有
囊性坏死	无	有
血流	中心部	杂乱/周边

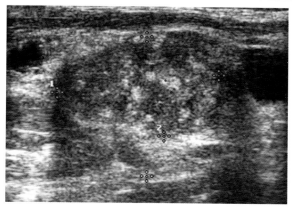

图 8-8 回声明显不均匀的淋巴结（游标处），淋巴结内簇状钙化提示为甲状腺乳头状癌转移

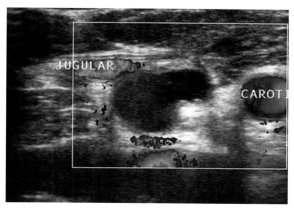

图 8-9 右颈部 2 cm 大小的圆形淋巴结，80% 的成分为囊性，伴后方回声增强。虽偶见于结核性淋巴结，但多数情况下，淋巴结内囊性成分通常提示甲状腺乳头状癌转移。JUGULAR，颈静脉；CAROTID，颈动脉

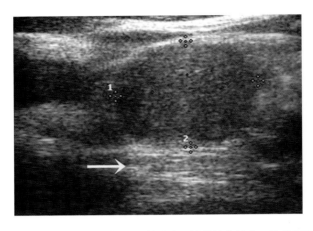

图 8-10　淋巴结呈圆形（游标处）低回声，门样结构缺失。虽然直径小于 1 cm，但其后方回声增强（箭头所示）提示其内可能发生了早期的囊性坏死

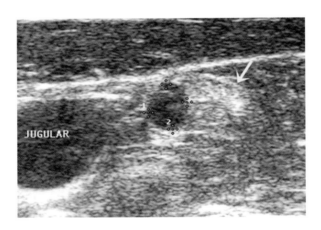

图 8-11　图中所示为一直径小于 1 cm 的转移性淋巴结，其一侧（游标处）为呈低回声的囊性坏死区，伴后方回声增强。另一侧（箭头所示）为实性区域，呈高回声。超声引导下细针穿刺在低回声区域取材的细胞学结果是阴性的，但穿刺洗脱液中的 Tg 含量增高，这种结果在有囊性坏死的淋巴结中并不少见。JUGULAR，颈静脉

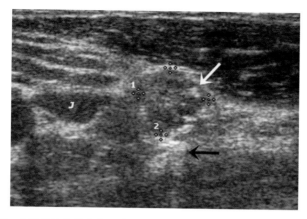

图 8-12 典型的转移性小淋巴结（游标处），位于颈内静脉（J）旁：圆形，纵横比约为 1，未见淋巴门样结构，有钙化（白色箭头），后方回声增强提示出现了早期坏死囊变（黑色箭头）

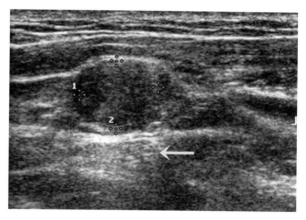

图 8-13 47 岁男性，甲状腺切除术后 7 年，颈部发现 2 cm 大小淋巴结（标记处），触诊不可探及。淋巴结后方增强提示淋巴结内已经开始出现囊性坏死（箭头处）。FNA 提示为阴性细胞学结果，但穿刺洗脱液中 Tg 含量非常高

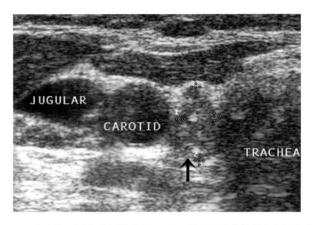

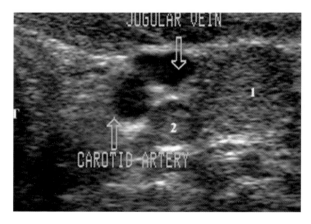

图 8-14 54 岁女性，甲状腺切除术后 36 年，超声提示右颈部中央区出现一淋巴结，位于气管旁。其纵横比大于 1，且内见多发钙化灶，提示恶性可能。细针穿刺提示阳性细胞学结果，但穿刺洗脱液提示 Tg 结果阴性。故当穿刺淋巴结时，涂片和洗脱液都应送检。图中英文含义见图 8-3

图 8-15 单侧颈部淋巴结，一个大小为 1 cm（1），另一个为 0.5 cm（2），均呈圆形并缺少门样结构。外科手术证实均为甲状腺乳头状癌转移。JUGU-LAR VEIN，颈静脉；CAROTID ARTERY，颈动脉

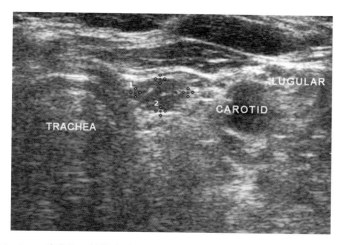

图 8-16 57 岁女性，甲状腺手术切除术后 13 年，超声提示左侧中央区一椭圆形小淋巴结（游标处），为可疑转移性淋巴结。图中英文含义见图 8-3 图注

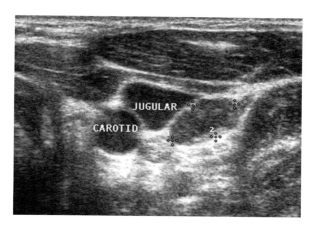

图 8-17 此淋巴结（游标处）为可疑转移性淋巴结；其纵横比为临界值 0.5，缺少淋巴门。外科手术确认为甲状腺乳头状癌转移。图中英文含义见图 8-3 图注

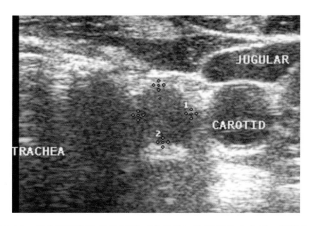

图 8-18 图中所示转移性淋巴结（游标处）位于左侧中央区，纵横比大于 1，没有淋巴门样结构。图中英文含义见图 8-3 图注

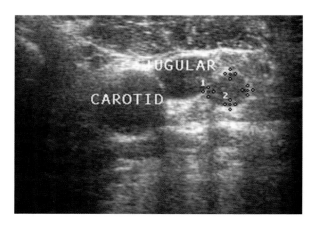

图 8-19 小于 0.5 cm 淋巴结（游标处），因其形态和位置的可疑进行了穿刺，细胞学确诊为乳头状癌转移。图中英文含义见图 8-3 图注

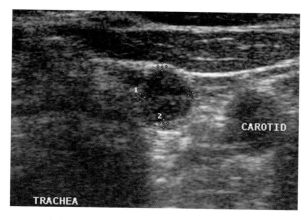

图 8-20 50 岁女性，甲状腺全切术后 18 年，发现中央区气管旁淋巴结（游标处），纵横比约为 1。图中英文含义见图 8-3 图注

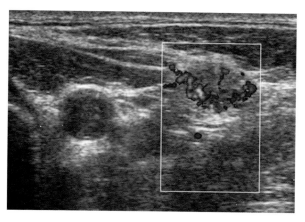

图 8-21 图 8-12 所示淋巴结的能量多普勒图，显示其杂乱的周边血供，而非正常淋巴结的门样血流。尽管细胞学检查为阴性，但穿刺洗脱液中 Tg 水平较高

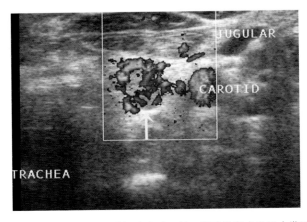

图 8-22 16 岁女性，甲状腺切除术后 1 年，超声发现中央区小淋巴结（箭头所示），位于气管与左侧颈动脉之间。能量多普勒显示淋巴结内杂乱的血流信号。图中英文含义见图 8-3 图注

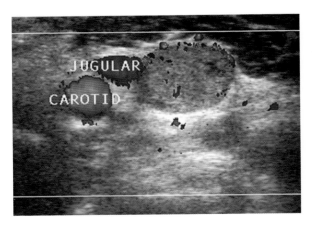

图 8-23 同一患者侧颈部发现较大淋巴结，能量多普勒显示自周围组织进入淋巴结皮质的异常血供模式。图中英文含义见图 8-3 图注

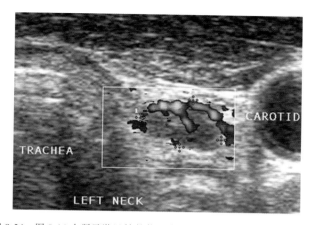

图 8-24 图 8-16 中所示淋巴结的能量多普勒图，呈恶性淋巴结的血供模式。细胞学检查为阴性，但穿刺冲洗液中 Tg 含量较高，确认此淋巴结为恶性。CHROTID，颈动脉；TRACHEA，气管；LEFT NECK，左颈

　　能量多普勒能够敏感显示微小血管内的血流，因此在评估淋巴结时优于彩色多普勒。正常淋巴结表现为血管通过门部进入淋巴结，而恶性淋巴结常表现为皮质内的杂乱血流分布，因血管是随输入淋巴管从皮质进入了淋巴结[3-4]（图 8-21～图 8-25）。

　　颈内静脉和颈动脉毗邻而行。因转移性淋巴结一般发生于紧邻颈内静脉或颈动脉鞘内，所以任何引起颈内静脉和颈动脉分离的情况都提示可能有转移性淋巴结出现，但有些隐蔽的淋巴结需要探头行多方位扫查才能被发现。因此，一旦发现颈内静脉和颈动脉的分离，其走行区域就要进行严密的扫查。

　　除了引起颈内静脉移位，恶性淋巴结也易压迫静脉引起血流的部分回流受阻。彩色多普勒能更好地显示颈内静脉内受阻的血流。良性淋巴结很少引起颈静脉的移位或者回流受阻，除非它们体积非常大（图 8-26～图 8-32）。

　　需要注意的是，那些对于判断甲状腺结节良恶性很有帮助的超声征象有时并不适用于对淋巴结良恶性的判断。

比如，转移性淋巴结在长到体积很大之前一直表现为边界很清晰；再比如，恶性甲状腺结节几乎没有高回声的，但

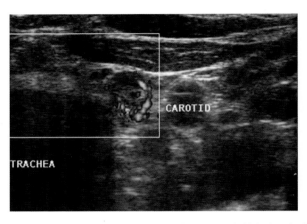

图 8-25 图 8-20 中所示淋巴结的能量多普勒显示出自周边进入皮质的恶性血供模式，细胞学检查为阳性，穿刺冲洗液 Tg 值大于 10 000。英文含义见图 8-3

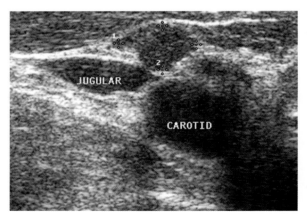

图 8-26 横断面显示一小圆形淋巴结（游标处）无淋巴门结构，邻近颈部大血管。图中英文含义见图 8-3 图注

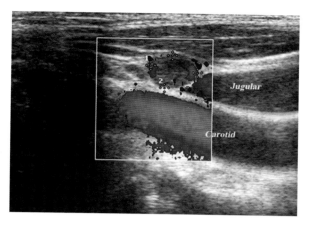

图 8-27　同一淋巴结的纵切面，显示其压迫颈内静脉管壁至颈动脉旁。超声引导下细针穿刺确认为恶性淋巴结。图中英文含义见图 8-3 图注

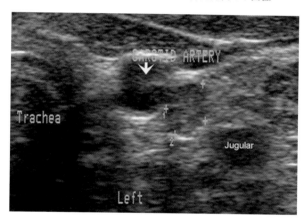

图 8-28　图中所示 0.5 cm 的淋巴结（游标处）位于颈动脉和颈内静脉之间。它的位置和形状（纵横比大于 1）强烈提示恶性可能，超声引导下细针穿刺证实。CAROTID ARTERY，颈动脉；Trachea，气管；Jugular，颈静脉；Left，左侧

正常和恶性的淋巴结的回声通常均低于甲状腺实质回声，只不过低的程度会有不同，如甲状腺乳头状癌的转移性淋巴结在早期因内部结构较致密会表现出相对的高回声，当它们长大至 1 cm 时，会因为出现囊性坏死而呈现为低回

声。因此，回声对于评价淋巴结是否为恶性作用不大。恶性淋巴结会发生互相融合，但这个征象不具有特异性，因其也会出现在炎症或放射治疗后的患者中。

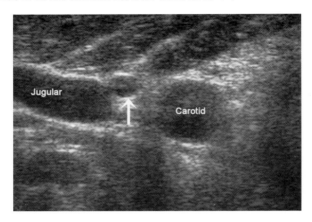

图 8-29 尽管图中淋巴结（箭头所示）仅 2.5 mm，但它的位置和形状提示需要进行超声引导下细针穿刺。穿刺洗脱液中 Tg 阳性，确认是甲状腺癌的转移性淋巴结。图中英文含义见图 8-3 图注

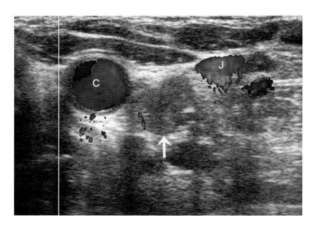

图 8-30 图中所示为一不规则的圆形淋巴结（箭头），位于颈内静脉（J）与颈动脉（C）之间，并造成了两者的分离。3 点方向出现的钙化提示它为恶性可能，但超声引导下细针穿刺仍为手术前必须要做的检查

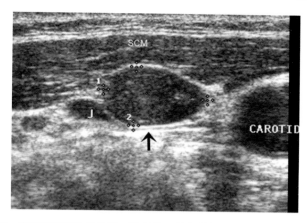

图 8-31　右颈部转移性淋巴结（游标处）的短轴切面图，位于胸锁乳突肌（SCM）深方，颈动脉（CAROTID）侧方，并对颈内静脉造成明显挤压（箭头所示）。此淋巴结纵横比大于 0.5，未见明显门样结构，超声引导下细针穿刺结果为阳性，穿刺洗脱液中也有阳性发现

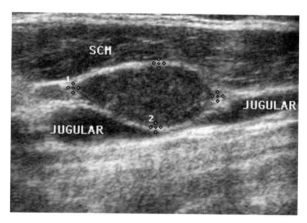

图 8-32　同一淋巴结（游标处）的长轴切面图，显示此淋巴结造成了颈内静脉（JUGULAR）的部分回流受阻。在这个切面上纵横比小于 0.5，再次显示在淋巴结短轴切面进行测量的重要性。SCM，胸锁乳突肌

超声引导下淋巴结细针穿刺检查

　　在恶性淋巴结中，那些代表恶性的声像图征象并不总能表现出来，而且良恶性淋巴结的超声表现也存在很多重

叠，因此在手术前经常需要对可疑淋巴结进行超声引导下穿刺以便明确诊断。

淋巴结的细针穿刺操作方法与甲状腺结节的细针穿刺方法相同，即将抽吸物涂片供细胞学检查。不过淋巴结细胞学检查有时难以得出明确结果[5]，但分化型甲状腺癌转移淋巴结中含有甲状腺球蛋白（Tg），可通过对它的检测来判断淋巴结的良恶性。因此涂片完成后要将所用穿刺针用 1 ml 生理盐水进行冲洗，洗脱液用来进行 Tg 含量测定，以正常生理盐水作为对照。由于穿刺针上所含物质被稀释了 100～1000 倍，因此，洗脱液中 Tg＞10 即认为是阳性结果。由于存在于细胞内的 Tg 不暴露在血液循环中，因此即使患者血清中抗 Tg 抗体阳性，这些抗体也只是和血清的 Tg 相互作用，而不会干扰淋巴结中 Tg 的测定。细胞学结果阳性或穿刺洗脱液 Tg 阳性均可用来诊断淋巴结的恶性，Lee 等使用上述方法诊断甲状腺癌淋巴结转移，其敏感性和特异性均达 100％[9]。另有研究发现，洗脱液中的 Tg 检测比细胞学检测更敏感[10]，这可能是由于淋巴结发生囊性坏死（见图 8-9）而造成细胞取材量少所致。如果怀疑为甲状腺髓样癌，可以通过检测降钙素来帮助判断。

术前超声及外科治疗

甲状腺乳头状癌（PTC）以出现淋巴结转移为特点。临床上，转移性淋巴结的确认有以下三种途径：①术前体格检查，②术前影像学评估，③外科医生术中探查。约 35％的甲状腺乳头状癌患者经上述途径被发现有淋巴结转移[11-13]，但显微镜下的微小转移发生率可能高达 80％[14-23]。对于甲状腺乳头状癌患者来说，转移性淋巴结的出现主要用于预测复发风险，而非患者生存期的预测。在有淋巴结微小转移的患者中，无论是淋巴结清扫手术还是予以放射性碘治疗（RAI）[24-36]，局部复发率仅在 2％至 6％之间；相反，术前颈部超声发现的转移性淋巴结（即被临床确认的非微小转移性淋巴结），即使进行淋巴结清扫术和（或）予以 RAI[37-38]，也有着比临床 N0 期或病理 N1A 期更高的复发风险（复发率＞20%），因此，淋巴结的外科处理应是针对那些被临床确认的非微小转移性淋巴结。ATA 指南建议甲状腺癌患者手术均需进行术前颈部超声检查（第 21 条建议），因此，所有甲状腺乳头状癌患者术前均应通过超声检查对非微小转移性淋巴结进行准确定位并描记出具体位置（图 8-33 和图 8-34）。

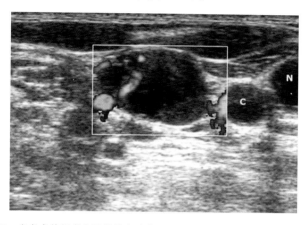

图 8-33　患者术前超声在甲状腺右叶发现了一个结节（N），并在右颈部发现了一个较大的囊性淋巴结（彩色取样框内）。此淋巴结纵横比大于 0.5，缺乏淋巴门结构，供血方式异常。尽管细针穿刺的细胞学结果为阴性，但洗脱液中 Tg 为阳性。C，颈动脉

颈部中央区淋巴结的相关问题

术前超声对颈部中央区淋巴结转移的诊断价值缺少定论，但这个问题可能不很重要，因为大多数外科医生在进行甲状腺切除时会进行中央区淋巴结的清扫。术前超声发现中央区淋巴结异常的敏感性较侧颈部差，因为此区即使是较大的淋巴结也有可能被甲状腺遮挡。手术前对中央区淋巴结进行细针穿刺有被污染的风险，穿刺针可能不小心

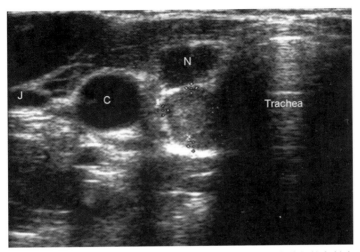

图 8-34 患者因甲状腺结节（N）准备手术治疗，该结节术前细针穿刺确认为乳头状癌。在甲状腺下极下方见一可疑淋巴结（游标处），术中中央区淋巴结清扫确认其为甲状腺乳头状癌的转移性淋巴结。J，颈内静脉；C，颈动脉；Trachea，气管

穿过甲状腺组织，那么将导致细胞学结果假阳性或在穿刺洗脱液中检出 Tg。目前仍建议在侧颈部淋巴结超声检查的同时进行中央区淋巴结检查，并对任何可疑的淋巴结进行部位描记。因为中央区 70%～90% 的转移性淋巴结在甲状腺被切除之前不能被超声显示，因此"阴性"的超声检查结果对临床没有参考价值。

轴位增强 CT 扫描可以提高颈部中央区异常淋巴结的检出。最近的一项研究表明，超声在原发性甲状腺乳头状癌患者中中央区转移性淋巴结的检出敏感性为 26%，而超声联合增强 CT 的检出敏感性提高至 54%，阴性预测值达 75%。在这项研究中，由于 CT 的帮助，有 25% 甲状腺乳头状癌手术扩大了淋巴结的清扫范围，而这些患者的转移性淋巴结在超声检查中被漏诊了。与 CT 能够准确进行转移性淋巴结定位并因此调整患者手术治疗方案相比，造影剂导致的放射性碘治疗开始时间的略微延迟显得微不足道[39]。

术后超声和外科处置

超声在甲状腺癌术后患者的随访监控过程中发挥着重要作用。由于甲状腺癌可发生于任何年龄，甚至非常年轻，而且复发也可以出现在手术多年以后，因此甲状腺癌患者必须进行终身随访。以最具性价比的方式进行随访是有挑战性的，在 20 世纪 90 年代之前，唯一的可用工具是在停止服用甲状腺激素后进行[131]I 全身显像（WBS），但 WBS 在早期发现甲状腺癌残留、复发或转移等方面敏感性很差，有许多甲状腺球蛋白（Tg）升高的患者，其 WBS 检查结果却是阴性，但在经过[131]I 治疗后，其 WBS 检查结果却变成阳性[40-42]。Park 等人的研究也表明，WBS 所用[131]I 剂量能阻止转移性病灶对碘的摄取，因而会影响后续的治疗用[131]I 的使用剂量。因此，费用高、敏感性差，以及可能会影响[131]I 治疗等缺点，都限制了 WBS 在甲状腺癌患者术后随访中的应用。

最近十年，在辅助早期发现甲状腺癌复发方面，有两种新的方法得到了广泛使用。第一种是应用生物化学方法进行 Tg 测定，具有敏感、可靠、可重复性的优点，能在极早期发现肿瘤的复发；第二种是应用高分辨率超声对术后颈部进行扫查，可早期发现转移性淋巴结。这些新方法的应用，尤其是颈部超声联合超声引导下可疑淋巴结的细针穿刺，极大地提高了甲状腺癌术后患者随访的敏感性。

对于甲状腺癌切除术的患者，外科触诊对早期发现肿瘤复发基本没有帮助，术后瘢痕组织的干扰以及转移性淋巴结多位于胸锁乳突肌深方的特点使触诊发现肿大淋巴结变得困难，即便是淋巴结的直径达到数厘米大小。在发现并定位早期肿瘤复发和淋巴结转移方面，高分辨率超声已经被证实是一个非常敏感的检查方法。Frasoldati 等对 494 例低风险的分化型甲状腺癌患者进行了术后 WBS 显像、

Tg 检测和超声检查的对比研究[44]，结果发现共有 51 例患者在至少一项检查中被检出复发，其中共 23 例患者（45%）为 WBS 阳性，34 例患者（67%）为 Tg 阳性，48 例患者（94%）为超声且 FNA 阳性。因为大部分甲状腺癌的转移最先累及颈部，罕有不累及颈部淋巴结而转移到其他部位的情况，因此，颈部超声被认为是在血清 Tg 升高之前即可定位早期复发的最敏感的检查方法。

应使用具有 10～15 MHz 超声探头的高分辨率超声仪来发现和评估淋巴结，并配以多普勒超声来观察血流情况。甲状腺切除患者进行颈部超声检查时，我们可以看到颈动脉和颈内静脉向内侧气管移位。不熟悉甲状腺术后颈部超声表现的医师应该从那些因良性疾病而行甲状腺半切或全切的患者开始练习，这可以帮助其熟悉术后发生改变的颈部解剖结构，又不必担心会遗漏甲状腺癌的复发。甲状腺切除后的原甲状腺区域充满了高回声的结缔组织，可以很好地将表现为低回声的复发肿瘤或转移性淋巴结凸显出来。一旦发现异常，应按照前面章节所讨论的标准决定是否进行超声引导下的 FNA 并对穿刺洗脱液进行 Tg 检测。

甲状腺癌术后再进行转移性淋巴结的切除术必须经由内分泌、外科和患者本人共同讨论和决定才能进行。二次手术的风险是非常大的，包括但不仅限于单侧或双侧喉返神经麻痹、麻痹性发声困难、吞咽困难等，并有可能造成呼吸窘迫以及永久性甲状旁腺功能减退症。手术医师具有大量甲状腺癌切除术经验和颈部淋巴结清扫术经验是手术成功的保证。

甲状腺癌颈部中央区复发可能预示着疾病的侵袭性，并可能导致患者临床预后明显变差。然而有些淋巴结清扫术并不是以提高患者的生存率为目的，而只是为了实验室检查结果即甲状腺球蛋白指标得到改善。我们必须明确了解患者为此所付出的代价，手术应有明确的目标。Rondeau 最近的研究表明，抑制促甲状腺激素的治疗方式可使中央区小的转移性淋巴结维持稳态，并不需要增加其他治疗[45]。

若干研究显示，有高达 40％患者在行甲状腺癌转移性淋巴结的二次清扫术后不再检测出甲状腺球蛋白[46-48]。

鉴于术后颈部解剖结构的改变，也出于准确定位淋巴结的需要，我们对作为颈部超声补充手段的 CT 在二次手术前的作用进行了研究，结果发现 CT 在发现转移淋巴结方面较超声增加了 27％的额外信息[39]。

参考文献

1. Carty SE, Cooper DS, et al. Consensus statement on the terminology and classification of central neck dissection for thyroid cancer. Thyroid. 2009;19(11):1153–8.
2. Ahuja A, Ying M, Phil M, King A, Yuen HY. Lymph node hilus—gray scale and power Doppler sonography of cervical nodes. J Ultrasound Med. 2001;20:987–92.
3. Ahuja A, Ying M, Yuen H, Metreweli C. Power Doppler sonography of metastatic nodes from papillary carcinoma of the thyroid. Clin Radiol. 2001;56:284–8.
4. Ahuja A, Ying M. An overview of neck node sonography. Invest Radiol. 2002;37:333–42.
5. Ballantone R, Lombardi C, Raffaelli M, Traini E, Crea C, Rossi E, et al. Management of cystic thyroid nodules: the role of ultrasound-guided fine-needle aspiration biopsy. Thyroid. 2004;14:43–7.
6. Frasoldati A, Toschi E, Zini M, Flora M, Caroggio A, Dotti C, et al. Role of thyroglobulin measurement in fine-needle aspiration biopsies of cervical lymph nodes in patients with differentiated thyroid cancer. Thyroid. 1999;9:105–11.
7. Pacini F, Fugazzola L, Lippi F, Ceccarelli C, Centoni R, Miccoli P, Elisei R, Pinchera A. Detection of thyroglobulin the needle aspirates of non-thyroidal neck masses: a clue to the diagnosis of metastatic differentiated thyroid cancer. J Clin Endocrinol Metab. 1992;74:1401–4.
8. Baskin HJ. Detection of recurrent papillary thyroid carcinoma by thyroglobulin assessment in the needle washout after fine-needle aspiration of suspicious lymph nodes. Thyroid. 2004;14:959–63.
9. Lee M, Ross D, Mueller P, Daniels G, Dawson S, Simeone J. Fine-needle biopsy of cervical lymph nodes in patients with thyroid cancer: a prospective comparison of cytopathologic and tissue marker analysis. Radiology. 1993;187:851–4.
10. Cignarelli M, Ambrosi A, Marino A, Lamacchia O, Campo M, Picca G. Diagnostic utility of thyroglobulin detection in fine-needle aspiration of cervical cystic metastatic lymph nodes from papillary thyroid cancer with negative cytology. Thyroid. 2003;13:1163–7.
11. Gemsenjager E, Perren A, et al. Lymph node surgery in papillary thyroid carcinoma. J Am Coll Surg. 2003;197(2):182–90.

12. Bardet S, Malville E, et al. Macroscopic lymph-node involvement and neck dissection predict lymph-node recurrence in papillary thyroid carcinoma. Eur J Endocrinol. 2008;158(4):551–60.

13. Cranshaw IM, Carnaille B. Micrometastases in thyroid cancer. An important finding? Surg Oncol. 2008;17(3):253–8.

14. Noguchi M, Hashimoto T, et al. Indications for bilateral neck dissection in well-differentiated carcinoma of the thyroid. Jpn J Surg. 1987;17(6):439–44.

15. Noguchi S, Murakami N. The value of lymph-node dissection in patients with differentiated thyroid cancer. Surg Clin North Am. 1987;67(2):251–61.

16. Mirallie E, Visset J, et al. Localization of cervical node metastasis of papillary thyroid carcinoma. World J Surg. 1999;23(9):970–3; discussion 973–4.

17. Qubain SW, Nakano S, et al. Distribution of lymph node micrometastasis in pN0 well-differentiated thyroid carcinoma. Surgery. 2002;131(3):249–56.

18. Wang TS, Dubner S, et al. Incidence of metastatic well-differentiated thyroid cancer in cervical lymph nodes. Arch Otolaryngol Head Neck Surg. 2004;130(1):110–3.

19. Triponez F, Poder L, et al. Hook needle-guided excision of recurrent differentiated thyroid cancer in previously operated neck compartments: a safe technique for small, nonpalpable recurrent disease. J Clin Endocrinol Metab. 2006;91(12):4943–7.

20. Ito Y, Higashiyama T, et al. Risk factors for recurrence to the lymph node in papillary thyroid carcinoma patients without preoperatively detectable lateral node metastasis: validity of prophylactic modified radical neck dissection. World J Surg. 2007;31(11):2085–91.

21. Lee SK, Choi JH, et al. Sentinel lymph node biopsy in papillary thyroid cancer: comparison study of blue dye method and combined radio-isotope and blue dye method in papillary thyroid cancer. Eur J Surg Oncol. 2009;35(9):974–9.

22. Lim YC, Choi EC, et al. Central lymph node metastases in unilateral papillary thyroid microcarcinoma. Br J Surg. 2009;96(3):253–7.

23. Ross DS, Litofsky D, et al. Recurrence after treatment of micropapillary thyroid cancer. Thyroid. 2009;19(10):1043–8.

24. Baudin E, Travagli JP, et al. Microcarcinoma of the thyroid gland: the Gustave-Roussy Institute experience. Cancer. 1998;83(3):553–9.

25. Yamashita H, Noguchi S, et al. Extracapsular invasion of lymph node metastasis. A good indicator of disease recurrence and poor prognosis in patients with thyroid microcarcinoma. Cancer. 1999;86(5):842–9.

26. Chow SM, Law SC, et al. Papillary microcarcinoma of the thyroid—prognostic significance of lymph node metastasis and multifocality. Cancer. 2003;98(1):31–40.

27. Ito Y, Uruno T, et al. An observation trial without surgical treatment in patients with papillary microcarcinoma of the thyroid. Thyroid. 2003;13(4):381–7.

28. Wada N, Duh QY, et al. Lymph node metastasis from 259 papillary thyroid microcarcinomas: frequency, pattern of occurrence and

recurrence, and optimal strategy for neck dissection. Ann Surg. 2003;237(3):399–407.

29. Roti E, Rossi R, et al. Clinical and histological characteristics of papillary thyroid microcarcinoma: results of a retrospective study in 243 patients. J Clin Endocrinol Metab. 2006;91(6):2171–8.

30. Hay ID. Management of patients with low-risk papillary thyroid carcinoma. Endocr Pract. 2007;13(5):521–33.

31. Mazzaferri EL. Management of low-risk differentiated thyroid cancer. Endocr Pract. 2007;13(5):498–512.

32. Hay ID, Hutchinson ME, et al. Papillary thyroid microcarcinoma: a study of 900 cases observed in a 60-year period. Surgery. 2008;144(6):980–7; discussion 987–8.

33. Noguchi S, Yamashita H, et al. Papillary microcarcinoma. World J Surg. 2008;32(5):747–53.

34. Giordano D, Gradoni P, et al. Treatment and prognostic factors of papillary. Clin Otolaryngol. 2010;35(2):118–24.

35. So YK, Son YI, et al. Subclinical lymph node metastasis in papillary microcarcinoma: a study of 551 resections. Surgery. 2010;148(3):526–31.

36. Zetoune T, Keutgen X, et al. Prophylactic central neck dissection and local recurrence in papillary thyroid cancer: a meta-analysis. Ann Surg Oncol. 2010;17(12):3287–93.

37. Moreno MA, Agarwal G, et al. Preoperative lateral neck ultrasonography as a long-term outcome predictor in papillary thyroid cancer. Arch Otolaryngol Head Neck Surg. 2011;137(2):157–62.

38. Ito Y, Jikuzono T, et al. Clinical significance of lymph node metastasis of thyroid papillary carcinoma located in one lobe. World J Surg. 2006;30(10):1821–8.

39. Lesnik, Randolph, et al. Papillary thyroid carcinoma nodal surgery directed by a preoperative radiographic map utilizing CT scan and ultrasound in all primary and reoperative patients. WJS (submitted).

40. Pineda J, Lee T, Ain K, et al. Iodine-131 therapy for thyroid cancer patients with elevated thyroglobulin and negative diagnostic scan. J Clin Endocrinol Metab. 1995;80:1488–92.

41. Schlumberger M, Arcangioli O, Piekarski J, et al. Detection and treatment of lung metastases of differentiated thyroid carcinoma in patients with normal chest x-ray. J Nucl Med. 1988;29:1790–4.

42. Torre E, Carballo M, Erdozain R, Lienas L, Iriarte M, Layana J. Prognostic value of thyroglobulin and I-131 whole-body scan after initial treatment of low-risk differentiated thyroid cancer. Thyroid. 2004;14:301–6.

43. Park H, Perkins O, Edmondson J. Influence of diagnostic radioiodines on the uptake of ablative dose of iodine-131. Thyroid. 1994;4:49–54.

44. Frasoldati A, Presenti M, Gallo M, Coroggio A, Salvo D, Valcavi R. Diagnosis of neck recurrences in patients with differentiated thyroid carcinoma. Cancer. 2003;97:90–6.

45. Rondeau G, Fish S, et al. Ultrasonographically detected small thyroid bed nodules identified after total thyroidectomy for differentiated thyroid cancer seldom show clinically significant structural progression. Thyroid. 2011;21(8):845–53.

46. Al-Saif O, Farrar WB, et al. Long-term efficacy of lymph node reoperation for persistent papillary thyroid cancer. J Clin Endocrinol Metab. 2010;95(5):2187–94.
47. Schuff KG, Weber SM, et al. Efficacy of nodal dissection for treatment of persistent/recurrent papillary thyroid cancer. Laryngoscope. 2008;118(5):768–75.
48. Clayman GL, Shellenberger TD, et al. Approach and safety of comprehensive central compartment dissection in patients with recurrent papillary thyroid carcinoma. Head Neck. 2009;31(9):1152–63.

第九章

甲状旁腺超声检查

Ultrasonography of the Parathyroid Glands

Dev Abraham　著

李彦娟　孙长坤　王淑敏　译

前　言

　　原发性甲状旁腺功能亢进（primary hyperparathyroidism，PHPT）是一种常见疾病，在美国，每年大约有100 000名新增患者[1]。发病率明显增加的原因是多通道分析仪广泛应用于常规检测，这导致自1970年以后，亚临床疾病患者能够被早期发现[2]。先进的多通道分析仪和生化检测的使用改变了原发性甲状旁腺功能亢进的临床干预方式，大多数患者在出现症状或终末期器官损伤之前都能表现良好。在超过85%的病例中，孤立性甲状旁腺腺瘤是致病的原因。准确地定位腺瘤能够保证微创手术的实施，这种手术通常在门诊进行，缩短了住院及康复的时间[3]。

甲状旁腺外科解剖

　　1852年Richard Owen在解剖印度犀牛时首次描述了甲状旁腺[4]。正常甲状旁腺呈卵圆形或蚕豆形，直径约3 mm，上组甲状旁腺较下组甲状旁腺略小。甲状旁腺周围包绕着纤维脂肪囊，血液供应来自于甲状腺动脉[5]。甲状旁腺的功能是维持正常的血钙稳态。尽管当今超声技术有了长足的进展，但是由于甲状旁腺体积较小，无明显增大的甲状旁腺依然不易显示。准确掌握甲状旁腺的正常位置和解剖变异是成功识别和切除甲状旁腺增生或腺瘤的基础。

一组尸检报告显示，受试者存在 4 枚腺体的占 91％，拥有 3 枚腺体的占 5％，还有 4％的人有 5 枚腺体[6]。由于只有不足 5％的人群被发现有额外的腺体，所以这种变异是很少见的[7]。甲状旁腺起源于第三和第四咽囊，最终移行到颈部下方，组织发育过程中位置相差很大。上组的甲状旁腺来源于第四咽囊，沿着后鳃体尾侧迁移，后者可以分化成甲状腺滤泡旁细胞（或称 C 细胞）。上组甲状旁腺通常位于甲状腺中上 1/3 的后缘，位置比下组甲状旁腺固定。上组甲状旁腺的常见异位包括咽后壁及气管食管沟；由第三咽囊发育而成下组甲状旁腺及胸腺，两者一并迁移到颈部下方。异位甲状旁腺中，44％的甲状旁腺位于距甲状腺下极 1 cm 处，17％位于甲状腺下缘旁，26％位于甲状胸腺韧带靠近胸腺上极处，2％位于纵隔内[8]。其他少见的变异部位包括颈动脉分叉处、颈动脉鞘内、甲状腺内和咽后壁。由于甲状旁腺具有这些解剖变异，精准定位成为甲状旁腺微创手术成功的关键。

定位方法

超声检查甲状旁腺不应作为诊断甲状旁腺增生的直接依据。严格来讲，应用超声的目的就是为了定位。无论使用哪种手段定位治疗，术前都需要进行适合的生化检查，明确手术适应证。[99]Tc MIBI 扫描（功能检查）和超声检查（形态学检查）是定位异常甲状旁腺最常用的方法。两种定位技术各有其优缺点，但是效果是一样的[9]。大多数的同位素显像只能确定病变位于哪一侧，而超声检查能提供更准确的位置信息。

对于一名有经验的内分泌医生，应用超声定位疑似甲状旁腺的腺瘤时具有许多优势，最重要的就是检查的安全性、便利性、无电离辐射、节省时间及节约潜在的成本。超声定位甲状旁腺也有一定的局限性，结果会受到操作者的能力和经验的限制。

超声检查甲状旁腺腺瘤的声像图特征以及甲状旁腺穿刺的指征和技术将在后面予以讨论。

甲状旁腺超声检查技术

合适的检查体位对于显示肿大的甲状旁腺至关重要。患者应平卧在固定的平台上，在身体上部后方即躯干和肩部垫 1 到 2 个枕头，从而使颈部充分舒展。头部用折叠毛巾来支撑，以提高患者耐受性。有颈椎疾病的患者，如强直性脊柱炎，可能因颈部活动受限而无法进行充分的检查。

以适量耦合凝胶作为透声窗，使用线阵探头（探查深度为 3～5 cm）在颈前部扫查确定甲状腺的位置。应用连续的轴位扫查方法详细检查颈部的结构。

大部分临床医生会使用 5～15 MHz 的变频探头扫查甲状腺，而甲状旁腺超声扫查并不需要特殊设备，低频探头更有利于颈部深方的检查。甲状腺后方被膜边缘及甲状腺尾侧区是常见的扫查部位，用以寻找导致甲状旁腺肿大的病灶。由于甲状旁腺腺瘤具有一定的移动性，肿瘤可能不容易显示，尤其是位于气管食管沟的高位腺瘤或胸廓内的低位腺瘤。嘱患者咳嗽、施压、向对侧转头或深呼吸，以便"推出"腺瘤，使之显像（图 9-1）。这些方法可以促使活动性腺瘤瞬间显影，否则可能被忽略掉。

超声在评价多发性内分泌肿瘤综合征和慢性肾衰竭中的应用

1. 多发性内分泌肿瘤：发生于多发性内分泌肿瘤综合征 1 型和 2a 型，在这些综合征中，常常多个甲状旁腺受

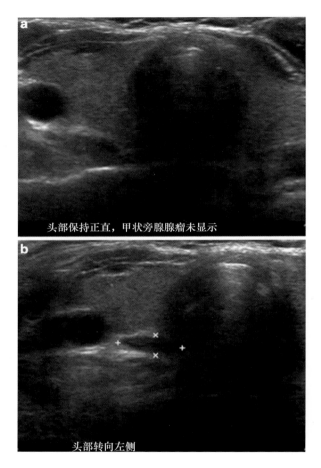

图 9-1 右上方气管食管沟内移动的甲状旁腺腺瘤

累。即使定位检查显示为单侧病变，外科手术时仍需要检
查所有的腺体。因此，超声和 ^{99} Tc 在定位诊断中价值不
大。但是对于外科手术不成功的病例，超声评估有一定
价值。

2. 肾衰竭：大多数情况下，慢性肾衰竭患者的所有甲
状旁腺都有不同程度的累及。手术治疗前应检查所有的甲
状旁腺，此时超声定位的意义有限。然而，如果患者拟行

经皮酒精注射消融手术时，超声评估是有价值的。此外，由于多个腺体发生了肿大，肾病患者为检查医师提供了一个极好的练习甲状旁腺超声扫查的机会。

甲状旁腺腺瘤的超声特征

以下是不同的甲状旁腺腺瘤的超声特征：

参照相关图 9-2～图 9-10。

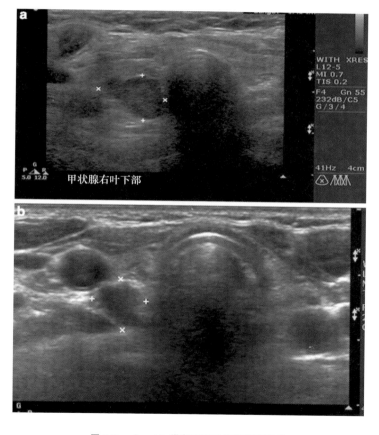

图 9-2　（a，b）横断面下组甲状旁腺腺瘤

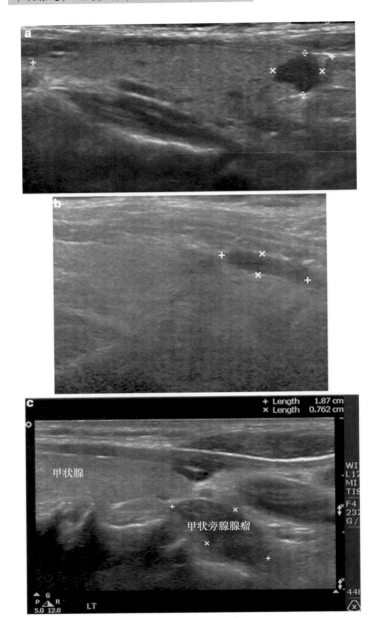

图 9-3 （a，b，c）纵切面扫查显示甲状腺下极深方甲状旁腺瘤。Length，长度

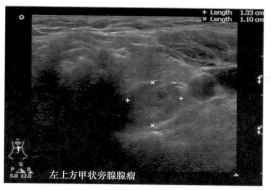

图 9-4　横断面显示甲状腺上部的甲状旁腺腺瘤

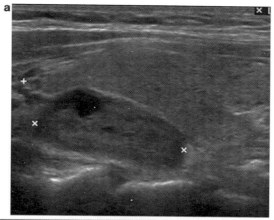

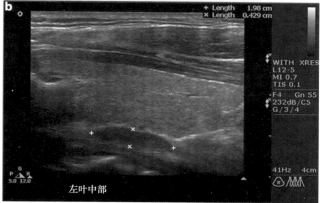

图 9-5　（a，b）纵切面显示上组甲状旁腺腺瘤压迫甲状腺被膜呈"凹陷"征

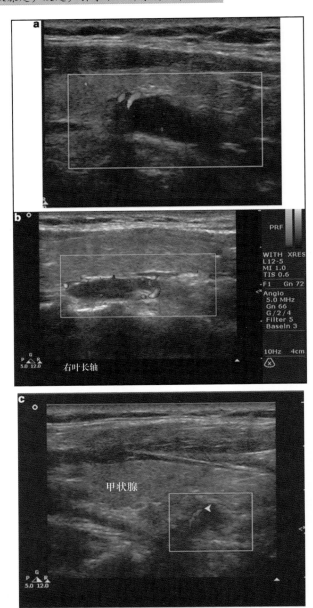

图 9-6　（a）起于一侧的滋养动脉彩色多普勒，（b）能量多普勒，（c）弓状血流，（d）腺瘤内弥漫性血流

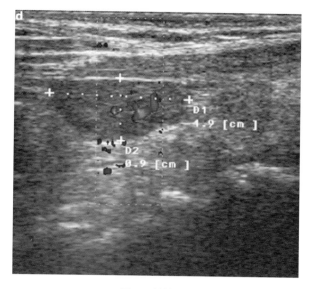

图 9-6（续）

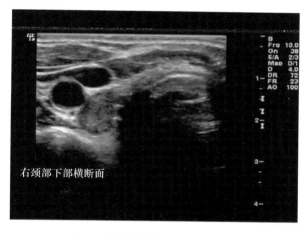

图 9-7　颈动脉鞘内的甲状旁腺腺瘤

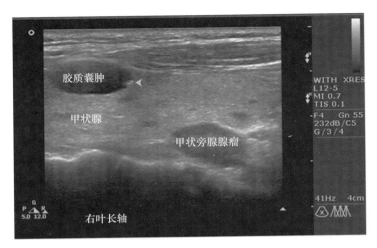

图 9-8　甲状旁腺腺瘤合并同侧偶发的甲状腺病变

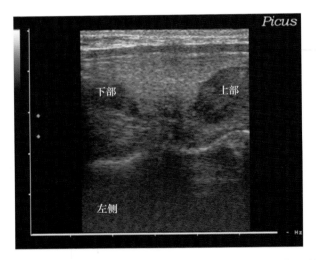

图 9-9　甲状腺纵切面显示两个腺瘤。注意，甲状旁腺腺瘤也位于甲状腺包膜内

　　1. 甲状腺外的位置和外压征：大多数的甲状旁腺腺瘤位于甲状腺深方被膜外[10-12]，这些病灶与甲状腺深方被膜

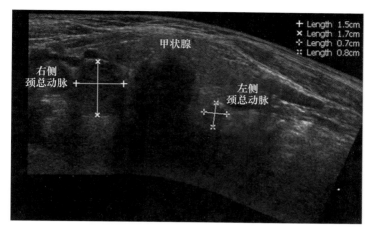

图 9-10　全景成像可见甲状腺下极两个甲状旁腺腺瘤（经手术证实）

关系密切[10]。

　　当甲状腺深方发现有病灶，结合临床血钙升高，诊断甲状旁腺腺瘤的可能性非常大。常常在甲状腺深方看到甲状旁腺腺瘤压迫被膜形成的压痕，即"外压征"。两者间见到一条明显的高回声带为纤维脂肪囊，分隔甲状旁腺和甲状腺。2％～5％甲状旁腺肿物包埋于甲状腺腺体内[11-12]，形态上与甲状腺结节是无法区分的。一项调查资料显示，甲状旁腺病变累及多个甲状旁腺腺体时，其发生于甲状腺内的概率高于单个腺体的病变——后者只有3％，而合并功能亢进时前者发生率为15％[12]。

　　2. 均匀低回声：这是甲状旁腺腺瘤最典型的声像图特征，增大的甲状旁腺与甲状腺回声类似，呈均匀低回声[13]。

　　3. 血管及血流：83％的甲状旁腺腺瘤具有独立的滋养动脉（起于一侧的动脉）供血[14]。除了能够显示起始于一侧的动脉，其他的供血方式，如"弓状血管"模式和腺瘤内血流弥漫性分布的情况[15]也需要描述（图 9-6）。

　　4. 形态多样性：甲状旁腺腺瘤受周围组织器官挤压的

影响，外观形状多样（图 9-11）。

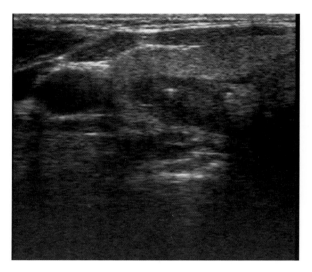

图 9-11   可疑甲状旁腺腺瘤

缺乏影像表现的甲状旁腺高血钙症

对于有经验的临床医师，甲状旁腺超声检查有很高的敏感性和特异性。但是，即使尽最大努力，仍有 10％～20％的病例无法探及病灶。这种情况可以由以下原因所致：病灶（如甲状旁腺腺瘤）位于深方如咽后上方或位于甲状腺下方胸廓内以及甲状旁腺增生。一项研究表明，当甲状旁腺腺瘤位于颈部深方时，58％的受检者超声检查和 99 Tc MIBI 扫描呈阴性[16]。

甲状旁腺偶发瘤

亚临床性甲状旁腺肿瘤会在颈部超声检查中被偶然发现，但是被发现的概率非常低[17-18]。使用细针抽吸洗脱液测定甲状旁腺素的方法有助于识别病灶是否来源于甲状旁腺。

囊性甲状旁腺瘤

囊性甲状旁腺肿瘤罕见。偶尔会发现血钙正常的单纯甲状旁腺囊肿，常误诊为甲状腺囊肿。腺瘤部分囊性变超声表现见图 9-16。使用注射器抽吸液性部分进行 PTH 评估有助于确定这些囊肿的起源（图 9-12）。

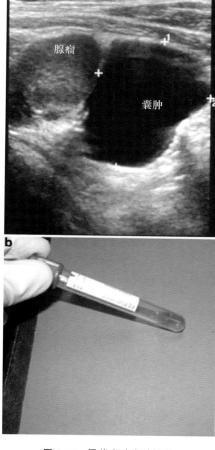

图 9-12 甲状旁腺囊肿抽吸

甲状旁腺病变穿刺

对临床可疑的甲状旁腺病灶穿刺是安全的，这项操作可以在门诊进行，使用注射器冲洗分析 PTH[19-20]（图 9-13）。注射器冲洗液中甲状旁腺素增高在鉴别位置较深的甲状腺结节时具有高度特异性（图 9-14）[20]。

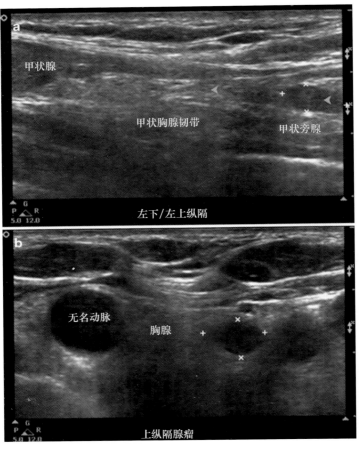

图 9-13 （a，b）甲状旁腺腺瘤位于甲状胸腺韧带旁及胸腺内

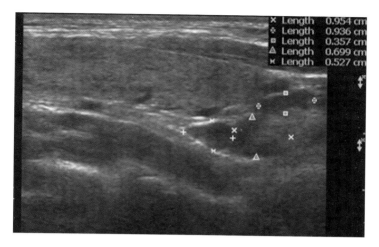

图 9-14 甲状旁腺后下方多发反应性淋巴结

　　具有典型的单发甲状旁腺腺瘤超声特征、直径大于 1.5 cm 的病灶不需要穿刺。双侧或多发的病灶、外科手术后效果不满意、^{99}Tc MIBI 显示阴性、非典型位置病变以及合并结节性甲状腺肿的患者应当在外科干预之前进行穿刺确认。甲状旁腺偶发肿瘤也可以在颈部超声扫查时确诊。

　　桥本病患者常常可见到中央区淋巴结（图 9-15）。这些反应性增生淋巴结的出现不应该与甲状旁腺偶发肿瘤相混淆。甲状腺实质回声特点可以提供诊断桥本病的依据。反应性增生的淋巴结往往是多发，分布于甲状腺周围多个区域，而且结节内有淋巴门结构。

　　甲状旁腺穿刺技术类似于甲状腺 FNA，但是有一些差异。我们提倡使用 27G 或 25G 细针穿刺，尽量减少穿刺通路，同时避免用力猛戳。使用粗针活检以及多次穿刺会引发腺体或包膜的纤维化，导致后续手术切除变得复杂[21]。

　　使用细针穿刺取材时尚未观察到由此导致的组织学变化[22]。由于甲状旁腺病灶位置深在，穿刺时需要使用长

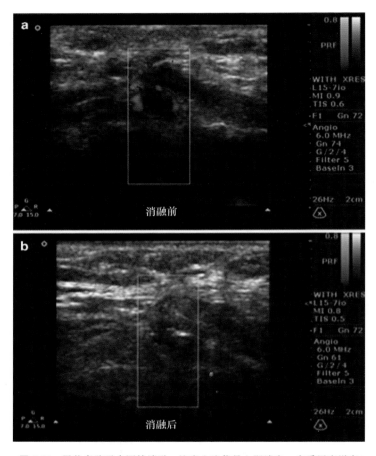

消融前

消融后

图9-15 甲状旁腺无水酒精消融，注意血流信号立即消失，实质回声增高

针。甲状旁腺肿瘤容易移动，因此需要针尖锋利且能快速穿破被膜。穿刺可导致甲状旁腺病灶内出血，负压抽吸时血液会进入穿刺针内。穿刺的主要目的是获取标本、评估甲状旁腺素含量。抽取物中血液稀少时提示为非甲状旁腺病灶，多数情况下是中央区淋巴结。

使用注射器抽吸可以按下列方式操作：

1. 甲状旁腺 FNA 的标本涂片 1～2 张，余下标本使用 2 ml 生理盐水冲洗。

2. 冲洗的液体立即离心，从细胞碎片中分离出上清液，冷冻后送到实验室。

3. 在注射器冲洗甲状旁腺素测定结果出来之前，没有必要进行细胞学涂片评估。如果甲状旁腺素水平很低，需要涂片进行细胞学分析。后者一定程度上确保了技术的安全性，避免恰巧抽取到位于后方的转移性淋巴结。与甲状旁腺瘤不同，中央区转移性淋巴结常为多发。

如果事先与实验室主管进行过沟通，就会发现大多数美国实验室更愿意对所有组织样本的甲状旁腺素进行评估。冷冻保存剩余的细胞是个好习惯。如果原始标本丢失，冷冻细胞可以在盐水中活化，作为备用标本研究。在我们的实验室，可以通过上述的技术手段评估甲状旁腺素，尽管甲状旁腺素水平很高，但是还没有观察到"钩状效应（hook effect）"[20]。细胞学检查无助于甲状旁腺腺瘤的评估。无论甲状旁腺细胞存在与否，只要标本是来源于甲状旁腺组织，其 FNA 冲洗液的甲状旁腺素水平就会升高（图9-16）。同时，通过甲状腺对位于深方的甲状旁腺穿刺时，30％的标本中含有甲状腺细胞[23]。

甲状旁腺及腺瘤酒精消融术

甲状旁腺腺瘤首选治疗方法是外科手术切除病变腺体。经历了多次不成功的手术或麻醉风险过高的患者可以尝试超声引导下酒精消融术。治疗使用 27G 或 25G 细针，注入无水酒精后血流信号立刻消失，甲状旁腺腺瘤内回声增高（图9-15），提示消融治疗有效。

合并的甲状腺疾病

甲状旁腺超声检查的另外一个优势是可以发现并存的甲状腺结节和恶性肿瘤[20,23-24]，从而提示外科医生可以在甲状旁腺手术同时处理并存的甲状腺病变。单纯依赖术中观察并不能发现所有的甲状腺病变，而 ^{99}Tc MIBI 成像根本就发现不了甲状腺病变。

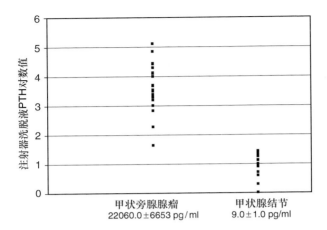

图 9-16 甲状旁腺腺瘤和甲状腺结节的注射器洗脱液的甲状旁腺素（PTH）水平（Reproduced with permission from：Endocrine Practice Vol 13 No. 4 July/Aug 2007）

总　结

　　超声评价甲状旁腺腺瘤具有无辐射、实时、经济等优势，也可以针对可疑病灶在超声引导下进行穿刺和消融。甲状旁腺手术时发现共存的甲状腺结节和恶性肿瘤是很重要的。同样重要的是，患者进行甲状腺手术前需要测量血钙，这是因为以上两种情况常常同时存在。

参考文献

1. Kebebew E, Clark OH. Parathyroid adenoma, hyperplasia and carcinoma: localization, technical details of primary neck exploration and treatment of hypercalcemic crisis. Surg Oncol Clin N Am. 1998;7:721-48.
2. Heath III H, Hodgson SF, Kennedy M. Primary hyperparathyroidism:

incidence, morbidity and potential economic impact in a community. N Engl J Med. 1980;302:189–93.

3. Udelsman R, Donovan PI. Open minimally invasive parathyroid surgery. World J Surg. 2004;28(12):1224–6.

4. Owen R. On the anatomy of the Indian Rhinoceros (Rh. Unicornis L.). Trans Zool Soc Lond. 1862;4:31–58.

5. Gilmore JR. The gross anatomy of parathyroid glands. J Pathol. 1938;46:133.

6. Alveryd A. Parathyroid glands in thyroid surgery. Acta Chir Scand. 1968;389:1.

7. Wang CA, Mahaffey JE, Axelrod L, et al. Hyperfunctioning supernumerary parathyroid glands. Surg Gynecol Obstet. 1979;148:711.

8. Akerstrom G, Malmaeus J, Bergstrom R. Surgical anatomy of human parathyroid glands. Surgery. 1984;95:14.

9. Cheung K, Wang TS, Farrokhyar F, Roman SA, Sosa JA. A meta-analysis of preoperative localization techniques for patients with primary hyperparathyroidism. Ann Surg Oncol. 2012;19(2):577–83.

10. Yeh MW, Barraclough BM, Sidhu SB, Sywak MS, Barraclough BH, Delbridge LW. Two hundred consecutive parathyroid ultrasound studies by a single clinician: the impact of experience. Endocr Pract. 2006;12(3):257–63.

11. Andre V, Andre M, Le Dreff P, Granier H, Forlodou P, Garcia JF. Intrathyroid parathyroid adenoma. J Radiol. 1999;80(6):591–2.

12. McIntyre Jr R, Eisenach J, Pearlman N, Ridgeway C, Dale Liechty R. Intrathyroidal parathyroid glands can be a cause of failed cervical exploration for hyperparathyroidism. Am J Surg. 1997;174(6):750–4.

13. Kamaya A, Quon A, Jeffrey RB. Sonography of the abnormal parathyroid gland. Ultrasound Q. 2006;22(4):253–62.

14. Lane MJ, Desser TS, Weigel RJ, Jeffrey Jr RB. Use of color and power Doppler sonography to identify feeding arteries associated with parathyroid adenomas. AJR Am J Roentgenol. 1998;171(3):819–23.

15. Wolf RJ, Cronan JJ, Monchik JM. Color Doppler sonography: an adjunctive technique in assessment of parathyroid adenomas. J Ultrasound Med. 1994;13(4):303–8.

16. Harari A, Mitmaker E, Grogan RH, Lee J, Shen W, Gosnell J, et al. Primary hyperparathyroidism patients with positive preoperative sestamibi scan and negative ultrasound are more likely to have posteriorly located upper gland adenomas (PLUGs). Ann Surg Oncol. 2011;18(6):1717–22.

17. Pesenti M, Frasoldati A, Azzarito C, Valcavi R. Parathyroid incidentaloma discovered during thyroid ultrasound imaging. J Endocrinol Invest. 1999;22(10):796–9.

18. Frasoldati A, Pesenti M, Toschi E, Azzarito C, Zini M, Valcavi R. Detection and diagnosis of parathyroid incidentalomas during thyroid sonography. J Clin Ultrasound. 1999;27(9):492–8.

19. Doppman JL, Krudy AG, Marx SJ, Saxe A, Schneider P, Norton JA, et al. Aspiration of enlarged parathyroid glands for parathyroid hormone assay. Radiology. 1983;148(1):31–5.

20. Abraham D, Sharma PK, Bentz J, Gault PM, Neumayer L, McClain DA. The utility of ultrasound guided FNA of parathyroid adenomas for preoperative localization prior to minimally invasive parathyroidectomy.

Endocr Pract. 2007;13(4):333–7.

21. Norman J, Politz D, Browarski E. Diagnostic aspiration of parathyroid adenomas causes severe fibrosis complicating surgery and final histologic diagnosis. Thyroid. 2007;17(12):1251–5.

22. Abraham D, Duick AS, Baskin HJ. Appropriate administration of fine-needle aspiration (FNA) biopsy on selective parathyroid adenomas is safe. Thyroid. 2008;18(5):581–2.

23. Agarwal AM, Bentz JS, Hungerford R, Abraham D. Parathyroid fine-needle aspiration cytology in the evaluation of parathyroid adenoma: cytologic findings from 53 patients. Diagn Cytopathol. 2009;37:407–10.

24. Krause UC, Friedrich JH, Olbricht T, Metz K. Association of primary hyperparathyroidism and non-medullary thyroid cancer. Eur J Surg. 1996;162(9):685–9.

第十章

甲状腺结节、甲状腺癌以及甲状旁腺疾病手术治疗的趋势

Surgical Trends in Treatment of Thyroid Nodules，Thyroid Cancer，and Parathyroid Disease

Haengrang Ryu，Rachel Harris，Nancy D. Perrier
著

姚宏伟　译

引　言

过去十年里，应用微创和选择性技术对甲状腺、甲状旁腺疾病的手术干预治疗越来越多见。这通常需要高质量的术前成像提供肿瘤定位和解剖因素相关的信息。在这一章我们将讨论良性和恶性疾病的成像方式，也将讨论甲状腺腺叶切除术、甲状腺全切除术、颈部淋巴结清扫、微创甲状旁腺切除术和标准颈部探查术（standard cervical exploration，SCE）的适应证。

手术是甲状腺、甲状旁腺疾病的重要治疗手段。"喉腺（glandulae laryngis）"最早于 1543 年由解剖学家 Andrea Vesalius（1514-1564）描述。具有典型马蹄形的甲状腺的第一个鲜明形象可以追溯到 Julius Casserius（1545—1616）的研究[1]。从那时起，许多外科医生致力于探索降低甲状

腺切除术相关死亡率、并发症发生率。著名外科医生 Theodor Kocher（1841—1917）建立了标准的颈部入路甲状腺切除术，并且在 1909 年获得诺贝尔生理学或医学奖[2]。

随着现代医学技术的发展，尤其是手术器械和放射技术的发展，甲状腺和甲状旁腺切除的手术技术也在不断进步。然而，对潜在疾病的透彻理解仍然是外科决策最重要的方面。在这一章，我们将讨论目前用于治疗甲状腺和甲状旁腺疾病的外科手术方式，以及如何确定每个患者最适合的手术方式。

甲状腺和甲状旁腺外科手术

下面是用于治疗甲状腺和甲状旁腺疾病的几种外科手术类型。

甲状腺次全切除术：保留甲状旁腺和喉返神经周围极少量甲状腺组织的前提下，进行双侧切除。这种方式在现代手术中不常用。

甲状腺腺叶或半切除术：完全切除一个甲状腺叶，通常还包括峡部。

甲状腺近全切除术：切除一个腺叶，包括峡部，对侧腺叶原位保留<5%。这是一种甲状腺近乎全切手术，在医生的经验判断下，靠近 Berry 韧带或上极保留甲状腺实质，同时保留甲状旁腺的血管，保护喉返神经。

甲状腺全切除术：彻底切除甲状腺两叶与峡部，保留甲状旁腺。

中央颈淋巴结清扫术：切除双侧Ⅵ区所有淋巴结（颈部中心位置）。手术范围：上缘是舌骨水平，下缘是胸骨上切迹，两侧边界为颈总动脉。

改良单侧颈淋巴结清扫术：切除从Ⅱa区到Ⅴb区的所有软组织。手术范围：上缘是二腹肌，下缘是锁骨，外侧是副神经，内侧缘是颈总动脉。

微创甲状旁腺切除术：切除一个甲状旁腺，不进行颈部

或其他腺体的探查。术前影像学检查可以指导从哪里开始手术操作，术中甲状旁腺激素测定可帮助确定何时终止手术。

标准颈部探查术（standard cervical exploration，SCE）：颈部两侧的探索和检查。参照甲状旁腺手术，通常的目的是探查 4 个甲状旁腺并切除那些出现异常增大和功能亢进的甲状旁腺。

甲状旁腺次全切除术：切除 3 个甲状旁腺和第 4 个甲状旁腺的一部分，治疗原发性甲状旁腺疾病或继发性甲状旁腺功能亢进。

表 10-1 列出了与这些手术方式相关的并发症。

表 10-1　甲状腺和甲状旁腺手术的并发症

常见并发症
伤口感染
喉-气管水肿
出血
特殊手术并发症
喉返神经损伤
喉上神经损伤
淋巴漏
甲状旁腺功能减退
甲状腺危象

手术规划

术前常规影像

手术治疗之前，整个甲状腺、中央和两侧颈部间隙结构都需要进行影像学评估。影像学检查可以显示甲状腺炎、反应性增生淋巴结、增大的甲状旁腺、异常的右锁骨下动脉等良性疾病或伴随的恶性肿瘤的存在。甲状腺癌的转移很常见，但体格检查发现异常淋巴结的敏感性低，因此需要影像学评估。

超声扫查虽然具有一定的操作依赖性，但具有无创和价格低廉的优点，因此多用于甲状腺首诊检查。超声不仅能够提示一侧叶内甲状腺结节的特点，还能够了解对侧叶结节的大小和位置，并且可以检查甲状腺以外的区域是否存在异常。超声发现肿瘤、确定淋巴结分期的准确性分别是 67％和 71.3％[16]。因此，如果活检有助于修正治疗方案的话[9]，应当行超声引导下细针穿刺（FNA）可疑淋巴结以明确良恶性。当超声提示甲状腺肿瘤腺体外扩散或已达晚期，或是肿瘤侵及毗邻组织如食管和气管时，需要 CT 扫描评估超声不易显示的隐匿性区域（比如Ⅶ区）[17-18]。

超声引导下细针穿刺

甲状腺结节很常见，普通人群的尸检报告显示患病率为 30％～60％[8]。术前确定哪些结节需要行手术治疗是必要的，以避免不必要的切除。超声引导下 FNA 是一种确定结节良恶性的有效手段。

美国甲状腺协会建议以囊性为主、位于甲状腺后方或有可疑声像图表现（微钙化、低回声、结节内血流增加、浸润或横断面上纵横比＞1）的甲状腺结节应当进行 FNA。如果存在两个以上的甲状腺结节，应当优先穿刺最可疑的那个结节。如果患者具有恶性肿瘤高风险——比如儿童期或青春期有电离辐射暴露史，一个或多个一级亲属患有甲状腺癌，正电子发射断层扫描显示[18]F 脱氧核糖代谢增高、多发性内分泌肿瘤 2 型或家族性髓样 RET 原癌基因突变——建议行FNA 穿刺而无需考虑结节的大小。此外，触诊或超声检查明确结节增大（体积变化＞50％或结节的至少两个径线增大20％，实性结节或囊实混合结节的实性部分至少增加 2 mm）时应重复进行 FNA，并且最好在超声引导下进行[9]。若穿刺证实为甲状腺癌，需要行甲状腺全切除术。

术中超声检查的作用

术中超声有助于明确解剖结构和手术切除的范围，尤其是二次手术更是如此[19]，可以在正确定位手术切口位置后、切开之前行超声检查[20]。术中超声可提供受到周围组织结构影响无法触诊到的转移淋巴结（Ⅱ区，Ⅴb区）的信息，染料注射或导丝定位也可以在超声引导下进行[20]。

甲状腺疾病

甲状腺全切除术治疗良性疾病的适应证

由于存在手术相关的并发症，甲状腺全切除术应用很少，直到 19 世纪末期才开始应用[3]。自 20 世纪初，对如何预防甲状旁腺功能减退和术后手足抽搐的深入研究，以及麻醉技术的改进，促使甲状腺切除术逐渐用于治疗甲状腺良性疾病。甲状腺全切除术的适应证不仅包括甲状腺癌，也包括 Graves 病（毒性弥漫性甲状腺肿）、毒性多结节甲状腺肿和非毒性症状性甲状腺肿（图 10-1）。甲状腺全切除

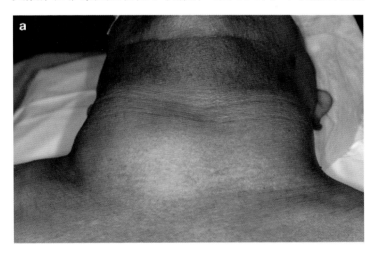

图 10-1 72 岁男性患者甲状腺良性疾病的甲状腺切除术。颈前部肿物 2 年内体积增大，患者出现了吞咽困难 **(a)**。超声显示 **(b)** 右叶大小为 10.2 cm×6.4 cm×8.4 cm，左叶大小为 9.0 cm×5.0 cm×5.9 cm。该患因结节性甲状腺肿接受了甲状腺全切术。手术大体标本为切除的甲状腺右叶 **(c)**，病变重达 510 g，切开的标本显示了甲状腺肿结节样改变 **(d)**

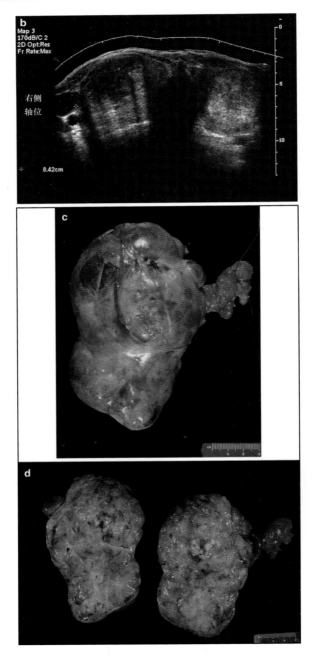

图 10-1（续）

术保证直接和彻底根除疾病，使得患者避免再次手术[4-6]。由于药物或放射性碘治疗后，甲状腺毒症有小幅的高复发率，因此甲状腺全切除术是一种有效、直接的治疗方式，可以被认为是 Graves 病的一线治疗方式[7]。

甲状腺癌腺体全切除术 vs 腺叶切除术的适应证

甲状腺腺叶切除术的优点是，若最终病理证实不是恶性肿瘤，残余腺叶不需要切除，患者不需要终身服用甲状腺激素进行替代治疗。但是，这种术式存在着一定的风险，如果病理证实为恶性肿瘤，患者将需要行二次全切除手术。此外，与甲状腺全切除术相比，双侧腺叶切除后出现甲状旁腺功能减退、神经损伤的风险会增高两倍。

甲状腺全切除术的适应证：性质不明确的结节（>4 cm、有显著的异型性、"可疑乳头状癌"）、有甲状腺癌家族史或放射线照射史。对于>1 cm 的甲状腺癌，初次手术就应考虑甲状腺近全切除或全切除术，除非患者已经存在对侧喉返神经损伤，或不能接受全身麻醉或抗凝治疗。对于直径<1 cm、低风险、单发、局限于腺体内、未行头颈部放射治疗或颈部淋巴结无转移的乳头状癌，甲状腺腺叶切除术就足够了[9]。

FNA 通常用于明确甲状腺的可疑结节是否为恶性，但是高达 11％的患者无法得到明确的细胞学评价[10]。FNA结果不明确（滤泡赘生物或嗜酸细胞瘤）的孤立性结节的恶性率可高达 20％[11]，因此对于意义不明确的结节应行腺叶切除术或甲状腺切除术。

中央组颈淋巴结清扫术治疗甲状腺癌的适应证

通过触诊或影像学检查可以明确中央组颈部淋巴结有

无转移，发生转移时需要治疗性中心组颈淋巴清扫术（Ⅵ区）联合甲状腺全切除术一起进行。然而，即使临床检查未发现异常，仍可能存在淋巴结转移：术前临床检测淋巴结阴性患者中央淋巴结转移的发生率是 $30\%\sim60\%$[12-13]。鉴于淋巴结微浸润的高发生率，有的外科医生提倡行预防性中央颈淋巴清扫术。目前对此有争议，因为全甲状腺切除术联合中央颈淋巴结清扫术会增加术后甲状旁腺功能减退和喉返神经损伤的风险[14]。这些并发症对于患者的生存质量可能造成毁灭性的打击。因此，只有当潜在的益处大于风险时，才建议采取淋巴结清扫。治疗分化型甲状腺癌时并不常规推荐淋巴结清扫术，如果外科医生认为可以安全完成则也可以进行[13]。进展期乳头状甲状腺癌（T3 或T4 期）应考虑行预防性中央颈淋巴结清扫术，术前诊断甲状腺髓样癌时推荐使用此方法[15]。对于小的（T1 或 T2期）、非侵袭性、临床上淋巴结阴性的分化型甲状腺癌和大多数滤泡癌，仅行甲状腺近全或全切除术是最合适的选择。

穿刺证实颈侧转移的患者应行治疗性颈侧部淋巴结清扫术[9]，但是任何类型的甲状腺癌都没必要行预防性颈侧部淋巴结清扫术。

传统开放甲状腺切除术

因为结节体积和医生经验决定手术效果，甲状腺切除术应当由有经验的外科医生进行，以减少并发症发生的风险[7]。全身麻醉后，患者平卧，颈部轻度后仰，双臂夹紧放于两侧（图 10-2）。于胸骨切迹上约两指处做 $4\sim5$ cm 的横切口。在颈阔肌深方游离皮瓣，上方达甲状软骨下缘，下方达胸骨切迹，两侧达胸锁乳突肌前缘的内侧，中线位置切开带状肌，暴露甲状腺。找出下组和上组的甲状旁腺后钝性分离保护，避免破坏侧方的血管蒂。在气管食管沟内找到喉返神经，仔细探查其穿入环甲肌的位置。单独分离并结扎甲状腺下动脉和甲状腺中静脉，从气管软骨前方分离甲状腺，防止损伤喉上神经。然后，分离甲状腺上动脉，在靠近甲状腺实质的位置结扎血管，在气管的前表面离断腺体内侧。如果需要切除整个甲状腺，应使用对称的、相同的方法处理对侧腺体。标本取出后，用可吸收线缝合带状肌和皮肤。

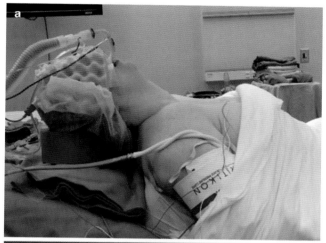

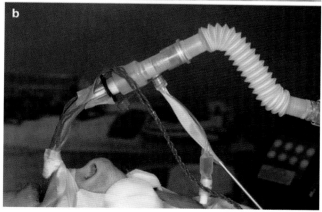

图 10-2　（a）甲状腺切除手术患者定位。抬高床头，患者仰面朝上呈 Fowler 半卧位，头部轻度后伸超过锁骨水平，双手夹紧放于床两侧。（b）患者经气管插管进行选择性术中神经监测。甲状腺手术过程中选择性神经监测是用来确定喉返神经的功能。双极不锈钢接触电极嵌入在气管内并正确对齐，以监测两侧声带的神经支配

机器人辅助腋窝径路甲状腺手术

　　机器人辅助腋窝径路甲状腺手术（RATS）是一种在韩国比较多见的微创技术，这种方法可以避免颈部出现明显瘢痕。机器人辅助腋窝径路甲状腺手术可以为体型和腺体大小合适、要求颈部无瘢痕的患者提供一个合理的选择。目前，我们只对良性疾病患者进行此手术。这种方法需在结节侧腋窝做 5 cm 的切口。先从胸大肌的外侧缘到胸锁乳突肌头侧分离，在带状肌后面创建操作空间，暴露甲状腺的外侧。然后使用达芬奇机器人，利用三维可视化系统和影像放大功能的手术器械进行甲状腺腺叶切除，手术时无需局部充气。术前要遴选合适的患者，适应证为具有低度恶性潜能结节、腺叶直径＜6 cm、BMI＜36 kg/m^2、既往没有颈部手术史。机器人辅助腋窝径路甲状腺腺叶切除术的手术时间比标准开放手术长，存在臂丛损伤的风险，这可能是由于术中同侧手臂需要保持伸展体位的原因，术后患者也可能出现肢体麻木感。

甲状旁腺疾病

　　原发性甲状旁腺功能亢进是一种常见的内分泌功能紊乱，患病率为 $1/1\,000 \sim 4/1\,000$，发病率随年龄的增长而增加。骨质疏松、肾结石、疲劳、失眠、注意力不集中和记忆力减退都是与该疾病相关的症状。甲状旁腺腺瘤是原发性甲状旁腺功能亢进的最常见原因。

　　手术切除甲状旁腺腺瘤是目前唯一公认的治疗方式，一个有经验的外科医生行手术治疗，治愈率在 95% 以上。美国的首例甲状旁腺切除术报道于 1926 年，直到 20 世纪 90 年代中期，广泛探查的标准颈部术式仍是首选治疗方式。此手术方式使得外科医生有机会检查全部 4 个甲状旁腺，并切除最大的异常腺体。3 个因素促使手术方式从广泛颈部探查转变为选择性微创切除手术。第一，快速术中生化检测的出现。当手术医生准确切除异常腺体时，生化检测可以给外科医生提供快速反馈，这是因为切除全部功能亢进的组织时，会引起外周血 PTH 水平出现非常快速的、可测量的下降。第二，现代外科手术实践注重减小组织分离范围、切口尺寸，降低手术时间，减轻术后疼痛和减少住院日。第三，目前先进的成像技术可准确显示甲状旁腺腺瘤位置，这提供了更好的手术定位，因此可以进行微创手术操作[8-12]。

定位甲状旁腺腺瘤

微创甲状旁腺手术成功的关键是术前准确定位腺瘤。传统的影像定位方式是核素显像和超声检查。核素显像是指放射性核素聚集在功能亢进的甲状旁腺组织的线粒体内，核素的聚集使得腺瘤在显像时清晰可见。超声可以通过解剖结构识别患者颈部的腺瘤结节。术前影像学检查可以帮助确定术中从哪里开始切除，术中甲状旁腺激素的监测可以提示所有功能亢进的组织已被切除，进而停止手术。准确定位的目的是安全切除病灶、最小化解剖分离以及减少瘢痕。

由经验丰富的外科医生切除大的孤立甲状旁腺，治愈原发性甲状旁腺功能亢进的可能性为95％。然而，复发性结节二次手术的成功率仅为70％；据报道，需行二次手术的难治性患者复发率高达30％。因此，术前准确定位对于原发性和复发性病变都很重要。

为加强医生（内分泌科医生、放射科医生、外科医生和病理科医生）之间的沟通，避免描述不清，开发了这个标准化系统，用来简洁地描述甲状旁腺的位置（图10-3）[21]。

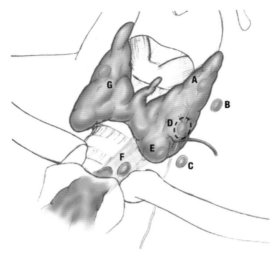

图 10-3 图示甲状旁腺的常见位置。**A** 型：紧密附着于甲状腺后方，这是正常腺体的预期位置。**B** 型：位于甲状腺实质后方，但是突出于甲状腺轮廓之外，位于后方的气管食管沟内。发育过程中，没有下降的甲状旁腺位于颈动脉或下颌骨附近时定义为 B⁺ 型。**C** 型：位于甲状腺足侧、气管食管沟内，腺体常常缺失，触诊时会被误认为食管。甲状旁腺位于甲状腺下极以下，非常靠近锁骨。**D** 型：位于甲状腺中后部，非常靠近喉返神经，手术切除较为困难。这种位置使得腺体的胚胎来源不明。**E** 型：位于甲状腺被膜外，接近甲状腺下极，喉返神经的内侧。由于甲状旁腺位于气管旁区域，因此易于手术切除。**F** 型：下降至甲状胸腺韧带，成为异位甲状旁腺。异位腺体通常可以在胸腺上方找到，但是有时候也可以由颈部下降至前纵隔。**G** 型：罕见的位置，腺体包埋于甲状腺内，成为甲状腺内"病变"

FNA 在甲状旁腺疾病中的作用

FNA 很少用于确诊甲状旁腺腺瘤。通常情况下，通过肿瘤大小、血流分布、有无蒂结构与甲状腺结节或淋巴结区别。另外，可以利用放射成像技术（核素显像或四维 CT 扫描）确认病变解剖位置，识别功能亢进的甲状旁腺组织。FNA 可引起出血或周围炎症反应，这会导致术中甲状旁腺腺瘤的剥离变得更加困难。因此我们不建议行甲状旁腺常规活检，除非是特殊情况，但应与手术医生进行磋商。对于再次手术的患者，当没有确定的靶目标、疾病在不断进展或者多种影像显示存在多个可疑肿块时，需要进行活检。

超声引导下细针穿刺取材样本的免疫组化染色是一种确认结节起源于甲状旁腺的手段。然而，复杂的再次手术的结节内会出现瘢痕，免疫组织化学染色未必能够鉴别，这是因为取材组织可能会表现为滤泡细胞来源的特点，这会导致病理医生和外科医生诊断困难。在这种情况下，可以利用测定甲状旁腺激素的办法辅助判断[22]，但是这需要提前计划和准备。吸出液或穿刺冲洗液[22]可以保存在 1.0 ml 盐水里送去检验，这种技术的敏感性和特异性分别为 91% 和 95%[23]。如果样本来自甲状旁腺组织，会显示较高的甲状旁腺激素水平，如果来自甲状腺或淋巴结组织，会显示较低的甲状旁腺激素水平。甲状旁腺激素测定不能确定样本细胞量是否丰富，但它可以判断样本是否为甲状旁腺来源。

可疑的甲状腺病变经常在甲状旁腺疾病术前检查过程中被发现，合并有甲状腺癌时需要改变手术方法。因此，尽管不推荐超声引导下 FNA 穿刺甲状旁腺结节，但它是一种用于评价甲状腺结节的有效辅助手段[24]。

微创甲状旁腺切除术

术前锁定甲状旁腺腺瘤存在的区域，可以帮助外科医生确定切口位置，最大限度地减小解剖范围和缩短手术时间。病变位于腺体上方时可通过外侧入路切除，靠近腺体下方时可通过前入路切除。外侧入路方法需要在胸锁乳突肌内侧缘的前方做 2 cm 的切口（图 10-4）。纵向分离带状肌的侧缘和胸锁乳突肌，找到甲状腺实质的外侧缘后，将甲状腺向内侧牵拉，通过触诊很容易识别甲状旁腺腺瘤。如果有必要，甲状腺被膜也需精心剥离开来，再把甲状旁腺腺体完整地切除，并切断血管蒂。谨慎操作可以避免损伤喉返神经。

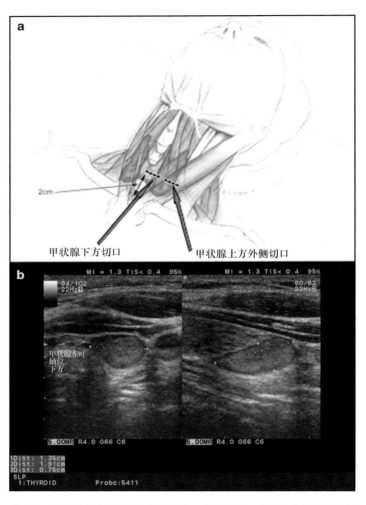

图 10-4　左下甲状旁腺腺瘤微创切除术。女患 30 岁，反复发作肾结石 8 个月。术前生化检查显示钙水平和甲状旁腺激素同步升高，两者分别达到 11.2 mg/dl（正常范围：8.4～10.2 mg/dl）和 166 pg/ml（正常范围：9～80 pg/ml）。(a) 手术切口示意图；(b) 术前超声图像，手术大体标本显示此为经典的 E 型偏左位置；(c) 图示计划切口位置；(d) 术后伤口缝合

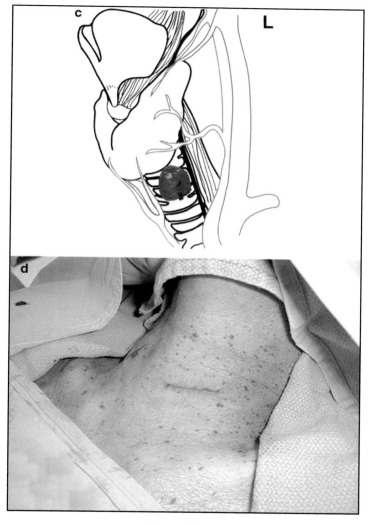

图 10-4（续）

　　腺体下部病变的微创手术时，需要从中线向患侧做2 cm 的切口。找到带状肌，纵向分离，并向侧方牵拉，然后将甲状腺下部向内侧牵拉，认真离断甲状腺背侧、下部和甲状腺胸腺韧带上缘。如果有必要，尚需切开甲状腺被膜，找到甲状旁腺腺瘤后用前述方法切除。切除后 5 或 10 min 术中血清 PTH（intraoperative PTH，IOPTH）下降＞50％，表明功能亢进的组织已被全部切除。一定要记住，术中测量 PTH 的目的是提示外科医生何时停止手术。

标准颈部探查术

当患者有遗传病家族史、疑似多发内分泌腺体病变或继发性甲状旁腺疾病时，建议行标准颈部探查术（standard cervical exploration，SCE）。从环状软骨的足侧做 2～3 cm 的切口，解剖方式类似于甲状腺切除术。纵向剥离带状肌以确保患侧病变能够切除，向内侧牵拉甲状腺，检查气管食管沟，找到并保护喉返神经和正常的甲状旁腺。正常甲状旁腺重约 30 mg，大小为 1 mm×3 mm，这些腺体很小，呈金黄色的花生奶油色。手术时谨慎操作以避免损伤甲状旁腺的血管蒂。不要对正常腺体进行活检，对侧手术时使用同样的方法。大多数情况下，显著不对称性增大的甲状旁腺会被确认为异常腺体，颜色、轮廓、形状、一致性和大小是区分腺体是否异常的重要特征。如果在正常位置找不到明显增大的甲状旁腺腺瘤，就应当在甲状胸腺韧带、颈部胸腺上部寻找。如果术前诊断确定是家族性疾病或多发腺体增大，那么应进行三个半腺体切除术，切除腺体前确认术后残留腺体的功能是至关重要的。

总　结

当代甲状腺和甲状旁腺手术技术是安全而有效的。建立多学科团队合作，在充分获取影像学、核医学、病理学、内分泌学的资料基础上制定治疗计划是手术成功的关键。准确的术前诊断是很重要的，能够最大程度上减少不必要的二次手术和降低并发症风险，而深入理解发病机制对于外科医生也是很有必要的。

参考文献

1. Hast M. The anatomy of the larynx: an aspect of renaissance anatomy by Julius Casserius. Proc Inst Med Chic. 1970;28:64.
2. Kocher T. Über Kropfextirpation und ihre Folgen. Arch Klin Chir. 1883;29:254.
3. Gough IR, Wilkinson D. Total thyroidectomy for management of thyroid disease. World J Surg. 2000;24:962–5.
4. Wheeler MH. Total thyroidectomy for benign thyroid disease. Lancet. 1998;351:1526–7.
5. Barczyński M, Konturek A, Hubalewska-Dydejczyk A, et al. Five-year follow-up of a randomized clinical trial of total thyroidectomy versus Dunhill operation versus bilateral subtotal thyroidectomy for multinodular nontoxic goiter. World J Surg. 2010;34:1203–13.
6. Barczy ski M, Konturek A, Stopa M, et al. Total thyroidectomy for benign thyroid disease: is it really worthwhile? Ann Surg. 2011; 254(5):724–30.
7. Bahn Chair RS, Burch HB, Cooper DS, et al. Hyperthyroidism and other causes of thyrotoxicosis: management guidelines of the American Thyroid Association and American Association of Clinical Endocrinologists. Thyroid. 2011;21(6):593–646.
8. Tan GH, Gharib H. Thyroid incidentalomas: management approaches to nonpalpable nodules discovered incidentally on thyroid imaging. Ann Intern Med. 1997;126(3):226–31.
9. Cooper DS, Doherty GM, Haugen BR, et al. Revised American Thyroid Association management guidelines for patients with thyroid nodules and differentiated thyroid cancer. Thyroid. 2009; 19(11):1167–214.
10. García-Pascual L, Barahona M-J, Balsells M, at el. (2011) Complex thyroid nodules with nondiagnostic fine needle aspiration cytology: histopathologic outcomes and comparison of the cytologic variants (cystic vs. acellular). Endocrine 39(1):33–40.
11. Gharib H, Goellner JR, Zinsmeister AR, Grant CS, Van Heerden JA. Fine-needle aspiration biopsy of the thyroid. The problem of suspicious cytologic findings. Ann Intern Med. 1984;101:25–8.
12. Koo BS, Choi EC, Yoon YH, Kim DH, Kim EH, Lim YC. Predictive factors for ipsilateral or contralateral central lymph node metastasis in unilateral papillary thyroid carcinoma. Ann Surg. 2009;249(5):840–4.
13. Roh JL, Park JY, Park CI. Total thyroidectomy plus neck dissection in differentiated papillary thyroid carcinoma patients: pattern of nodal metastasis, morbidity, recurrence, and postoperative levels of serum parathyroid hormone. Ann Surg. 2007;245:604–10.
14. Cavicchi O, Piccin O, Caliceti U, et al. Transient hypoparathyroidism following thyroidectomy: a prospective study and multivariate analysis of 604 consecutive patients. Otolaryngol Head Neck Surg. 2007;137:654–8.

15. Kloos RT, Eng C, Evans DB, et al. Medullary thyroid cancer: management guidelines of the American Thyroid Association. Thyroid. 2009;19(6):565–612.

16. Park JS, Son KR, Na DG, Kim E, Kim S. Performance of preoperative sonographic staging of papillary thyroid carcinoma based on the sixth edition of the AJCC/UICC TNM classification system. Am J Roentgenol. 2009;192(1):66–72.

17. Soler ZM, Hamilton BE, Schuff KG, Samuels MH, Cohen JI. Utility of computed tomography in the detection of subclinical nodal disease in papillary thyroid carcinoma. Arch Otolaryngol Head Neck Surg. 2008;134:973–8.

18. Choi JS, Kim J, Kwak JY, Kim MJ, Chang HS, Kim EK. Preoperative staging of papillary thyroid carcinoma: comparison of ultrasound imaging and CT. Am J Roentgenol. 2009;193(3):871–8.

19. Karwowski JK, Jeffrey RB, McDougall IR, et al. Intraoperative ultrasonography improves identification of recurrent thyroid cancer. Surgery. 2002;132:924–9.

20. Sippel RS, Elaraj DM, Poder L, et al. Localization of recurrent thyroid cancer using intraoperative ultrasound-guided dye injection. World J Surg. 2009;33:434–9.

21. Perrier ND, Edeiken B, Nunez R, Gayed I, Jimenez C, Busaidy N, Potylchansky E, Kee S, Vu T. A novel nomenclature to classify parathyroid adenomas. World J Surg. 2009;33(3):412–6.

22. Maser C, Donovan P, Santos F, Donabedian R, Rinder C, Scoutt L, Udelsman R. (2006) Sonographically guided fine needle aspiration with rapid parathyroid hormone assay. Ann Surg Oncol 13(12):1690–1695. Epub 2006 Sep 29.

23. Erbil Y, Salmashoglu A, Kabul E, et al. Use of preoperative parathyroid fine-needle aspiration and parathormone assay in the primary hyperparathyroidism with concomitant thyroid nodules. Am J Surg. 2007;193:665–71.

24. Owens CL, Rekhtman N, Sokoll L, Ali SZ. Parathyroid hormone assay in fine-needle aspirate is useful in differentiating inadvertently sample parathyroid tissue from thyroid lesions. Diagn Cytopathol. 2008;36:227–31.

第十一章

涎腺和颈部非内分泌器官超声

Ultrasound of Salivary Glands and the Non-endocrine Neck

Robert A. Sofferman　著

孙　彦　陈　文　译

　　甲状腺位于颈部中下段，一旦发生炎症和恶性肿瘤，其相邻及附近的脏器均有可能受累。为了更好地理解其相互关系，需要把颈部进行分区细化。在描述及报告肿大淋巴结时，我们将颈部分为 6 个区（图 11-1）。Ⅰ区是由二腹肌的肌腹和下颌骨的下缘围成的三角形区域。Ⅱ～Ⅳ区是沿颈内静脉（IJV）走行三等分，分为 3 个区域：Ⅱ区起始于颅骨下缘，止于舌骨上缘水平；Ⅲ区位于颈内静脉中间三分之一区域，接近于舌骨至环状软骨水平；Ⅳ区位于颈内静脉的下三分之一区域，自环状软骨至锁骨水平。Ⅴ区是胸锁乳突肌后缘、斜方肌前缘和锁骨包围而成的三角形区域，即通常所说的颈后三角区。Ⅵ区位于中间部位，是由舌骨、胸骨柄及双侧颈动脉包围起来的矩形区域。颈部和面部有 200～300 个淋巴结，散在分布于上述各个区域。头颈部专科医生必须理解淋巴结与相关区域的关系。掌握此知识，在影像检查之前即可给原发的恶性肿瘤或炎症进行定位。Ⅰ区的转移性淋巴结肿大的原发灶多位于前中部口腔、舌下腺、颌下腺及面部皮肤；Ⅱ区淋巴结肿大的原发灶多起源于口腔后部，如软腭、扁桃体、舌基底部、下咽部及腮腺；Ⅲ区主要是喉及邻近黏膜结构和甲状腺的淋巴引流区域；Ⅳ区是下咽部、食管及甲状腺的淋巴引流区域；Ⅳ区和Ⅴ区的转移性淋巴结多提示食管下段、上消化道或胰腺肿瘤，特别是当其位于左侧时。而肺尖癌的转移性淋巴结首先出现于Ⅴ区的偏下位置。甲状腺病变可能会累及Ⅱ到Ⅳ区的淋巴结，皮肤炎症及恶性肿瘤（如黑色素瘤）可导致相应区域的淋巴结肿大。

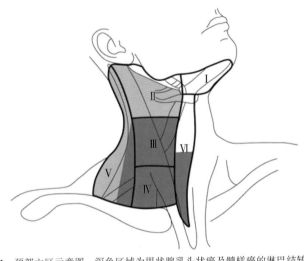

图 11-1 颈部六区示意图。深色区域为甲状腺乳头状癌及髓样癌的淋巴结转移区域

Ⅰ区

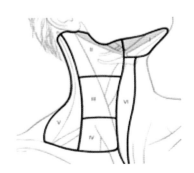

　　Ⅰ区淋巴结与口腔病变关系密切，而口底的淋巴、血管病变和颌下腺病变也可在此区域出现。虽然甲状腺癌的淋巴结转移很少出现在Ⅰ区，但仍要对此区域进行全面的颈部超声扫查。Ⅰ区出现淋巴结增大是很常见的，尤其是位于颈动脉膨大处上方的二腹肌淋巴结（图11-2）。该淋巴结位于Ⅰ区后部或Ⅱ区的头侧区域，因位于二腹肌后腹跨越颈内静脉处而得名。该组淋巴结肿大很常见，近期患有咽喉炎的青少年淋巴结肿大更明显。

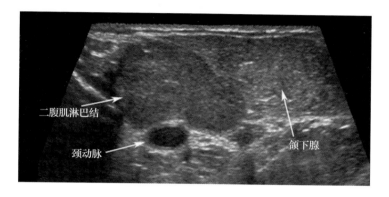

图11-2　Ⅰ～Ⅱa区的灰阶超声横断面，显示位于颈动脉浅方的二腹肌淋巴结肿大

颌下腺

　　颌下腺在超声声像图上表现为均匀的等回声，其深部延伸至下颌舌骨肌深方。颌下腺是颈部Ⅰ区最易显示的结构，周围常伴良性增大的淋巴结（图11-3）。除非是结石引起了梗阻，颌下腺内的导管一般难以显示。

　　结石梗阻导致主导管（Wharthin 导管）扩张，合并出现腺体内管状结构（图11-4）。多普勒超声是鉴别扩张的导管与血管的有利工具。通过沿导管走行的结石后方声影的个数确定结石是否为多发。

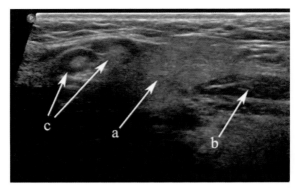

图 11-3 灰阶超声横轴扫查显示颌下腺（a）、二腹肌前腹（b）和被膜下淋巴结（c）

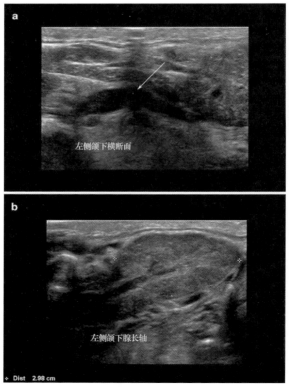

图 11-4 （a，b）颌下腺导管末端结石致使导管全程扩张（箭头所示）至口底部（a），颌下腺实质内的导管扩张（b）

颌下腺内的肿物可以是良性，也可以是恶性。当肿物内部回声均匀且肿物包膜与周围腺体分界清晰时，多提示为良性。颌下腺最常见的良性肿物是多形性腺瘤[2]，具有类似囊肿后方回声增强的特征，此特征在肿瘤性病变中较为少见（图 11-5）。

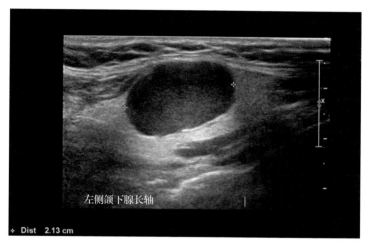

图 11-5　灰阶超声显示颌下腺内的良性混合性肿瘤（最常见于多形性腺瘤）

舌下囊肿

舌下囊肿是部分舌下腺的囊性增大[3]，囊肿可位于口底部，也可外突至下颌舌骨肌的深方而被称为"潜突型舌下囊肿"（图 11-6），其形成原因是舌下腺的腺管引流不畅。囊内为相对澄清的潴留的涎液，常表现为口底的囊性隆起，有时可致舌部抬高。

淋巴管瘤

与舌下囊肿类似，淋巴管瘤也是位于 I 区或者口底的肿物，以囊性为主，内部伴有分隔。能量多普勒是区别淋巴管瘤和血管瘤的必要手段（图 11-7），因为淋巴管瘤的血流信号位于分隔上而非实质内。血管瘤[5]也可见于腮腺内，是小儿腮腺内最常见的肿物（图 11-8）。

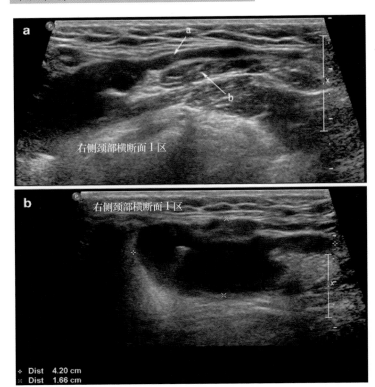

图 11-6 （a，b）均质的低回声病变从舌下（a）经下颌舌骨肌（b）深方向后延伸至颌下腺旁并延续为扩张的囊性结构。b 图显示此囊性结构毗邻颌下腺，并构成"潜突型舌下囊肿"

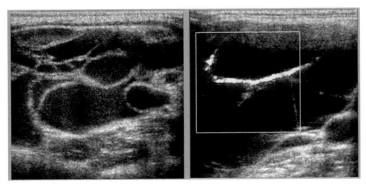

图 11-7 病变多发分隔提示为脉管类病变，能量多普勒显示血流信号只存在于分隔上，说明是非血管病变，符合淋巴管瘤表现

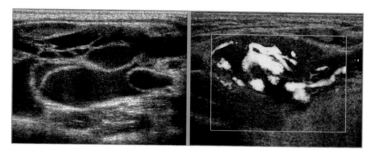

图 11-8 此病变多发分隔提示为脉管性病变，在没有多普勒超声的情况下无法鉴别是淋巴管瘤或血管瘤。右图能量多普勒显示病变内血流信号丰富，更符合血管瘤表现

Ⅱ区

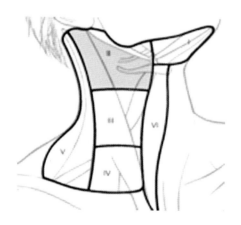

　　Ⅱ区是很多病变的好发部位，只靠物理诊断很难将这些病变加以区分。如前所述，颈内静脉二腹肌淋巴结常可触及，如果灰阶超声显示正常的淋巴门样结构，彩色多普勒超声表现为门样血流，则提示其可能为单纯的淋巴结增大。如果病变为囊性且内部没有常见的门样供血特点，甚至血流偏心性改变时[6-7]必须仔细鉴别，应进行细针穿刺细胞学检查。需要指出的是，任何头颈部的囊性结节都应怀疑淋巴结转移（图 11-9）。最常见的Ⅱ区囊性转移性淋巴结的病理类型为鳞

癌，其原发灶可能来源于扁桃体和舌基底部。虽然少见，但甲状腺乳头状癌也可以囊性肿物的形式出现在颈部，甚至表现为Ⅱ区的孤立性结节（图11-10和图11-11）。需要指出的是，全面的颈部超声检查和补充检验囊性液体内的甲状腺球蛋白须同时进行，此原则对中下颈部的囊性病变更为重要。

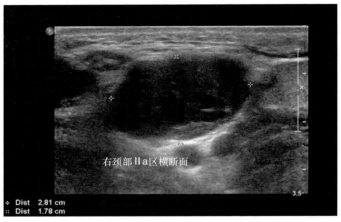

图 11-9　颈部Ⅱa区的单纯囊肿常常被认为是第二腮裂囊肿。本图中低回声肿物 FNA 证实为囊性，但是细胞学结果提示为转移性鳞状细胞癌

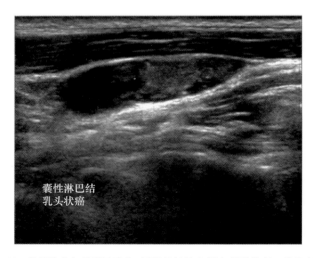

图 11-10　淋巴结的矢状面显示Ⅱa区淋巴结的上部出现囊性变，并伴有微小钙化，最后证实为转移性乳头状癌

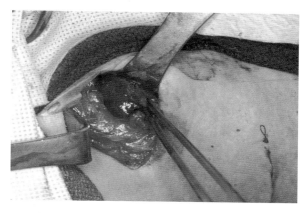

图 11-11 图 11-10 所示的患者行甲状腺全切术和肩胛舌骨肌上方淋巴结清扫术。大体标本及术后病理均证实此 Ⅱa 区的囊性变淋巴结为唯一的甲状腺乳头状癌转移灶

　　Ⅱ区实性肿物占据了颈部前方颈动脉的位置时，应怀疑神经源性肿瘤[8-10]，也可能来源于颈丛或交感神经链（图 11-12）。一旦确定 Horner 综合征，病变最有可能起源于交感神经系统（图 11-13 和图 11-14）；如果患者有声音嘶哑和声带麻痹，病变可能起源于迷走神经。当肿物位于颈动脉窦部并且推移颈内和颈外动脉时，应考虑为颈动脉体瘤或化学感受器瘤[11-12]（图 11-15），彩色多普勒超声显示该肿物内见丰富的血流信号，而该表现不会出现于神经鞘瘤[13]（图 11-16）。肿物的供血血管实际上是来源于咽升动脉，在纵切扫查时可以观察到（图 11-17）。上述病变都是良性，即使未能进行正确诊断也不会对患者的预后造成很大影响，但了解它们是非常必要的，因为可以帮助与其他更致命的临床问题进行鉴别。

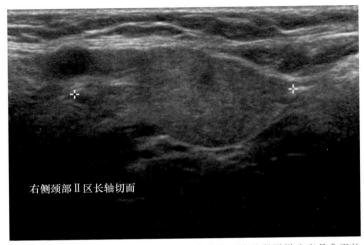

右侧颈部Ⅱ区长轴切面

图 11-12 显示颈部Ⅱa区神经鞘瘤。注意肿物下缘的鼠尾样改变是典型的神经源性病变的表现

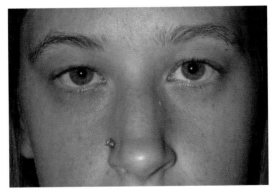

图 11-13 交感神经链来源的神经纤维瘤患者出现 Horner 综合征表现

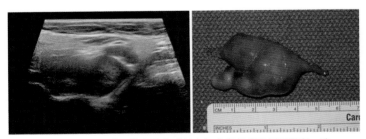

图 11-14 颈丛神经鞘瘤的术后标本与术前超声纵切面形态一致

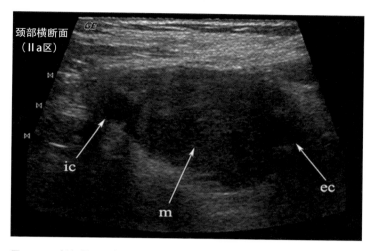

图 11-15　任何Ⅱa区低回声肿物均有可能是淋巴结或神经鞘瘤。当肿物（m）将颈内动脉（ic）和颈外动脉（ec）推挤分离时则应考虑颈动脉体瘤和化学感受器瘤

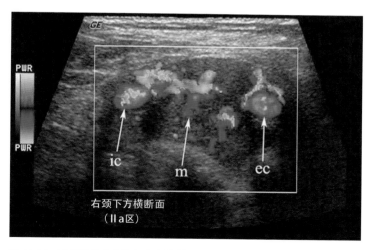

图 11-16　应用彩色多普勒超声很容易识别位于颈动脉分叉处（Ⅱa区）的颈动脉体瘤。图示颈内动脉（ic）和颈外动脉（ec）被肿物（m）分开

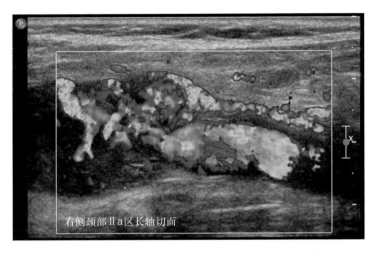

图 11-17 颈动脉体瘤的矢状面彩色多普勒声像图显示其供血血管咽升动脉走行于颈总动脉旁，它是颈外动脉的一个分支

Ⅲ区

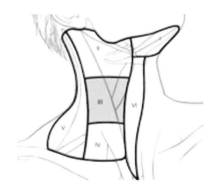

此区和Ⅳ区是与甲状腺关系最密切的区域。罕见的情况是位于此区域的异位甲状腺组织[14]可能会被误认为是转移性淋巴结（图 11-18），虽然其与甲状腺的主体是分离的，但与淋巴结相比，其内部回声是均匀的，且形态上更偏圆（图 11-19）。但是，基于任何与甲状腺相邻的肿物必须要怀

疑是甲状腺来源的转移灶这一原则，此肿物需在细胞学检查的基础上同时进行甲状腺球蛋白的测定。如果该肿物的细胞学检查结果为良性，甲状腺内也没有发现病灶，但甲状腺球蛋白测定结果呈阳性，仍然要怀疑这是一个来自于隐匿性甲状腺乳头状癌的转移性淋巴结，常规的做法是要将该肿物进行切除。最终的结果也可以是异位的甲状腺组织，后者非常罕见（图 11-20 和图 11-21）。

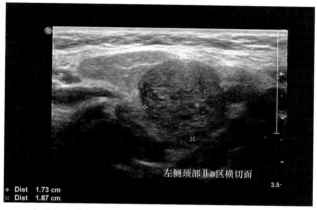

图 11-18　灰阶超声横断面显示 Ⅱa 区的圆形肿物。此肿物被证实为甲状腺一个侧叶的迷走部分，与甲状腺完全分离，与正常颌下腺相邻

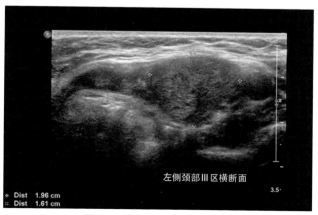

图 11-19　图 11-18 患者 Ⅲ 区又见一个孤立的肿物，同样被证实为甲状腺侧叶的迷走部分

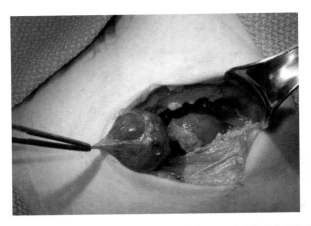

图 11-20　上颈部手术中探查，图 11-18，图 11-19 中的结节均被发现

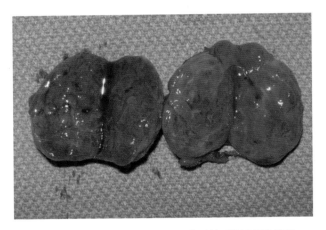

图 11-21　结节切除后剖面图，呈典型的正常甲状腺剖面

　　反复发生化脓性甲状腺炎的患者，尤其是当病变位于左侧时，可能是因为有自梨状窝顶部延伸至甲状腺实质的先天性梨状窝瘘的存在[15-17]（图 11-22）。此化脓性甲状腺炎在出生 3 个月的婴儿即可发生，表现为反复发作的咽后脓肿。颈部超声除了可显示甲状腺内的脓肿外，还可观察到覆盖于甲状软骨上的脓肿（图 11-23），有时还能识别出瘘管。

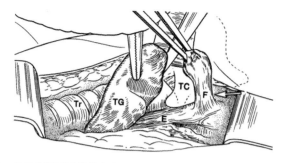

图 11-22 此示意图显示梨状窝瘘（F）起于食管（E）且位于甲状软骨（TC）外侧。此瘘总是位于左侧，延伸至甲状腺，并常常进入甲状腺实质内

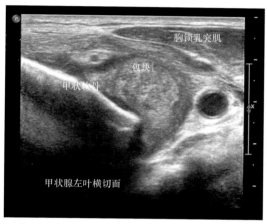

图 11-23 位于甲状软骨外侧方并延伸至甲状腺内的感染性包块，是继发于起自食管的梨状窝瘘（第四鳃裂窦道）。注意包块浅方的小环状结构，这是真正的瘘管

食管位于甲状腺左叶深方，紧邻气管，超声很容易识别，在正常情况下其肌肉层和黏膜层均可清晰显示。Zenker 憩室是因黏膜层自环咽肌和下咽缩肌间的薄弱间隙疝出而形成，内可存留食物和液体[18-20]，有时会被误诊为肿物，因而可能会被建议行 FNA。其超声表现为局部食管的层次结构消失或食管的局部膨大，内部会因食物碎屑的存在而产生多重反射伪像（图 11-24 和图 11-25），在吞咽

动作后此多重反射伪像会部分消失。当然，超声的作用仅是对此病变进行初步判断，进一步的食管造影检查是必不可少的。

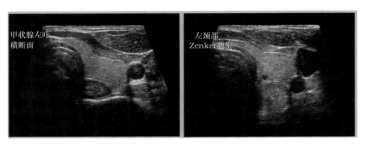

图 11-24　左图显示正常食管，右图为 Zenker 憩室引起的食管扩张

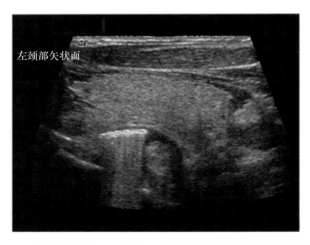

图 11-25　矢状面观察 Zenker 憩室，可见食物碎屑产生的多重反射伪像，注意憩室底部与甲状腺左叶紧邻

　　当前原发性甲状旁腺功能亢进的诊断策略是进行核医学和超声检查。通常超声上增大的单发低回声病灶提示腺瘤，多发病灶提示弥漫性增生，这些都是显而易见的常识，当伴有高钙血症时，几乎不会出现诊断上的错误。少数情况下，可以在典型的原发性甲旁亢患者Ⅲ区发现结节（图11-26 和图 11-27），虽然细胞学检查不能明确病变的性质，

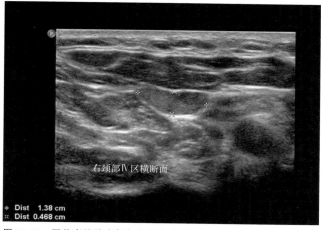

图 11-26 甲状旁腺腺瘤偶尔会异位到颈部侧方，本病例中位于Ⅳ区

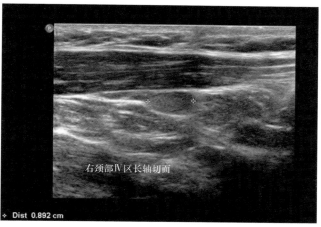

图 11-27 图 11-26 的甲状旁腺腺瘤在矢状面显示为卵圆形

但是必须要与肿大淋巴结相鉴别，鉴别点在于两者血管的走行方式不同[21]（图 11-28 和图 11-29），并且细胞学检查中没有淋巴细胞。当然血钙和血 PTH 的检测可以给出一个准确的分析方向，而抽吸物中检测到 PTH 则可确定病变为异位的甲状旁腺组织。

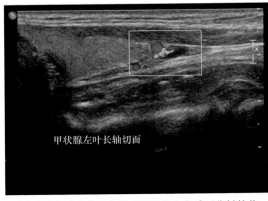

图 11-28 甲状旁腺腺瘤的供血血管呈弓形进入实质而非树枝状，图示小腺瘤也具有此特征

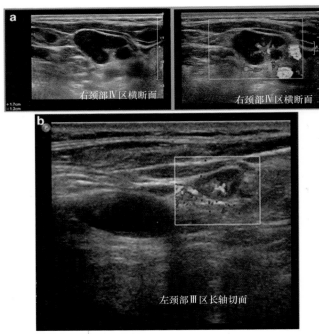

图 11-29 （a，b）彩色多普勒显示增生性淋巴结呈分支状血流模式。注意中央型血流沿淋巴门走行，后者在（a）左图灰阶超声扫查时可以很好地显示。图（b）为灰阶图像与甲状旁腺腺瘤相似的小淋巴结，其血供模式与之完全不同

Ⅳ区

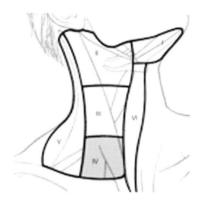

Ⅳ区任何实性或囊性结构都应该考虑甲状腺癌的转移灶。胸导管通常在左侧颈内静脉汇入无名静脉处的后方进入静脉系统，由于这种特殊的解剖关系，恶性肿物的转移灶常可在Ⅳ区与Ⅴ区交界处的内侧被发现。其原发灶往往是来源于锁骨下方各脏器的腺癌，更确切地说，从食管到结肠的胃肠道肿物都可以通过胸导管向颈部转移肿瘤细胞。此外，其他腹部器官如胰腺，也可以产生相同的转移结果。在颈部上段发现部分性或完全性囊性肿物时，则一定要考虑鳞状细胞癌来源的转移灶[22]（图11-9和图11-30）。90%

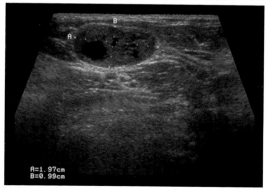

图11-30 颈部淋巴结内的无回声区提示坏死。FNA细胞学检查证实为鳞状细胞癌转移

以上的原发肿瘤位于颈部，转移性淋巴结的位置仅能提示原发肿瘤存在的区域，超声和 FNA 细胞学检查也能判断其病理，但需要内镜和其他影像学检查如食管造影、CT、MRI、PET 或 PET-CT 来寻找原发灶。

出现于Ⅳ区的没有任何实性成分的单纯囊性肿物，如果毗邻甲状腺下缘则可能是来源于甲状旁腺[23]。甲状旁腺腺瘤可以发生囊性变，但其常常是位于甲状腺内（图 11-31），或多少有些实性成分。单纯的甲状旁腺囊肿不会出现甲状旁腺功能亢进（图 11-32～图 11-34），其抽吸液清亮

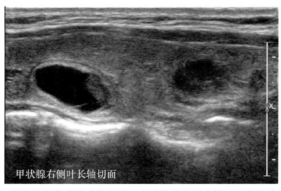

图 11-31 原发性甲状旁腺功能亢进患者甲状腺内两个低无回声结节。上方的病变（左）是一个胶质囊肿，下方的病变（右）因穿刺物检出 PTH 而被证实为甲状腺内的甲状旁腺瘤

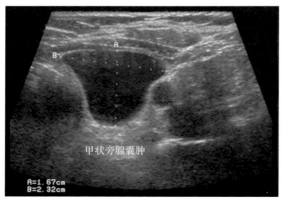

图 11-32 横断面显示甲状旁腺囊肿，内部为无回声，后方回声增强，囊壁薄而清晰

如水，PTH 测定显示含量很高。事实上，囊液清亮和 PTH 水平高是其与胸腺囊肿进行鉴别的要点，因为两者的组织病理学可能是相同的，即均可见到 Hassel 细胞。

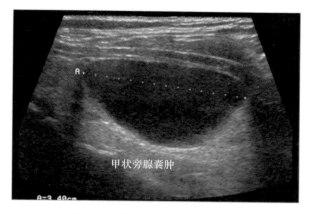

图 11-33　图 11-32 所示囊肿的矢状面

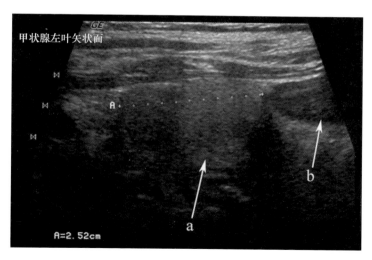

图 11-34　矢状面显示甲状旁腺（a）和伸入前纵隔的甲状旁腺囊肿（b）

Ⅴ区

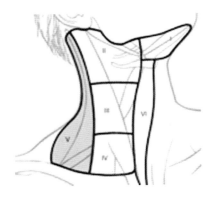

淋巴结病变

　　淋巴瘤常表现为Ⅴ区单个或多个肿大的淋巴结。虽然淋巴瘤可以发生于颈部任何部位，包括腮腺被膜下，但最常见的部位还是Ⅴ区。超声上表现为增大的单个或多个低回声结节[24-25]（图11-35和图11-36），内部回声均匀一致，无坏死区域，正常的门样结构消失，多普勒超声可显示周边供血及内部的穿支样血流信号（图11-37），当然，多发或簇状密集排布也多提示淋巴瘤的可能（图11-38）。但是，

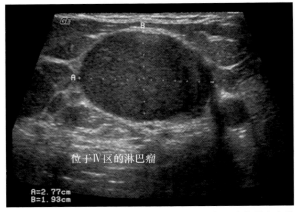

位于Ⅳ区的淋巴瘤

A=2.77cm
B=1.93cm

图 11-35　Ⅳ区增大的淋巴结，正常门样结构消失，病理为非霍奇金淋巴瘤

虽然有上述的声像图特征性表现，淋巴瘤的确诊仍需要其他更丰富的临床依据。当怀疑淋巴瘤时，穿刺标本既要经RPMI培养后进行流式细胞学检查，也要进行细胞学检查。

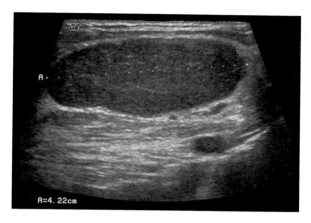

图 11-36 图 11-35 的同一淋巴结矢状面，表现为体积增大，内部回声均匀

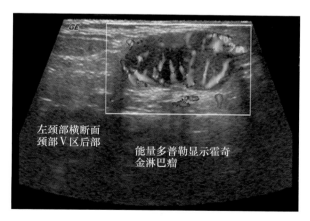

图 11-37 霍奇金淋巴瘤累及Ⅴ区淋巴结，内可见迷行的血管，高度提示恶性

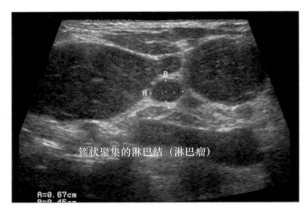

簇状聚集的淋巴结（淋巴瘤）

A=0.67cm
B=0.45cm

图 11-38 横断面显示霍奇金淋巴瘤的簇状杂乱排布淋巴结

Ⅴ区偏下方出现的鳞状细胞癌转移性淋巴结，其原发灶多来源于肺。故当在此区域发现肿大淋巴结时，除了超声对头颈部进行详细检查寻找原发灶外，肺部的 CT 扫描也是极为重要的。

神经纤维瘤

神经纤维瘤可单发也可多发，如果患有神经纤维瘤病时诊断则是轻而易举。神经纤维瘤在超声上表现为卵圆形等回声肿物，可表现为与神经鞘瘤一样的鼠尾征，内部无门样结构及门样血流。细胞学检查不能明确诊断，但当穿刺中出现放射性疼痛时，可怀疑到其神经源性的可能。这种疼痛初次发生时，穿刺医师一般会认为是无意中碰到了相邻的神经所致，但如果再次进针时出现相同的疼痛，则应放弃穿刺，转而求助于其他的影像学检查来明确其是否为神经纤维瘤。创伤性神经瘤可能与普通肿物的超声表现相似（图 11-39）。但当发现有线样的神经结构进入肿物，且 FNA 过程中出现疼痛时，则可确诊无疑（图 11-40）。

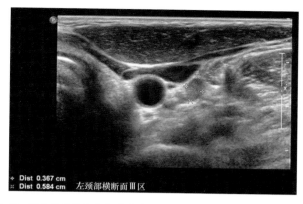

图 11-39　既往甲状腺乳头状癌患者，怀疑复发，超声横断面显示Ⅲ区有一结节

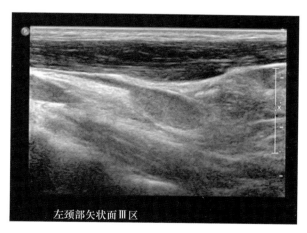

图 11-40　矢状面观察图 11-39 的结节，发现其与神经相连，提示为典型的术后创伤性神经瘤，而不是甲状腺癌复发

Ⅵ区

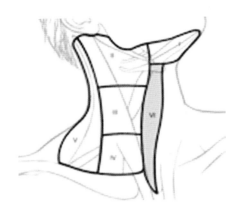

甲状舌管囊肿

囊肿可以发生于自舌骨上至甲状腺峡部之间的任何位置，超声上除了有普通囊肿的特点外，还有其他与解剖相关的特点[26]：首先是它可能是不规则形的，并可延伸至舌骨深面，此特点在矢状位扫查时可以观察到（图 11-41 和图 11-42）；其次是囊内可有碎屑存在，表现为点状强回声充满囊肿（图 11-43）。如果囊内见到实性成分，则应考虑甲状腺乳头状癌的可能，应进行实性部分的活检[27]。

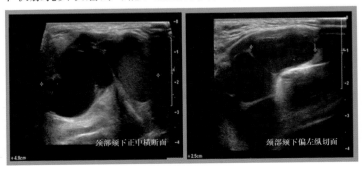

颈部颏下正中横断面

颈部颏下偏左纵切面

图 11-41 此图为一个大的甲状舌管囊肿的横断面和纵切面。注意右图囊肿的上半部分延伸至舌骨后

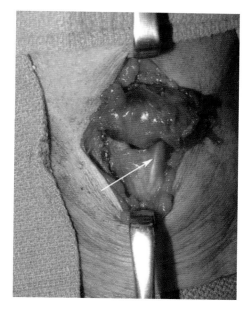

图 11-42　图 11-41 中甲状舌管囊肿的术中所见。箭头所示的是甲状软骨的嵴样突起

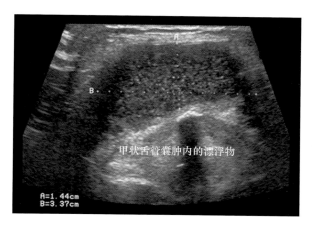

图 11-43　此甲状舌管囊肿横断面图显示位于中央的舌骨，表现为独立的高回声结构伴后方声影。注意囊肿内部的多发点状高回声为组织碎屑

Delphian 淋巴结（喉前淋巴结）

指处于甲状舌管囊肿相同位置或向下低至环甲膜水平的中线淋巴结，其肿大可能是喉部癌症的标志。因此，如果出现可疑征象则需要 FNA 细胞学检查。

舌（根）部甲状腺

怀疑舌甲状腺时，要对颈部进行细致全面的检查。舌甲状腺是指位于舌根中部舌盲孔处的未下降的甲状腺。它是一个琥珀色的黏膜下肿物，多在常规检查下咽部时被发现。也可能正好相反，在常规检查颈部时被发现。如果甲状腺在正常位置体积小或缺如（图 11-44），则常规的内镜检查和（或）核医学扫描将提供必要的确诊信息（图 11-45）。舌甲状腺一般不需要临床处理，它仅仅是胚胎发育的异常。

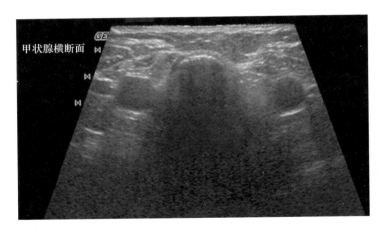

图 11-44 患者舌根部肿物，颈部超声显示甲状腺缺如。超声结果结合临床上典型的舌根部黏膜下肿物，初步诊断为未下降的舌甲状腺

胸腺

胸腺在儿童期常常可以辨认，但成年后通常会萎缩。其声像图特点是位于甲状腺下部深方的低回声区，双侧对称，内部可见多发点状高回声[28-29]（图 11-46）。这些高回

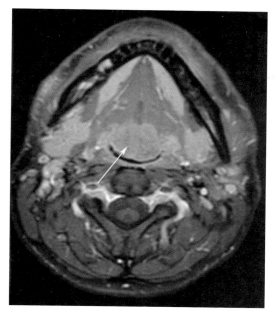

图 11-45 图 11-44 患者 MRI 轴位断面证实舌根部肿物
（箭头所示）为未下降的舌甲状腺

声可能被误认为是微小钙化，但实际上是 Hassel 小体，常
见于胸腺组织内。甲状腺下方的区域通常没有类似病变，
可能会被缺乏经验的医生误认为是甲状腺乳头状癌，但其
双侧对称的特点及无结节样表现的特征均提示为良性。

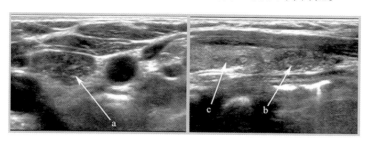

图 11-46 胸腺的超声图像（a，b）。左图是左侧上纵隔的横断面，右图是甲
状腺左叶长轴切面（c）

甲状腺癌转移

虽然有关甲状腺癌（最常见的是乳头状癌或髓样癌）颈部转移的讨论也见于本书的其他章节，但在讨论Ⅵ区时它依然是重要问题。此区域超声评价特别困难，主要是因为解剖结构的限制：锁骨和胸骨柄阻碍超声探头放于最佳位置，且难度可能因患者体型不同而增大。非常瘦的患者其胸锁乳突肌与气管之间凹陷会阻碍探头平直贴附于皮肤及皮下组织；而一个肥胖或喉部位置低的患者则可能造成其他困难。此外，探头的大小也是一个影响因素，窄一些的探头比较容易操作，而变频探头的使用也有助于获得良好的深部图像。还有，如能将深度设置调节至更深区域也能对Ⅵ区的下部区域的扫查有帮助。需要强调的是，中、下颈部的任何囊性病变在被确诊为其他病变之前，均应不排除甲状腺乳头状癌的转移[30]（图11-47）。

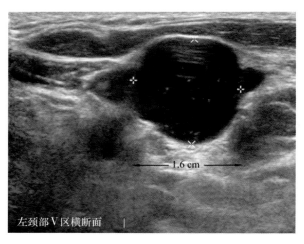

图 11-47 Ⅴ区圆形、近无回声的淋巴结，后方回声增强，内见散在的微小钙化，病理证实为乳头状癌淋巴结转移

腮腺

腮腺的一部分可位于Ⅱ区和Ⅴ区上部，但此器官与其被膜下的淋巴结一般被认为是独立于分区之外的脏器。虽

然腮腺病变与甲状腺病变无关，但是了解一些超声扫查时的常见情况对操作者还是具有指导意义。

炎症　急性和慢性腮腺炎在超声声像图上有很多相同的特点[31]，表现为边界不清的低或无回声区替代了正常的腮腺实质（图 11-48），多普勒超声显示血供丰富，增生的淋巴结常常位于上颈部和腮腺被膜下。液性暗区的出现提示脓肿的形成。

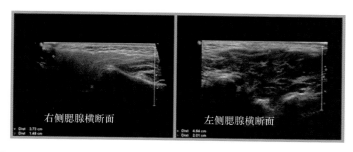

图 11-48　超声图像的比较。左图为正常腮腺实质表现；右图为急性腮腺炎，腺体内部回声不均匀

囊肿　特别是单纯性的腮腺囊肿可以因终末导管梗阻造成，也可以是第一鳃裂发育异常而致，后者更为常见。这些囊肿与颈部和身体其他部位的囊肿声像图特征一样。多发囊肿意义更大，常与 HIV 相关[32]，它们经常是双侧发生，并且囊内含有碎屑（图 11-49 和图 11-50）。

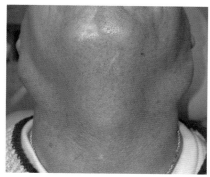

图 11-49　获得性免疫缺陷综合征（AIDS）患者双侧腮腺肿大

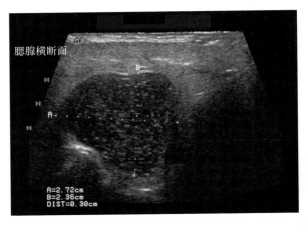

图 11-50 该腮腺囊肿内含有碎屑，实时超声显示在声能驱动下发生轻微移动。虽然只是单发囊肿，却是继发于 HIV

肿瘤 腮腺最常见的肿瘤是多形性腺瘤[33-34]（图 11-51）。它的典型声像图特征与囊肿相近，它可能是唯一的声像图特征与囊肿类似的实性肿物。肿瘤包膜完整，病变不会延伸至周围的腮腺实质，其边缘可以有些不规则的局部隆起，但是仍然局限于肿物的包膜内。值得一提的是其具有仅见于囊肿的后方回声增强这一特征，可能是与其实质的均匀性有关，而其他的腮腺肿瘤不具有此特征。恶性肿瘤表现为边缘不规则（图 11-52），有时会突破包膜[35]，与

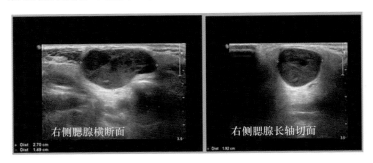

图 11-51 典型的多形性腺瘤的灰阶声像图，边界清晰，形态欠规则，后方回声增强。后方回声增强常常是囊肿的特点，腺瘤是唯一有此特征的实性肿物

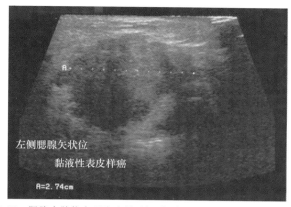

图 11-52　腮腺内肿物表现为边界不规则，提示侵犯周围实质。该病变被证实为黏液性表皮样癌

周围腺体分界不清。腺样囊性癌、黏液表皮样癌是最常见的恶性肿瘤，除了具有上述的恶性声像图特征外，往往伴有周围淋巴结的肿大。

　　结石[36]　腮腺的主导管（Stensen's duct）通常是闭合的，在灰阶超声上不显示。只有因远端梗阻导致导管增宽或迂曲扩张时，在声像图上才能被识别，表现为管样结构，如果没有多普勒超声，可能会被误认为是血管（图 11-53）。

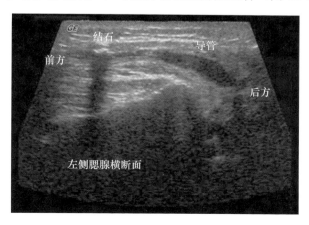

图 11-53　典型的腮腺导管内结石，结石后方伴声影，导管梗阻扩张

结石的特征包括以下几点：①梗阻部位边界清晰的高回声团；②高回声团近端的管样无回声；③管样无回声内无血流信号（图11-54）。少数情况下可发现导管内有多发结石（图11-55）。

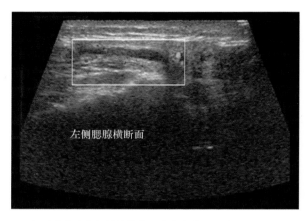

左侧腮腺横断面

图11-54 腮腺内扩张的长管样结构，彩色多普勒超声证实为扩张的导管

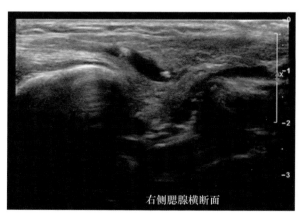

右侧腮腺横断面

图11-55 梗阻的腮腺导管扩张，内见两个结石

自身免疫性疾病 干燥综合征（Sjogren's syndrome）通常以反复发作的腮腺肿胀和类风湿关节炎为特征[37]（图

11-56 和图 11-57），主要累及各大小涎腺组织及泪腺，并导致腺体萎缩。因此，这些患者除了腮腺症状外，还会出现口干症和干眼症（口眼干燥）。组织病理学显示为淋巴组织增生性改变，与桥本甲状腺炎非常相似。声像图表现为回声均匀的腮腺实质被回声不均匀减低的网格样结构（也称"瑞士奶酪"样结构）取代（图 11-58），双侧同时发生，颌下腺也常有同样的表现。

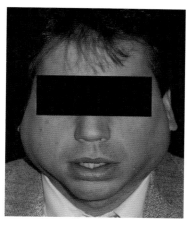

图 11-56 干燥综合征患者双侧腮腺明显肿胀

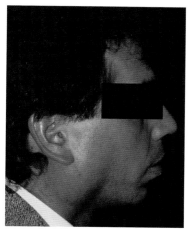

图 11-57 干燥综合征患者侧面观。腮腺弥漫性肿胀，耳前、耳下及耳后方整体肿大

243

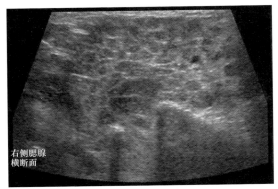

图 11-58 干燥综合征患者的正常腮腺实质被网格样结构（"瑞士奶酪"样结构）取代

其他病变

脂肪瘤

查体时脂肪瘤常常难以与肿大的淋巴结及颈部其他病变相鉴别。脂肪瘤是良性肿瘤，多表现为皮下的局限性病变，但在其他含有脂肪细胞的脏器如腮腺内也可见到。超声上表现为卵圆形，内见与肿物长轴平行的条带状强回声[38]（图 11-59），与周围脂肪组织分界清，多普勒超声显示内部无血流信号。

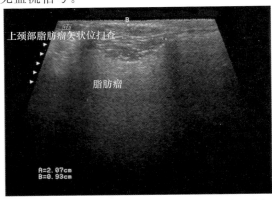

图 11-59 皮下边界清晰的卵圆形低回声，内见平行于皮肤的高回声条带，这是典型的脂肪瘤超声表现

脉管系统病变

作为颈部重要的病变，淋巴管瘤和血管瘤的诊断和鉴别诊断要点在Ⅰ区的内容里已经讨论过，而其他脉管系统来源的病变可发生于颈部任意区域。例如，对患者进行颈动脉超声检查时，意外发现甲状腺病变并将其转诊至内分泌科或外科是很常见的；同样，当检查甲状腺和甲状旁腺时，也可能会意外地发现淋巴结肿大或其他查体中无法发现的病变，如发生于颈动脉的粥样硬化，其常见的表现是颈动脉窦部的环形或结节样钙化（图 11-60 和图 11-61），虽然无需立即评估斑块远端的血流情况，但进一步的颈动脉双功超声检查是非常必要的。经中心静脉置管进行化疗的患者可能会发生颈内静脉血栓，彩色多普勒超声扫查颈内静脉未见血流信号是诊断的依据（图 11-62 和图 11-63）。尽管这可能不会引起任何临床症状，但是仍有一些患者会出现进展性的血栓性静脉炎、颈部疼痛和其他的严重后果。偶尔，浸润性甲状腺癌的患者进行多普勒超声检查时可能在甲状腺中静脉及相邻的颈内静脉内发现血栓，这一发现具有重要的意义，因其直接影响到外科手术时的切除范围（图 11-64～图 11-66）。

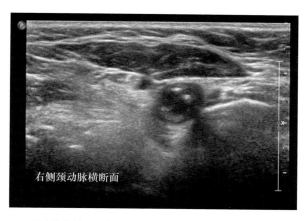

右侧颈动脉横断面

图 11-60 颈动脉粥样硬化常位于颈动脉窦部（颈动脉分叉处）。灰阶超声横断面扫查显示典型的高回声钙化灶

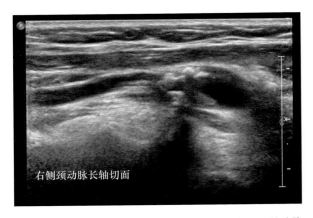

图 11-61 血管长轴切面显示钙化位于颈动脉窦部，这是动脉粥样硬化的特征性表现

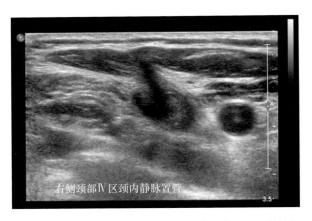

图 11-62 患者因化疗行中心静脉置管，灰阶超声血管长轴切面显示颈内静脉血栓形成

　　综上所述，所有应用超声的医师在明确了解超声诊查甲状腺和甲状旁腺的重要性之外，也必须了解如何评估颈部淋巴结，并掌握转移性淋巴结的声像图特征。扫查应覆盖整个颈部，有可能会发现其他部位潜在的疾病。本章节主要讨论了一些较常遇到的情况。超声使用者应熟知正常

的头颈部解剖，这样可轻易发现异常的情况，即使难以确定病理类型，也可以指导进一步检查手段的选择。

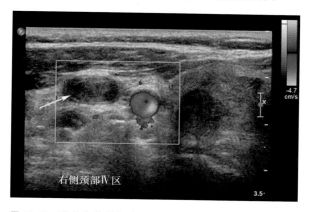

图 11-63 彩色多普勒超声显示图 11-61 患者的颈静脉栓子（箭头所示）

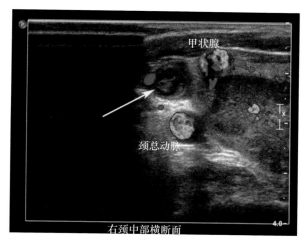

图 11-64 低分化甲状腺癌患者术前检查所见，彩色多普勒超声发现颈静脉栓子（箭头所示）

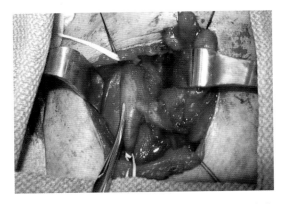

图 11-65　图 11-63 患者术中所见。栓子导致甲状腺中静脉增宽，后者汇入颈内静脉（止血钳所示）

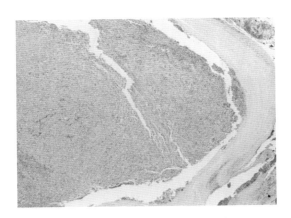

图 11-66　同一患者的瘤栓病理图片

参考文献

1. Ahuja A, Ying M. Sonography of neck lymph nodes: part II. Abnormal lymph nodes. Clin Radiol. 2003;58:359–66.

2. Dumitriu D, Dudea SM, Botor-Jid C, Baciut G. Ultrasonographic and sonoelastographic features of pleomorphic adenomas of the salivary glands. Med Ultrason. 2010;12(3):175–83.

3. Jain P, Jain R, Morton RP, Ahmad Z. Plunging ranulas: high resolution ultrasound for diagnosis and surgical management. Eur Radiol. 2010;20(6):1442–9.

4. Vazquez E, Euriquez G, Castellote A, et al. US, CT, and MR imaging of neck lesions in children. Radiographics. 1995;15:105–22.
5. Milliken JB, Glowacki J. Hemangiomas and vascular malformations in infants and children: a classification based on endothelial characteristics. Plast Reconstr Surg. 1982;69(3):412–22.
6. Benson MT, Dalen K, Mancuso AA, Kerr HH, Caccicarelli AA, Mafee MF. Congenital anomalies of the branchial apparatus: embryology and pathologic anatomy. Radiographics. 1992;12:942–60.
7. Telander R, Filston H. Review of head and neck lesions in infancy and childhood. Surg Clin North Am. 1992;72:1429–47.
8. Haddick WK, Callen PW, Filly RA, Mahoney BS, Edwards MB. Ultrasound evaluation of benign sciatic nerve sheath tumors. J Ultrasound Med. 1984;3:505–7.
9. Fornage BD. Sonography of the peripheral nerves of the extremities. Radiol Med. 1993;5:162–7.
10. Das Gupta TK, et al. Benign solitary schwannomas (neurilemomas). Cancer. 1969;24:355–66.
11. Dickinson PH. Carotid body tumour: 30 years experience. Br J Surg. 1986;73:14–6.
12. Netterville JL, Reely KM, Robertson D, Reiber ME, Armstrong WB, Childs P. Carotid body tumors: a review of 30 patients with 46 tumors. Laryngoscope. 1995;105:115.
13. Arslan H, Unal O, Kutluhan A, Sakarya ME. Power Doppler scanning in the diagnosis of carotid body tumors. J Ultrasound Med. 2000;19(6):367–70.
14. Huang TS, Chen HY. Dual thyroid ectopia with a normally located pretracheal thyroid gland: case report and literature review. Head Neck. 2007;29:885–8.
15. Delozier H, Sofferman RA. Pyriform sinus fistula: an unusual cause of recurrent retropharyngeal abscess and cellulitis. Ann Otol Rhinol Laryngol. 1986;95:377–82.
16. Park NH, Park HJ, Park CS, Kim MS, Park SL. The emerging echogenic tract sign of pyriform sinus fistula: an early indicator in the recovery stage of acute suppurative thyroiditis. AJNR Am J Neuroradiol. 2011;32(3):44–6.
17. Mali VP, Prabhakaran K. Recurrent acute thyroid swellings because of pyriform sinus fistula. J Pediatr Surg. 2008;43(4):27–30.
18. Killian G. La boudre de l'oesophage. Ann Mal Orelle Larynx. 1907;34:1.
19. Westrin KM, Ergun S, Carlsoo B. Zenker's diverticulum—a historical review and trends in therapy. Acta Otolaryngol. 1996;116:351–60.
20. Chang C, Payyapilli R, Scher RL. Endoscopic staple diverticulectomy for Zenker's diverticulum: review of literature and experience in 159 consecutive patients. Laryngoscope. 2003;113:957–65.
21. Mazzeo S, et al. Usefulness of echo color Doppler in differentiating parathyroid lesions from other cervical masses. Eur Radiol. 1997;7(1):90–5.
22. King AD, Tse GM, Ahuja AT, Yuen EH, Vlantis AC, To EW, et al. Necrosis in metastatic neck nodes: diagnostic accuracy of CT, MR imaging, and US. Radiology. 2004;230:720–6.

23. Ihm P, Dray T, Sofferman RA, Nathan M, Hardin NJ. Parathyroid cyst diagnosis and management. Laryngoscope. 2001;111:1576–8.

24. Ahuja A, Ying M, Yang WT, Evans R, King W, Metreweli C. The use of sonography in differentiating cervical lymphomatous lymph nodes from cervical metastatic lymph nodes. Clin Radiol. 1996;51:186–90.

25. Tsang RW, Gospodarowicz MK. Non-Hodgkin's lymphoma. In: Gunderson LL, Tepper JE, editors. Clinical radiation oncology. Philadelphia: Churchill Livingstone; 2000. p. 1158–88.

26. Ahuja AT, King AD, Metreweli C. Thyroglossal duct cysts: sonographic appearance in adults. AJNR Am J Neuroradiol. 1999;20:579–82.

27. VanVuuren PA, Bolin AJ, Gregor RT, et al. Carcinoma arising in thyroglossal remnants. Clin Otolaryngol. 1994;19:509.

28. Fausto CSCV, et al. Thymus: ultrasound characterization. Radiol Bras. 2004;7(3):207–10.

29. Han BK, Suh YL, Yoon HK. Thymic ultrasound II. Pediatr Radiol. 2001;31(7):480–7.

30. Landry CS, Grubbs EG, Busaidy NL, Staerkel GA, Perrier ND, Edeiken-Monroe BS. Cystic lymph nodes in the lateral neck are an indicator of metastatic papillary thyroid cancer. Endocr Pract. 2010;16:1–16.

31. Gritzmann N, et al. Sonography of soft tissue masses in the neck. J Clin Ultrasound. 2002;30:356–73.

32. Shugar J, et al. Multicentric parotid cysts and cervical adenopathy in AIDS patients. A newly recognized entity: CT and MR manifestations. J Laryngol Otolaryngol. 1988;28:272.

33. Webb AJ, Eveson JW. Pleomorphic adenomas of the major salivary glands: a study of the capsular form in relation to surgical management. Clin Otolaryngol Allied Sci. 2001;26:134–42.

34. Stennert E, et al. Histopathology of pleomorphic adenoma in the parotid gland: a prospective unselected series of 100 cases. Laryngoscope. 2001;111:2195–200.

35. Lamont JP, McCarty TM, Fisher TL, et al. Prospective evaluation of office-based parotid ultrasound. Ann Surg Oncol. 2001;8:720.

36. Williams MF. Sialolithiasis. Otolaryngol Clin North Am. 1999;32:819.

37. Mannoussakis M, Mountsopoulos M. Sjogren's syndrome. Otolaryngol Clin North Am. 1999;32:843.

38. Ahuja AT, et al. Head and neck lipomas: sonographic appearance. AJNR Am J Neuroradiol. 1998;19(3):505–8.

第十二章

超声引导下甲状腺结节的细针穿刺

Ultrasound-Guided Fine-Needle：Aspiration of Thyroid Nodules

Daniel S. Duick 著

刘 昊 谭 石 译

引 言

　　甲状腺结节细针穿刺（fine-needle aspiration，FNA）之前进行诊断性超声检查具有很多的裨益，这种好处表现在能够确定结节的大小和位置，从而能够更好地选择穿刺针的长度及口径。对患有多发结节的患者进行检查时，超声能够确保穿刺到具有典型表现的结节，或者最有可能是恶性的结节——那些表现为微钙化、血流增多、典型的低回声、模糊而不规则的边缘，或者具有其他与恶性相关的特征性表现的结节。最后，超声检查可以引导 FNA 对其他可疑区域进行穿刺，例如增大的可疑淋巴结或是偶发的甲状旁腺腺瘤。

　　一旦医生掌握了甲状腺超声检查的技能，就很容易把这两种方法融合在一起，即超声引导下细针穿刺（ultrasound-guided FNA，UGFNA）。这种方法对无法触诊的结节或是直径小于 1.5 cm 结节的活检的确是很有必要的，此外 UGFNA 对于身材肥胖、肌肉发达、体型魁梧的患者，以及坐位能够触及甲状腺结节而平卧后无法准确定位的患者也是必要的。UGFNA 适用于复杂的或囊性结节的活检，可以获取结节囊壁或实性部分的组织成分，确保足够用于细胞学检查。实性结节检查中，最好的细胞学取材常常涵盖了整个结节。但是，许多结节在生长过程中内部发生了改变，本章将介绍几种 UGFNA 技术用来诊断问题性结节。在不均质的甲状腺结节中，穿刺部位应当位于结节的低回声区域以及任何超声表现可疑的部位（比如结节内部出现血流或微钙化的区域）。UGFNA 技术能够保证穿刺时针尖在结节内定位更加准确。

多位研究学者指出，与传统的 FNA 检查相比，把超声和 FNA 有机地结合在一起（即 UGFNA），能够将符合细胞学诊断要求的细胞数量提高 3～5 倍[1-2]。还有部分学者证实使用 UGFNA 的方法能够提高 FNA 的特异性和敏感性[3-4]。UGFNA 可以确保穿刺时针尖位于目标结节之内，从而避免了假阴性，同时引导操作者避开颈部的气管及大血管。这项技术常常能够帮助操作者在进针时避开胸锁乳突肌，从而显著降低穿刺过程中的不适。由于 UGFNA 最大程度上提高了细胞学的质量和数量，这种技术已经成为评估和管理甲状腺结节的最好方法。

微小结节

是否穿刺直径小于 1～1.5 cm 的甲状腺结节［微小结节或"偶发"结节（incidentalomas）］仍然是有争议的。许多人认为如此大小的甲状腺结节很少出现危险，并且在人群中如此常见，以至于常规穿刺这样的结节是没有价值的。但是，一些研究人员已经证明无法触及的小结节的恶性发生率与可触及的结节相一致[5-6]。此外，有学者还证明，直径小于 1.5 cm 的甲状腺癌常常与大结节具有同样的侵袭性[7]。因此在决定哪些结节需要进行 FNA 检查时，明确穿刺的标准是有必要的。美国内分泌医师协会（The A-merican Association of Endocrinologists，AACE）推荐对直径超过 1 cm 的结节进行 FNA 检查[8]。如果青少年时期接受过头颈部的放射线外照射，或是有髓样癌或乳头状癌家族史的患者，即使甲状腺结节直径小于 1 cm，仍然需要进行 UGFNA。如果以往接受过甲状腺癌部分切除术的患者残存腺体内出现了微小结节时，也推荐进行 UGFNA 检查。超声轴位（横断面）扫查时显示前后径大于左右径（taller than wide），或者彩色多普勒超声显示结节内血流增多时也具有潜在的恶性高风险，应当进行 UGFNA 检查。其他的一些特征（如微钙化、边界不规则/边界模糊，或者与颈前带状肌相比表现为显著的低回声）出现时，即使是微小结节也需要 UGFNA[9-13]。而大多数不具有这些征象的、直径为 5～10 mm 的结节可以通过超声检查监测一段时期，当体积无显著增大时无需进行 FNA[8]。

穿刺准备

进行甲状腺结节细针穿刺之前，首先需要了解患者以往是否有相对禁忌证及少见的绝对禁忌证。这些穿刺禁忌证与传统的 FNA 相同，包括患者可能因为身体上的问题无法平卧，或者难以控制呼吸的频率和幅度，以及由于焦虑而不能合作等。除了平卧位穿刺外，UGFNA 还可以在躯体前倾 45°～60°或半坐位进行操作。呼吸控制不良或焦虑常常通过充分沟通、耐心安慰及穿刺过程中的明确引导加以解决。为了保证穿刺过程顺利，幼儿可以使用麻醉药或镇静剂，成人穿刺前可以服用抗焦虑药。

术前应当与患者交流沟通，在回答了患者全部疑问之后应签署一份书面的知情同意书。知情同意书应该使用通俗直白的语言描述，内容涵盖穿刺的所有细节和相关信息，包括穿刺的原因、术者、穿刺的过程和手术风险，以及患者和见证人签字。

UGFNA 时应当使用 25 或 27G 穿刺针。粗针（larger needles）、切割针、空芯针和弹射式活检针穿刺时都具有引发显著出血的高风险，同时穿刺部位很容易出现感染，还可导致甲状腺、气管、食管、颈动脉、颈静脉乃至喉返神经的损伤[8-9]。使用粗针穿刺活检并不能从细胞学水平进一步鉴别滤泡性结节的良性和恶性（即无法定性）。在重复进行两三次 FNA 抽吸细胞学检查仍然"无法明确诊断"时，使用空芯针穿刺活检能够帮助获取足够的细胞学病理诊断的标本，因此，出于安全性、价格及有效性等原因，使用 25G 或 27G 细针进行 FNA 穿刺已经成为甲状腺结节检查的标准、首选的方法[9]。

严重的未纠正的出血、血小板低下、凝血功能紊乱会导致患者内环境失调，无论是哪一种类型的甲状腺穿刺活检，这都是绝对禁忌证。当患者使用了过量的可注射肝素产品，或是使用的华法林超过国际标准治疗剂量，或者使用了氯吡格雷（波立维）、达比加群酯甲磺酸盐（泰毕全）以及大剂量阿司匹林治疗，此时增加了医生对 UGFNA 检查的忧虑（例如可能出现的相对禁忌证）。正常情况下 UG-FNA 较少发生局部穿刺点出血、瘀斑或血肿形成，但是患者使用这些药物的任意一种都会导致并发症出现的概率增高。一旦发生这种情况应当徒手压迫止血，随后使用敷料压迫和冰袋贴敷。如果出现血肿，一定要进行超声观察，在患者离开以前确保病情的稳定。随着轻度并发症发生的风险潜在地增多，操作医生在 UGFNA 过程中的独立判断和经验就显得非常重要。进行 UGFNA 之前必须向患者全面解释穿刺过程中的风险。少数情况下，UGFNA 时不抗凝/减少抗凝用药或是其他疗法可能更加合适。如果决定延迟穿刺，社区医生和手术医生需要探讨存在的问题和增加的风险，以及解决问题的方案。

仪器设备

超声手术室应当具备一台超声仪，配备 3.5～5.0 cm 尺寸的宽频线阵探头，频带范围在 7.5～14 MHz。该仪器还应该具备多普勒成像功能（如彩色多普勒和能量多普勒）。体积较大的探头不仅操作不便，还会妨碍穿刺抽吸。其他频带与之相似或略低的实用探头有 2 cm 大小的凸阵探头或曲面线阵探头（线阵探头表面为凸起的弧形结构，成像时能够增大断面的视野范围）。小凸阵探头有利于甲状腺成像和复杂位置的 FNA 操作，尤其是颈部偏下靠近胸骨柄区、锁骨周围以及胸锁乳突肌水平的穿刺（图 12-1）。

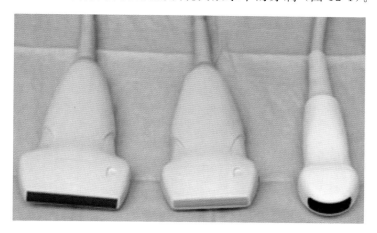

图 12-1 由左至右显示不同大小的线阵探头，最右侧的是一个较小的凸阵探头

此外，手术室还应配备一台便携式超声机、一个药品托盘或托车，以及可移动的影像工作台或影像车，在 UG-FNA 或其他操作中，任何一个仪器都可移动到最优的位置，处于最佳的视觉角度，达到最好的应用效果。药品托盘应该包括局部消毒器械以及探头套、无菌耦合凝胶和各种型号的、易于组装和使用的穿刺针。某些仪器上装有与

探头相匹配的穿刺引导设置，使用穿刺模式时可以显示在屏幕上，如果需要可以开启，但是大多数情况下常规 UG-FNA 是无需使用的。运用 FNA 穿刺深方或靠后部的包块，或是进行特定的、长时间操作（如大囊肿的引流后经皮乙醇注射）时，这种设置非常实用。现代高分辨率超声仪几乎可以显示所有的穿刺针，这使得回声式穿刺针的应用变得没有必要。应当常规配置不同长度和类型的穿刺针，包括小号针（25～27G）、中号针（21～23G）和特殊型号针（25、23 或 21G 带芯针或脊髓针）（图 12-2）。这种带芯针用于长时间液体抽吸或穿刺甲状腺后部结构，病变可在甲状腺内，也可位于腺体外，如外生性甲状腺结节或甲状旁腺占位或淋巴结。当穿刺针向靶病灶推进时，留置的针芯可以防止甲状腺细胞进入到针鞘内。针芯的存在能够强化针体的硬度，在拔出针芯前，穿刺针很容易在结节内进行操作。市场上销售的肝素化穿刺针的使用并不能获得合适的标本，因为肝素会干扰细胞学诊断。

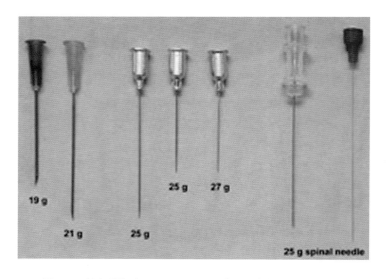

图 12-2 超声引导下 FNA（UGFNA）使用的穿刺针（针尖展示）

就穿刺技术而言，建议使用 10 ml 的滑口或带有鲁尔锁的注射器，最好是配备离心或偏心式针头，以便更好地看到针毂和斜面。

穿刺时不建议使用手枪式手柄，因为这种装置操作不便，还会导致过高的负压，引起组织出血，取材质量也较差。手枪式手柄经过改良后成为一种有效的、更加小巧的弹射式抽吸装置（比如 Tao 氏针吸活检枪），它配有一个注射器卡槽，起到固定的作用，此外还可以预先调整抽吸的压力。当没有助手辅助 UGFNA 操作时，两只手需要同时完成超声引导和穿刺抽吸两项工作，此时改良的手枪式手柄是非常有用的。穿刺针刺入结节后会击发预先设定的抽吸压力设置，另一只手可以继续握住探头监测操作过程（图 12-3）。

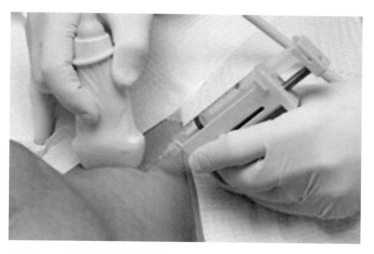

图 12-3 一种小巧的弹射式抽吸装置（Tao 氏）的使用方法，适用于 UGF-NA 操作时没有助手帮助固定探头监测图像的情况

27G 或 25G 穿刺针都可用来麻醉，注射麻醉与表面麻醉两种方法都可以选择，作者的习惯是常规使用注射麻醉。术者可以选择用以下一种或多种药物进行局部麻醉：1% 或 2% 利多卡因注射，也可使用氯乙烷雾化麻醉或局部利多卡因凝

胶/贴剂接触麻醉（术前 1～2 小时使用），后者不常用。注射用利多卡因应当唾手可得，是否使用取决于患者和医生的偏好，当操作困难时也需要使用（如多个结节或重复穿刺）。

技　术

患者取仰卧位，颈部后伸，用软枕头或垫子放在肩膀下使颈部尽量暴露出来。对于有颈椎病或对于头部过伸和（或）颈部伸展旋转感到不适的患者，可在其头部下方加垫一个松软小枕头。根据术前确定的穿刺计划，术者应当位于手术台侧方或是头侧，以便于抽吸过程中获得最佳的穿刺入路。在整个手术过程中，操作者应能清晰地观察显示屏。每一次穿刺前都要充分暴露手术视野，然后再固定颈部。甲状腺两侧叶、峡部、中央偏下区域以及颈部两侧都应仔细检查，以便发现以往检查忽略的异常或淋巴结病变。耦合凝胶涂抹在探头表面，然后在探头表面覆以薄膜或套，避免直接接触任何血液成分。Parafilm 是一种价格低廉、可供选择的探头覆膜。把覆膜的换能器浸泡在酒精里，患者颈部则用酒精棉擦拭消毒。无菌耦合凝胶可以涂在覆膜探头上，也可以直接应用于患者颈部（图 12-4）。

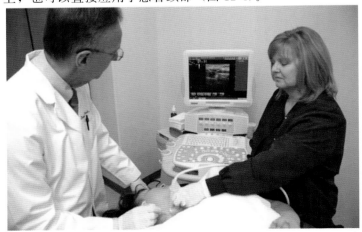

图 12-4　影像学监测 UGFNA 的应用

使用超声引导 FNA 操作的关键是正确理解方位平面，后者是指探头表面的正中矢状平面。探头是沿着其方位平面（矢状平面）发送和接收高频超声波，在 UGFNA 穿刺时使用方位平面能够让操作者观察到穿刺针道和方向，调整穿刺角度，借助平行平面穿刺法可以显示整个针体和斜面朝上的针尖。与之不同，穿刺针也可以沿着探头矢状面垂直刺入，但是在此方向上，只有当斜面朝上的针尖穿过矢状面时，才能被观察到。因此，以探头方位平面作为标准，UGFNA 有两种基本的操作方法。

平行探头穿刺法（平面内法）

使用超声引导下平行探头的方法进行穿刺，能够从穿刺点开始，沿着监测平面连续观察穿刺针进入目标结节的全过程。穿刺针定位显示于探头的一侧，平行于探头长轴或矢状位的正中平面。在监视仪上，结节应当是偏心的，尽量靠近准备进针的一侧。穿刺时最好针头斜面向上，朝向换能器方向，因为表面平滑的成角处能够产生更多的反射，针尖在声像图上显示更加明亮。探头和针头需要保持在同一个切面上。一旦穿刺针刺破皮肤后，针尖就会呈现在显示屏的左上或右上角处（取决于探头的方向）。在穿刺针前进至结节的过程中，应当使用平行方法认真地引导穿刺针沿着既定的穿刺路径、穿刺平面或者穿刺平面附近进针。这种方法可以让操作者在屏幕上实时观察到经皮穿刺过程、针尖的位置以及穿刺针通过颈部、穿越甲状腺进入结节的整个路径（图 12-5）。如果穿刺时穿刺针向侧方发生了偏移，或是离开了探头的正中平面，哪怕夹角只有几度，它的影像也会从显示屏上消失。平行穿刺技术需要反复练习和实践才能运用自如。

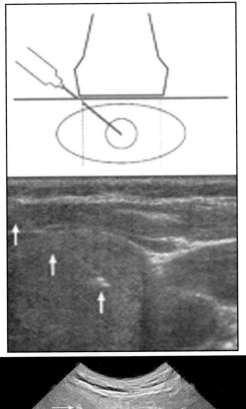

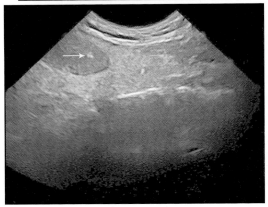

图 12-5　使用平行穿刺技术进行 UGFNA。最上方图示穿刺针和针尖显示方法。下面两幅图为穿刺针和针尖（箭头所示）的超声图像

垂直探头穿刺法（平面外法）

垂直探头穿刺时，甲状腺结节成像并定位于屏幕中央，而不是偏于监视器的一侧。使用这种方法时，穿刺针显示的位置与深方需要活检的结节都位于探头的一侧或长轴的中点，以90°夹角横穿扫查切面（图12-6）。使用这种操作方法也需要经验和技巧，因为在穿刺过程中无法显示穿刺针。使用穿刺针穿刺结节时，针尖仍需要斜面向上，朝向换能器，以便穿刺针经过扫查平面时能够反射超声波，发现针尖明亮的图像（图12-7）。使用垂直探头技术进行UG-FNA检查时，最重要的是观察和了解入针的不同角度，后者需要和颈部结节的深度相匹配。当针的斜面抵达扫查平面的狭窄声束时，入针的角度决定了针尖是位于结节内（这对于FNA是必要的），还是位于结节的上方（入针角度太浅）或者下方（入针角度太陡）。反复的练习和联合使用平行/垂直穿刺技术有利于优化进针位置和操作者技能，提高UGFNA的穿刺水平。

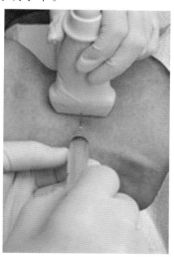

图 12-6 使用垂直探头技术行 UGFNA，探头横向定位，与针和注射器成 90°夹角

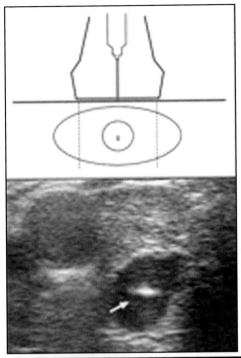

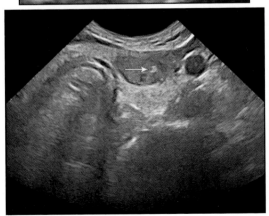

图 12-7　最上方为图示 UGFNA 垂直探头穿刺技术。穿刺针进入超声平面时只能看到针尖。下面两幅图为针尖的超声图像（上方为线阵探头成像，下方为凸阵探头成像）

抽吸和非抽吸技术

　　总体来说，在拟行 FNA 前，进行超声检查可以帮助操作者判断结节的性质，如实性、部分囊性和混合性。建立在影像学评估和 UGFNA 的应用的基础上，可以使用不同的穿刺方法以获取足够的标本和抽吸物进行细胞学检查。UGFNA 可以借助多普勒检查确定血管丰富的组织和大部分囊性包块，提高了组织细胞的采集数量。临床上有两种基本的针吸细胞学检查术，分别为负压吸引和非负压吸引。

　　使用徒手方法进行负压吸引时需要把 27 G 或 25 G 的穿刺针固定在 10 ml 的注射器上，在超声的引导下穿刺结节，穿刺时注射器的活塞需要回吸 1～2 ml，保持一定的负压以帮助抽吸细胞。穿刺针沿着实性结节的长轴往返运动，以 3 次/秒的速度提插，提插时间达到 3～6 s，然后释放压力，穿刺针退出。如果取材时出现了液体或低黏度稀薄物质，穿刺位置应当调整至包膜下 2～5 mm 处进行抽吸（复杂结节的边缘区域不太可能出现退行性改变或发生液化）。随后褪下穿刺针，注射器活塞回抽（以便于注射器吸入 2～3 ml 空气），重新安装上针头，缓慢地向前推动活塞，把抽吸物推到一个玻片上进行涂片和固定。但是，很多时候结节是由松散的微小囊泡、退行性变组织和液体组成，抑或结节内部血管非常丰富，这种情况下穿刺会立即在针尾部注射器内出现大量的稀薄液体。如果较低负压重复穿刺仍然出现这种情况，那就需要使用非负压式抽吸方法，即"只用穿刺针"的技术（Zajdela 技术），通常会提高涂片所需的细胞的数量[11]（图 12-8）。

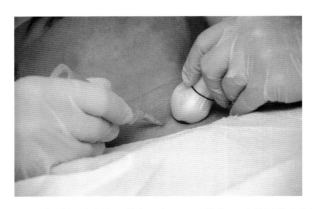

图 12-8 "单独使用穿刺针"技术（或 Zajdela 技术），未使用抽吸或负压吸引技术。需要注意的是此时注射器活塞已经从针筒中移除。本图还展示了一种小凸阵探头

  "单独使用穿刺针"技术（或 Zajdela 技术）使用的是 27G 或 25G 的穿刺针，操作时并不需要抽吸，当针斜刺入结节时，在虹吸作用下，组织细胞会被吸入穿刺针内[14]。拇指和示指握住针柄处，将穿刺针导入结节内，进行快速的上下运动，持续时间为 3～6 s。然后用示指堵住针尾，拔出穿刺针；注射器的活塞回抽 2～3 ml，将穿刺针连接上注射器，将抽吸物推至玻片上进行涂片和固定。一般情况下上述操作需要重复 2～4 次。一种改良的方法是拆除 10 ml 注射器上的活塞，然后把注射器连接上穿刺针（用来提高穿刺针的控制力），然后进行穿刺。当拔出穿刺针时，拇指需要扶稳注射器尾端。分离注射器，然后把穿刺针与一支已经拔出部分活塞的注射器相连接，将抽吸物推送至玻片上进行涂片固定。还有一种改良的方法，与穿刺针相连接的注射器内的活塞无需拔出，只要在穿刺前抽吸 2～3 ml 空气即可。由于虹吸原理的作用，穿刺过程中细胞会被吸入穿刺针内，随后抽吸物可以直接涂在玻片上。

  如果穿刺物是明显的血液，或是间质成分、囊泡和退行性变的液性混合物，抑或是血性液体时，可使用上述穿

刺技术的一种改进方法，有助于提高穿刺质量。这种方法同样需要穿刺 2～4 次，但是穿刺速度非常快，每次穿刺过程持续几秒钟，提插速度接近 5～6 次/秒（而不是 3 次/秒）。这种方法能够最大程度上使用穿刺针的斜面切割，在获取组织细胞的同时，虹吸作用时间最短，从而避免了把液体吸入到穿刺针中。

风干或喷涂玻片固定的方法通常更适用于细胞学检查。偶尔，使用固定液保存 FNA 穿刺物进行液基细胞学检查（liquid-based cytology，LBC）也可以作为细胞学检查的首选方式。LBC 也可以作为备用的检查方法，尤其是当用于涂片诊断的取材数量无法保证时，或者穿刺诊断中"无法诊断/细胞取材不足"比例过高时。后者可以通过快速涂片染色 1 至 2 张玻片，放在实验室显微镜下评估穿刺物细胞是否充足的办法得到解决。UGFNA 的穿刺过程以及所有与检查有关的程序都需要写在书面协议上以备查阅。

UGFNA 的本质和预期结果是获取穿刺物并制作涂片固定，以获取最准确的细胞学诊断，但是不能过度夸大制作有意义的涂片的能力。涂片细胞不足或是单纯依赖 LBC 会导致较高的无法诊断率，这是由于缺乏 FNA 技巧或涂片技术的训练，或者两者都是。因此那些缺乏穿刺训练或反复涂片不满意的读者应当学习细胞学涂片制作，或者参加学习班，系统学习这项技术以及与 UGFNA 相关的技能。

总结

UGFNA 的操作方式有很多，但是并没有一枝独秀的方法。尽管这些方法已经被普遍使用，但这并不意味着检查方式已经固化，而是为想要学习这项技术的人员开启了探索之路，应用中可以发现很多适用于不同情况的方法。医生需要不断提高 UGFNA 技能，以便于优化患者护理、提高质量安全和明确诊断结果，这才是最重要的。

参考文献

1. Takashima S, Fukuda H, Kobayashi T. Thyroid nodules: clinical effect of ultrasound-guided fine needle aspiration biopsy. J Clin Ultrasound. 1994;22:536–42.
2. Danese D, Sciacchitano S, Farsetti A, Andreoli M, Pontecorvi A. Diagnostic accuracy of conventional versus sonography-guided fine needle aspiration biopsy of thyroid nodules. Thyroid. 1998;8:15–21.
3. Carmeci C, Jeffery RB, McDougall IR, Noweis KW, Weigel RJ. Ultrasound-guided fine-needle aspiration biopsy of thyroid masses. Thyroid. 1998;8:283–9.
4. Yang GCH, Liebeskind D, Messina AV. Ultrasound-guided fine-needle aspiration of the thyroid assessed by ultrafast papanicolaou stain: data from 1,135 biopsies with a two to six year follow-up. Thyroid. 2001;11:581–9.
5. Hagag P, Strauss S, Weiss M. Role of ultrasound-guided fine-needle aspiration biopsy in evaluation of nonpalpable nodules. Thyroid. 1998;8:989–95.
6. Leenhardt L, Hejblum G, Franc B, Fediaevsky LD, Delbot T, Le Guillozic D, et al. Indications and limits of ultrasound-guided cytology in the management of nonpalpable thyroid nodules. J Clin Endocrinol Metab. 1999;84:24–8.
7. Rosen I, Azadian A, Walfish P, Salem S, Lansdown E, Bedard Y. Ultrasound-guided fine-needle aspiration biopsy in the management of thyroid disease. Am J Surg. 1995;166:346–9.
8. Khoo TK, Baker CH, Hallanger-Johnson J, Tom AM, Grant CS, Reading CC, et al. Comparison of ultrasound-guided fine-needle aspiration biopsy with core-needle biopsy in the evaluation of thyroid nodules. Endocr Pract. 2008;14(4):426–31.
9. Gharib H, Papini E, Paschke R, Duick DS, Valcavi R, Hegedüs L, et al.; AACE/AME/ETA Task Force on Thyroid Nodules. American Association of Clinical Endocrinologists, Associazione Medici Endocrinologi, and European Thyroid Association medical guidelines for clinical practice for the diagnosis and management of thyroid nodules: executive summary of recommendations. Endocr Pract. 2010;16(3):468–75.
10. Papini E, Guglielmi R, Bianchini A, Crescenzi A, Taccogna O, Nardi F, et al. Risk of malignancy in nonpalpable thyroid nodules: predictive value of ultrasound and color-Doppler features. J Clin Endocrinol Metab. 2002;87:1941–6.
11. Baudin E, Travagli JP, Ropers J, et al. Microcarcinoma of the thyroid gland: the Gustave Roussy Institute experience. Cancer. 1998; 83:553–9.
12. Kim E, Park CS, Chung WY, Oh KK, Kim DI, Lee JT, et al. New sonographic criteria for recommending fine-needle aspiration biopsy of nonpalpable solid nodules of the thyroid. AJR Am J Roentgenol. 2002;178:687–91.

13. Marqusee E, Benson CB, Frates MC, et al. Usefulness of ultrasonography in the management of nodular thyroid disease. Ann Intern Med. 2000;133:696–700.
14. Zajdela A, de Maublanc MA, Schlienger P, Haye C. Cytologic diagnosis of orbital and periorbital palpable tumors using fine-needle sampling without aspiration. Diagn Cytopathol. 1986;2:17–20.

第十三章

激光与射频消融

Laser and Radiofrequency Ablation Procedures

Roberto Valcavi，Giorgio Stecconi Bortolani，Fabrizio Riganti 著

胡向东 赵 博 谭 石 译

引 言

经皮激光消融（laser ablation，LA）和射频治疗（radiofrequency，RF）是应用高温灭活甲状腺结节和肿瘤的微创技术，无需手术切除。热损伤程度取决于组织达到的温度和加热时间。例如，组织加热至 50～55 ℃持续 4～6 min 可以产生不可逆的细胞损伤；加热至 60～100 ℃，组织几乎即刻凝固，对细胞内的线粒体和溶解酶产生不可逆损伤；当温度高于 100～110 ℃时组织发生汽化和碳化[1-2]。

肿瘤原位消融的潜在优势包括降低成本，减少患病率，可以在门诊进行消融治疗，以及为由于年龄、合并症或疾病严重而难以进行手术治疗的患者提供了一种新的治疗方法。甲状腺消融在超声实时引导下进行。

激光消融

激光一词的英文是"受辐射激发产生的光放大"的缩

写。图 13-1 显示了激光能量发生器。通过直接插入到组织中的光学纤维传输光能[3-7]，激光技术将高能量引导到一个可预测的、精确的和可控的一定区域的组织（图 13-2）。可用的激光源和不同波长的激光有许多，不同的激光纤维以及改良类型的用途各不相同。例如，钕：钇铝石榴石（Nd：YAG）或波长为 820～1 064 nm 半导体（固态）激光用于经皮激光消融，因为光的穿透在近红外光谱区是最佳的。高功率激光通过汽化及碳化激光纤维尖端周围组织，形成一个凝固区，从而损毁组织，如超声图像所见（图 13-3）。热源附近的热沉积是最大的，但能量衰减快速[8-9]。由于微血管的凝固与缺血性损伤，细胞死亡可能持续至消融后 72 小时[10]。显微镜下，凝固区周围环绕着可逆性损伤区，将活组织与坏死组织分开[9,11]。图 13-4 显示了激光消融一个月后切除的激光消融结节的大体组织学，表现为碳化和凝固区。凝固区的缓慢再吸收会导致结节的收缩，最终形成局部组织纤维化。良性甲状腺结节经皮激光消融后的镜下表现如上所述[12]。图 13-5 和图 13-6 显示了一个激光消融区，治疗区域边界清晰，周围环绕着一个充满无定形物质的纤维囊，邻近治疗区域的甲状腺组织无明显的病理特征。弹性成像中纤维化区域质地较硬（图 13-7）。

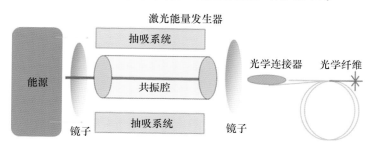

图 13-1 激光能量发生器。 泵激系统通过一种光学介质激发质子的发射。质子在两个镜子之间反射并刺激其他质子的发射，犹如一个反射链。激光通过其中一面透明的镜子从共振腔中释放出来。光学连接器传递激光束至光学纤维

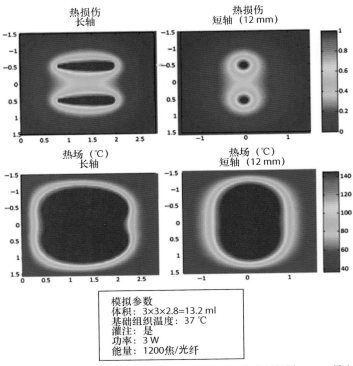

热损伤
长轴

热损伤
短轴（12 mm）

热场（℃）
长轴

热场（℃）
短轴（12 mm）

模拟参数
体积：3×3×2.8=13.2 ml
基础组织温度：37 ℃
灌注：是
功率：3 W
能量：1200 焦/光纤

图 13-2 **热损伤预测的数学模型。**多光纤方式：两个光纤间隔 10 mm 插入组织。根据 Arrhenius 模型评价热损伤引起的坏死细胞百分比

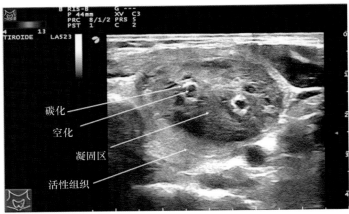

碳化

空化

凝固区

活性组织

图 13-3 **应用两根光纤对甲状腺左叶结节激光消融时的超声短轴图像。**光纤位置为无回声区（空化效应所致），周围被组织汽化后的高回声（碳化）环绕。凝固区为低回声的实质，与残留的甲状腺组织分界清晰

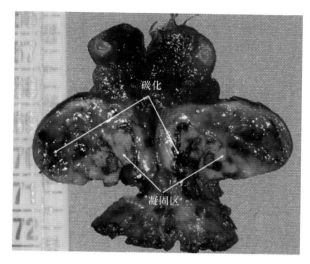

图 13-4　良性甲状腺结节在激光消融后一个月切除时的大体标本所见：箭头所指分别为碳化和凝固区

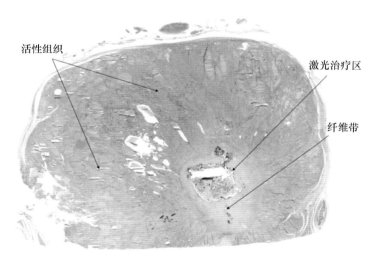

图 13-5　激光消融后切除的良性甲状腺结节镜下改变（×5），箭头标示激光治疗区周围纤维带，其外侧是增生的甲状腺结节活性组织

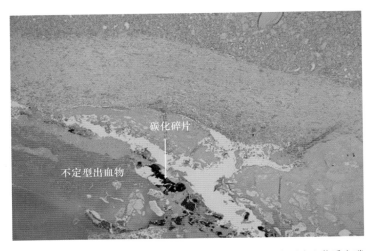

图 13-6　结节切面镜下所见（×20）激光消融后产生的不定型出血物质和碳化碎片（箭头）

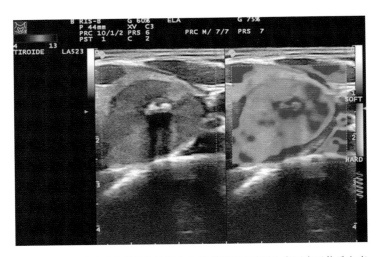

图 13-7　激光消融后的纤维化组织在 B 模式超声中表现为高回声区伴后方声影（左），弹性超声表现为硬的蓝色区域（右）

碳化是阻碍能量传导的主要原因，这也限制了凝固区的大小。此外，凝固性坏死本身阻滞了正常组织及肿瘤组织中约 20％ 的光的能量传导[6,13]。激光光纤裸露出来的尖端能产生最大直径为 12～16 mm 的球形消融灶。同时应用多个光纤排列在瘤体内可以增加热损伤的范围[5]，而不是像一些学者提到的重复置入单个光纤。

甲状腺的激光消融

良性甲状腺结节被推荐在门诊进行超声引导介入治疗，从而避免了开放性手术。这项新技术可能得益于超声检查与细针抽吸的联合应用，大大减少了诊断性甲状腺切除的需求[14]。美国甲状腺协会（ATA）于 2009 年发布的甲状腺结节患者处理指南及甲状腺癌的鉴别中指出：良性甲状腺实性结节需要根据结节的大小、生长方式及症状，决定不治疗或部分/全部甲状腺切除术[15]。2010 年美国临床内分泌协会 - 意大利临床内分泌协会 - 欧洲甲状腺协会（AACE-AME-ETA）在甲状腺结节处理指南中首次将超声引导治疗甲状腺结节列为一种临床处理方案[16]。局部治疗的基本原则是应用物理方法损毁病变，导致甲状腺实性结节萎缩。超声引导经皮酒精注射（PEI）可以治疗囊性结节，但是不再推荐为实性结节的治疗方法[15-17]。HIFU 被成功地应用于母羊的甲状腺治疗[18-19]，在人类仅有一例用于治疗甲状腺自主性结节[20]。经皮激光消融（percutaneous laser ablation，PLA）是 Pacella 等较早使用的一种热消融技术[21]。从那时起一些报道应用 PLA 治疗甲状腺冷结节[22-25]、囊性结节[26]及热结节[23,26-32]的研究陆续发表，包括一些对照研究[33-36]的结果显示 PLA 是安全有效的（表 13-1）。事实上，我们从 2002 年已经开始在意大利应用 PLA 治疗良性甲状腺冷结节。

表 13-1 已发表论文中良性甲状腺结节激光消融的作用

参考文献	样本量	结节种类	初始容积（ml）；平均值±标准差	治疗后容积（ml）；平均值±标准差	缩小率（%）	随访时长（月）	可行性研究
Pacella et al.[21]	2						可行性研究
Dossing et al.[39]	16	Cold	10±7.9	5.4±5.1	46	6	
Spiezia et al.[28]	5	Cold	11.1±4.9	3.7±1.5	74	12	
	6	AFTN	3.2±1.3	0.8±0.5	61	12	
Dossing et al.[40]	1	AFTN	8.2	4.9	40	9	
Pacella et al.[23]	8	Cold	22.7±21.2	10.8±9.2	63	6	
	16	AFTN	7.9±6.3	4.1±3.3	62	6	
Papini et al.[24]	20	Cold	24.1±15.0	9.6±6.6	64	6	
Dossing et al.[33]	15	Cold	8.1±6.1	4.8±3.0	44	6	
Amabile et al.[29]	23	Cold	15.0±6.8	9.5±4.2	39/31	3	
Cakir et al.[30]	12	Cold	11.9±8.8	2.2±2.3	82	12	
Gambelunghe et al.[36]	26	Cold	8.2	4.16	44	7	
Dossing et al.[35]	14	AFTN	10.6±2.5	4.6±0.6	44	6	
Papini et al.[34]	21	Cold	11.7±5.1	6.6±2.7	43	12	
Valcavi et al.[25]	119	Cold	24.8±21.1	12.1±14.9	55	12	
Valcavi et al.[37]	122	Cold	23.1±21.3	12.5±18.8	48	36	
Rotondi et al.[32]	1	AFTN	55.0	5.0	91	10	
Dossing et al.[41]	78	Cold	8.2	4.1	51	38	
Amabile et al.[42]	51	Cold	53.5±10.4	//	81	36	
(three LA cycles)	26	AFTN	55.3±10.8	//	82	36	

技术 激光消融可以应用于门诊空腹患者。由 Pacella 等[21]发展并推广的平头光纤穿刺技术，是借助 21G 千叶针的针鞘，将一根进行了平面切割的、直径为 300 μm 的光纤裸露部分直接插入甲状腺组织约 5 mm（图 13-8）。在甲状腺腺体内，多个光纤从头侧至足侧方向插入，彼此间隔 10 mm，以便形成一个椭圆形消融灶，与大多数甲状腺结节的椭圆形相适应（图 13-9）[25]。与肝消融中采用的正方形多光纤布针技术不同，甲状腺结节的消融需要根据结节的形状和大小进行线状排列或三角形排列布针，以获得消融灶的最佳几何形状。同步使用 4 根光纤，联合逐步退针消融技术进行治疗，单次消融病灶的体积可达 30 ml（图 13-10）。

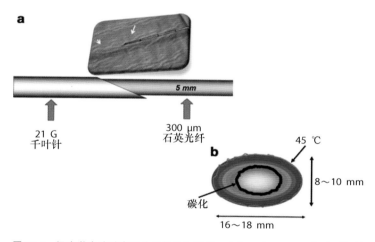

图 13-8 经皮激光消融术平头光纤置入技术。（**a**）一个 300 μm 的平面切割光纤插入 21G 千叶针，通过裸露出来的 5 mm 长的光纤与甲状腺组织相接触。（**b**）单支光纤固定位置，当功率为 2～4 W、能量为 1 600～1 800 J 时仅能损毁少量甲状腺组织（长度为 16～18 mm，直径为 8～10 mm，容积约 1 ml）

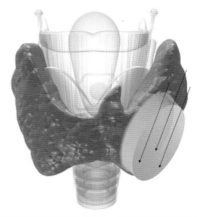

图 13-9 典型的椭圆形甲状腺结节治疗。多根光纤布阵产生的消融灶长径更大、横径适中、厚度更小，目的是为了匹配甲状腺结节的椭圆形形状。箭头显示 3 根针自头至足侧进针。激光消融从结节的底部开始，然后沿着结节的长轴逐步退针和光纤

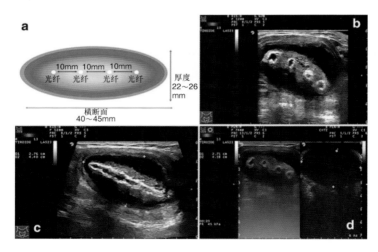

图 13-10 椭圆形甲状腺大结节，应用 4 根光纤线状排列适形消融。（**a**）短轴切面的模式图，为了匹配椭圆形的结节形状，4 根针的间距为 10 mm 一字排开。4 根平行的光纤凝固范围可以达到宽 40～45 mm，厚 22～26 mm。（**b**）甲状腺左叶结节应用 4 根平行置入的光纤激光消融时的超声短轴切面，4 根光纤和消融区清晰可见。（**c**）同样位置超声长轴切面显示光纤和低回声消融区。（**d**）超声造影显示消融范围约 27.3 ml，几乎覆盖整个结节

操作步骤 本操作的目标是在单次甲状腺消融治疗中获得最大的消融范围。患者平卧于手术台，颈部伸展。操作医师坐在患者的头侧，面向患者足侧，通过辅助监视器观察超声影像。助手坐在患者右侧操作超声诊断仪，一位护士帮助操作。操作室光线要暗，灯光仅用于置入穿刺针（图 13-11）。实时影像是辅助的关键，贯穿整个操作过程。在我们治疗中心，从 2002 年至 2008 年，我们使用 ND：YAG（钕钇铝石榴石）激光，发射波长为 1064 nm 近红外线，配置了四通道激光分束器（DEKA M. E. L. A.，佛罗伦萨，意大利）。2009 年我们使用了新设备，包括超声诊断仪和激光系统（EcholaserX4®，Elesta，佛罗伦萨，意大利）。新设备允许操作者应用多达 4 个激光源，每一个均有独立的能量发射系统和独立的激活系统。这些有助于产生适应结节大小和形状的消融灶（图 13-12）。激光消融前及消融后超声造影的作用是评价消融灶的容积。超声造影使用的是声诺维（Sonovue，六氟化硫微泡），造影剂通过静脉团注的方式注入人体（图 13-13）。超声造影的副作用罕见，但是急性心肌缺血是明确的造影禁忌证。静脉注射提纯的咪达唑仑（2～5 mg）能够达到轻度镇静的作用。介入手术室应配备急诊用药和抢救设备，包括除颤器。尽管激光消融时麻醉医师不需要在场，我们仍然推荐在医院进行激光消融，以便随时可以联系麻醉医师和安排急诊手术。超声引导下应用 27 G 针吸取 2％的盐酸罗哌卡因 2～5 ml 进行皮下局部麻醉及甲状腺被膜下浸润（图 13-14）。沿着甲状腺长轴方向由头侧至足侧手动置入 21 G 千叶针（1～4 根），彼此间隔 10 mm，尽可能地覆盖整个结节（图 13-15）。光纤置入后再打开激光光源，从结节基底部上方 10 mm 开始消融，平均输出功率 3 W（范围：2～4 W），初始能量 1 200～1 800 焦/光纤。随时间推移，组织加热和汽化导致结节内高回声区逐渐增大，直到光纤间的高回声区域完全融合（图 13-16）。整个激光治疗过程中，由助手或超声技师进行长轴和短轴的多切面超声扫查，以便

全程实时监控每一支光纤。通过穿刺针与光纤配合，光纤逐步后退消融，每次移动 10 mm，同时给予与初始能量相同的剂量，如此反复直至距离结节头侧 5 mm 处（图 13-17）。5 mm 的小结节可以使用单根光纤治疗，而 40～50 mm宽、30～35 mm 厚及 50～70 mm 长（也就是说体积为 30～60 ml）的大结节激光消融需要置入多根光纤，联合使用光纤/针后退消融技术及给予更高的能量。光纤的数量、后退的次数和输出的总能量要依据结节的大小设定。激光消融的时间多为 6～30 min，这取决于甲状腺结节大小，激光

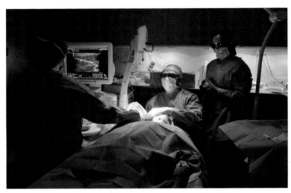

图 13-11 甲状腺激光消融手术设备

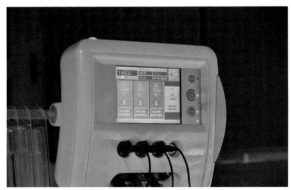

图 13-12 EcholaserX4® （Elesta，Florence，Italy）的触摸屏。该仪器允许术者应用多达 4 个光源，每个光源均有独立的激活和能量发射装置

能量输出是持续的，仅在疼痛、咳嗽或出现其他副作用时才会暂时停止，重新确定光纤的位置。图 13-18 展示了一例典型的甲状腺结节激光消融术前、术中及术后的超声表现。超声造影证实结节完全消融。

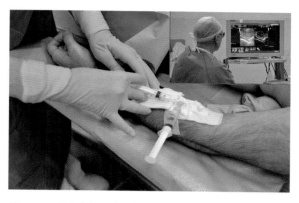

图 13-13　超声造影。造影剂通过一个三通器快速注入静脉留置管。静脉留置管保留数小时直到患者离开

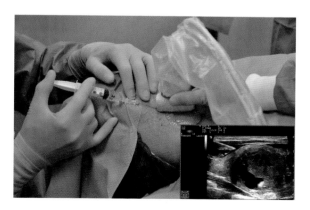

**图 13-14　**应用 2% 盐酸罗哌卡因进行皮下和被膜下的局部麻醉（2~5 ml），临床操作和超声图像（底部）展示甲状腺被膜下麻醉过程

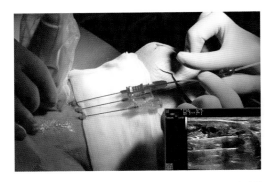

图 13-15　应用 3 根光纤进行激光消融步骤。手动置入 21 G 千叶针，沿着结节的长轴，从头至足侧进针，彼此间隔 10 mm。其后通过针鞘置入光纤。实时超声影像监测针和光纤的准确置入（底部）

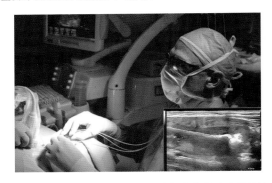

图 13-16　激光发射。底部图像为置入甲状腺结节内的千叶针长轴超声影像。超声影像的左边是头侧，穿刺针平行于结节的长轴。激光发射时可见组织加热和汽化产生的高回声

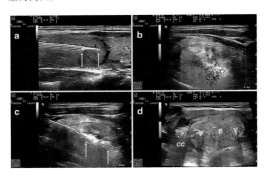

图 13-17　应用 3 根光纤消融甲状腺结节的多平面超声影像。（**a**）光纤暴露于针尖外（箭头）。（**b**）激光发射，彩色多普勒超声长轴扫描。（**c**）激光发射，B 型超声长轴扫描，光纤后撤时箭头指示后退区域。（**d**）激光发射时彩超短轴扫描同时显示 3 根针。CC，颈总动脉

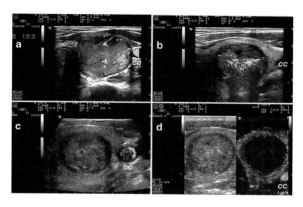

图 13-18 甲状腺左叶结节激光消融的标准超声影像，横断面扫查。（a）结节激光消融前的彩色多普勒超声影像。（b）激光消融术中彩色多普勒超声影像。（c）结节激光消融术后即刻的彩色多普勒超声影像改变，结节呈低回声，内部无血流信号。（d）超声造影证实结节完全消融。CC，颈总动脉

经皮激光消融术后护理 经皮激光消融手术后，所有的患者静脉团注泼尼松 20 mg，同时轻轻地放置一个冰袋于颈部。然后患者送至恢复室，在那里给予 100 mg 酮洛芬或 1 g 对乙酰氨基酚（扑热息痛）滴注 30 min，并持续观察 2 小时。离开医院前，所有的患者均进行超声复查。经皮激光消融后第一天起，患者接受剂量递减的口服泼尼松治疗，先是 25 mg/d 维持治疗 3 天，然后 12.5 mg/d 治疗 3 天，最后递减至 5 mg/d 用药 4 天，同时口服质子泵抑制剂（兰索拉唑 30 mg/d）持续 10 天。

副作用 文献中关于并发症和副作用的报道很少[22-30,32-37]，我们中心大样本的临床经验显示没有患者需要紧急护理或紧急手术。术中通常无疼痛感或很轻微。如果患者出现疼痛，应当关闭激光后将光纤重新定位在结节更靠近中央的位置。术后疼痛的发生率 8%~40%，患者需要额外的药物治疗[22-25,33-35,37]。穿刺过程中出现的结节内出血可以通过快速插入光纤、发射激光的方法止血，这并不妨碍完成常规的消融过程。在我们的中心遇到的罕见的并发症（<2.5%）包括甲状腺被膜外出血、迷走神经症状（如

心动过缓）、咳嗽、可恢复的声音改变（皮质类固醇治疗后1～2个月内完全恢复）、肿瘤破裂伴被膜下积液（吸收需3～4个月，不会有长期的影响）、皮肤灼伤、一过性喘鸣以及甲状腺功能减退或亢进。需要指出的是，这些副作用发生于使用 Nd：YAG 激光治疗的患者，包括学习曲线早期被纳入的患者[37]。当治疗步骤得以完善并引入新的仪器EcholaserX4®后，治疗副作用明显减轻（作者资料）。

散发的激光治疗后 50 天气管损伤的病例已经见诸报道，此患者接受了全甲状腺切除术和气管修复[38]。

良性甲状腺冷结节治疗的临床结果　　有据可查的文献报道的结节缩小率为 $36\% \sim 82\%$[20,23-25,28-30,32-37,39-42]。我们中心对治疗的甲状腺结节随访 3 年，报道了应用 Nd：YAG 激光仪治疗良性无功能的甲状腺结节的安全性和疗效[37]。我们目前有了随访 5 年的第一手数据，共计纳入 65 例患者（女 42 例，男 23 例，年龄 52.2 ± 12.3 岁）。治疗输出能量为 $8\,522 \pm 5\,365$ J，输出功率为 3.1 ± 0.5 W。激光消融 5 年后，结节的体积从 28.1 ± 29.3 ml 减小到 14.5 ± 17.6 ml，体积缩小了 49.6%（图 13-19）。结节的明显减小产生了良好的临床效果，形象变得美观，压迫症状得到改善。

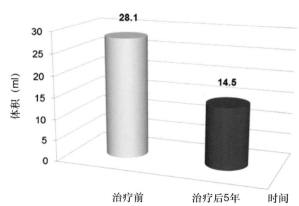

图 13-19　65 例甲状腺良性冷结节患者激光消融的疗效。治疗前的平均结节体积及治疗后 5 年结节体积

根据内部成分的特点，结节分为：（a）致密的。实性均匀的等/低回声。（b）海绵状。超过结节 50％ 的区域是大量密集的微小囊状结构。囊性结节（液体量≥50％）不属于此类。44 例海绵状结节中，消融后体积从 24.8±25.9 ml 降至 7.7±7.5 ml，体积缩小了 58.7％。21 例致密的结节中，体积从 26.4±24.5 ml 降至 17.9±22.0 ml，体积缩小了 26.8％。海绵状结节的平均体积缩小率明显大于致密的结节（$P≤0.01$）（图 13-20）。我们的数据显示激光消融对于海绵状结节更有效和持久。图 13-21 显示一个典型

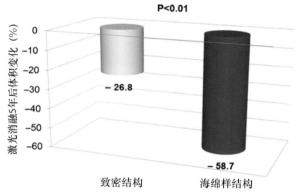

图 13-20 65 例甲状腺良性冷结节患者激光消融后 5 年的随诊研究中根据超声获得结节的平均体积变化（％），海绵样结节的患者激光治疗更有效

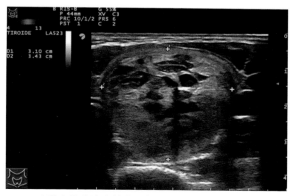

图 13-21 一个激光消融治疗前的甲状腺左叶结节，呈现典型的海绵征，内含多个微小囊性暗区，体积 23.5 ml

的甲状腺左叶多发微囊的海绵状结节。图 13-22 显示激光消融一年后结节的体积从 23.5 ml 减小至 9.2 ml。海绵状结节是经皮激光消融的最佳适应证。

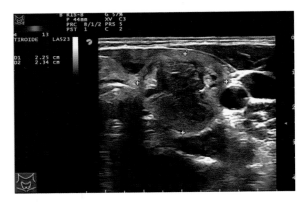

图 13-22　上图的甲状腺结节激光消融治疗 1 年后，体积缩小为 9.2 ml（－60%）。

射频消融

使用射频（RF）的目的是通过电磁能量沉积诱导组织发生热损伤。射频使用的是 200 至 1 200 kHz 的高频交变电流，后者可导致组织温度上升，但是不伴有肌肉收缩或疼痛[43]。在组织中形成的交变电场改变了分子的运动方式，首先朝向一个方向运动，然后向相反的方向运动，这种振荡运动导致摩擦生热（图 13-23）。在最常用的单极模式中，患者也是闭合电路的一部分，环路中还包括射频发生器、电极针和一个大分散电极（地线）。电极针的表面积小，与面积较大的地线之间差异导致产生的热量集中在目标区域的电极针周围（图 13-24）。典型的治疗会产生 100 ℃ 或以上的高温，导致在几分钟内组织出现凝固性坏死，组织干燥，以及伴随而来的组织阻抗上升。小血管被完全摧毁，而直径达 3 mm 的血管内部形成血栓[44-45]。应用单电极射频产生的凝固性坏死灶近似球形[44-46]，直径 10～15 mm。对于激光而言，碳化引起的温度过高将限制热量传导和组织破坏。内冷式射频电极能够保持电极尖端的温度在 90℃上下，因此不会发生组织碳化，这将提高射频消融病变的能力（图 13-25）。无论是单电极还是多电极消融，组织内灌注盐水可以减少组织干燥，扩大消融范围（图 13-26）。

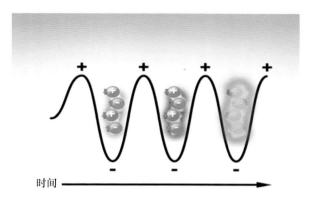

图 13-23 射频消融的物理基础：高频交流电通过组织导致分子运动速度增加，引起温度上升

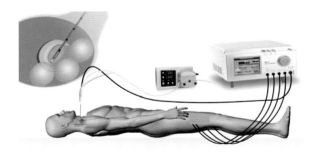

图 13-24 射频消融系统：患者是一个闭环电路的一部分，该电路包括一个射频发生器、电极针和一个大的分散电极（负极板）。左上：电极产生的热量集中在目标区域

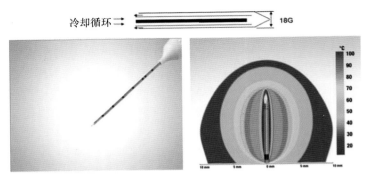

图 13-25　尖端冷却电极针（左），冷的生理盐水注入尖端内部的闭式循环通路（上方）。冷却作用保持尖端温度在 90℃ 左右，不会发生组织碳化。这有助于组织中的热传导而形成一个球形的热场（右）

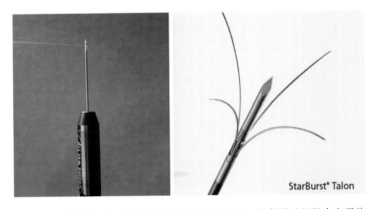

图 13-26　单电极（左）和多头射频（右）电极针，后者可以组织内生理盐水灌注以减少组织干燥，并形成更大的消融灶

甲状腺射频消融　　目前用于甲状腺治疗的射频仪使用的是低功率的单电极或可扩展多头电极针[47-48]（表 13-2）。射频针的直径从 14 G 到 18 G，射频针越细，创伤性越小，后者更适用于甲状腺。

表 13-2 良性甲状腺结节射频消融后的疗效

	Kim 等[50]	Jeong 等[51]	Deandrea 等[49]	Spiezia 等[52]	Baek 等[48]	Baek 等[53]
患者例数	30	236	31	94	9	15
结节数目	35	302	33	94	9	15
结节种类	冷结节	冷结节	冷结节及 AFTN	冷结节及 AFTN	AFTN	冷结节
实性成分（%）	0～100	0～100	＞30	＞30	60～100	＞50
随访时间（月）	1～18	1～41	6	12～24	6～17	6～8
初始体积（ml）	6.3	6.13	27.7	24.5	15.0	6.3
体积缩小率（%）	64	84	51	79	75	64
治疗次数（平均）	1	1～6（1.4）	1	1～3（1.4）	1～4（2.2）	1
电极种类	内冷电极	内冷电极	多头伸展电极	多头伸展电极	内冷电极	内冷电极

注：AFTN，甲状腺自主功能结节

技术和操作 激光消融时多根光纤是借助 21 G 引导针从结节头侧穿刺至足侧，与之不同[22,23,26-36]，射频电极针在超声的引导下沿着甲状腺峡部至颈总动脉的横断面方向穿入腺体内[47-53]。两种治疗手段原理不同，所以热传导方式有所差异：激光消融时针尖部发射能量，而射频是在针的侧方产生能量。"移动消融"技术应用长为 7 cm、直径为 18 G 的内冷电极（电极尖端 10 mm 处是有效电极），通过峡部刺入甲状腺，无需皮肤切口（图 13-27）。射频消融前应用超声造影有助于显示结节的血管分布和组织活性，敏感性显著高于彩色多普勒（图 13-28）。

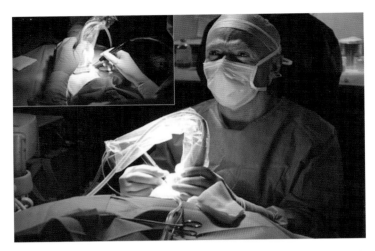

图 13-27 应用 18 G 冷却电极射频消融，超声引导下横断面从峡部穿入甲状腺结节内，使用"移动消融"技术

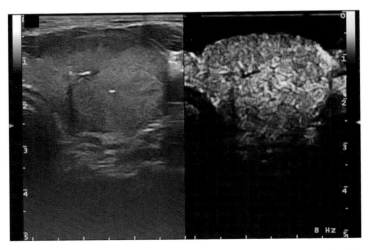

图 13-28 甲状腺左叶结节的 B 型超声及超声造影的横断面影像。超声造影显示结节内活性组织的敏感性优于彩色多普勒超声

　　治疗时甲状腺结节被人为地分成若干个单元，使用射频方法逐步消融每个治疗单元。消融电极在甲状腺结节内

倾斜向上及向后，由深至浅地移动消融（图13-29），这种技术可以在不损伤重要结构的前提下实现较大范围的消融（图13-30和图13-31）。

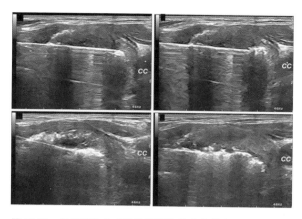

图13-29 射频消融中"移动消融"技术的横断面超声影像。（a）沿颈总动脉方向插入电极针。（b~d）由下向上倾斜，将射频针在甲状腺结节内由深部移向浅层。CC，颈总动脉

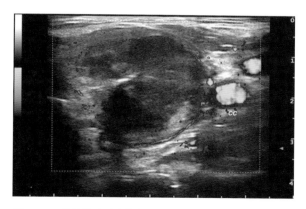

图13-30 消融治疗后彩色多普勒超声短轴切面。结节内部无血供呈显著的低回声，中央强回声为钙化。CC，颈总动脉

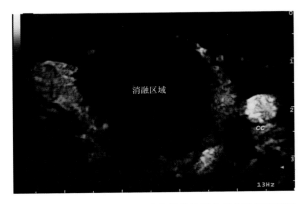

图 13-31 超声造影显示甲状腺大结节的消融后在颈部重要结构上方残留了很小的活性组织

副作用 我们应用"移动消融技术"治疗甲状腺结节的经验与已经发表的文献都证实该技术副作用很少[49,52-53]。一项应用 17G 单极冷凝针和"移动消融技术"治疗 236 枚甲状腺结节的研究显示，术后患者出现不同程度的疼痛，需要口服止痛剂[51]。我们中心射频消融的原则与激光治疗相同（同前），如果果术中出现疼痛，我们会把它控制在最低水平，到目前为止我们还没有出现任何治疗副作用。一项韩国的多中心研究中，1 459 例患者的 1 543 枚良性结节进行了射频消融，并发症的发生率为 3.3%（48 例，20 例主要并发症及 28 例次要并发症），具体见表 13-3。掌握技术要点的学习曲线能够避免并发症或准确处理发生的并发症[54]。

表 13-3 韩国 1 459 例甲状腺结节患者的多中心研究中射频消融的并发症[54]

并发症	数量	发生率（%）	随访结果	探查时间（天）	恢复时间（天）
声音改变	15	0.97	恢复（13）失访（2）	1～2	1～90
血肿	15	1.04	恢复	1	＜30
呕吐	9	0.62	恢复	1～2	1～2

续表

并发症	数量	发生率（%）	随访结果	探查时间（天）	恢复时间（天）
皮肤灼伤	4	0.28	恢复	1	<7
臂丛神经损伤	1	0.07	恢复	1	60
肿瘤破裂	2	0.14	恢复	22～30	<30
肿瘤破裂伴脓肿形成	1	0.07	手术	50	—
甲状腺功能减退	1	0.07	药物治疗	180	—

良性甲状腺结节的射频消融疗效 最近的一项研究报道了射频治疗96例老年患者的良性甲状腺冷结节的结果，治疗前结节平均体积是 24.5 ± 2.1 ml，与之相比，射频消融治疗后1年和2年结节体积分别缩小了 78.6% 和 79.4%[52]。另一项研究报道了射频消融后的6个月体积缩小率为 $46.3\%\pm17.1\%$[49]。一项前瞻性对照研究中涵盖了30例囊性结节和小结节（体积：7.5 ± 4.9 ml）[51,53]，治疗后6个月体积较治疗前体积减小了 79.7%～84.8%。在囊性结节中，经皮酒精注射可以获得相似的治疗效果[17]。激光和射频这两种热疗技术需要对照研究比较两者的临床疗效。

热消融技术治疗甲状腺自主功能结节

甲状腺自主功能结节（autonomously functioning thyroid nodule，AFTN）（无论毒性还是非毒性结节）的最初治疗目的是为了避免手术和放射性碘治疗[23,28,31-32,35,42,48-49,51-52]。我们中心的治疗经验如下：甲状腺自主功能结节早期随访（热消融后6～12个月）时，同位素扫描显示热结节消失，残存的正常甲状腺出现了同位素摄取（图13-32）和功能恢复（个人资料）。然而，使用经皮酒精注射治疗 AFTN 时，文献报道[55]患者会出现再生结节和复发甲状腺功能亢进，重复热消融治疗可以稳定甲状腺功能。

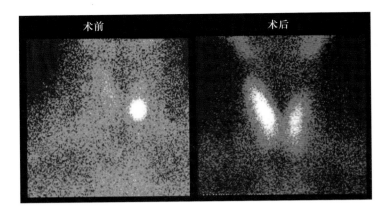

图 13-32 核素扫描显示自主高功能甲状腺结节 （AFTN） 的激光消融前及消融后 6 个月

甲状腺热消融治疗后的随访评价

我们的热消融治疗后随访方案包括应用彩色多普勒超声评价和/或超声造影评价结节的体积变化和凝固坏死范围，后者表现为无血供的低回声区[56-58]。实验室检查（TSH、游离 T3、游离 T4、甲状腺球蛋白及其抗体、TPOAb 和 TSH 受体抗体）、副作用、压迫症状和美容评分都需要记录在病案中。

颈部内分泌器官的热消融治疗适应证

良性甲状腺冷结节

目前，甲状腺热消融治疗最重要的适应证[16]就是减小良性甲状腺冷结节体积，从而减少患者的局部压迫症状，或是满足有美容要求而又拒绝手术或不适合手术的患者。针对这类患者进行了大量经皮激光消融的应用研究，包括同质患者的对照研究，以及剂量-效用关系研究，证据显示激光消融的疗效优于射频消融[14]。我们的数据显示海绵状结节是激光消融的最佳适应证。

其他适应证

结合我们的临床经验[25,37]，以及参考已发表的文献知识[21,59-60]，我们认为热消融同样适用于下列情况：

1. 大的 AFTN 的消融术：在放射性碘治疗前使甲状腺亢进的功能迅速恢复至正常范围，并且可以增强放射性碘治疗的减容效果。

2. 髓样癌、低分化甲状腺癌的姑息治疗，以及甲状腺恶性肿瘤复发不适合手术或放射性碘治疗者。

3. 对于能够筛选出来的低风险的小乳头状癌（papillary cancers，PTC），激光消融可以作为备选的一线治疗方法。这些患者适合保守治疗，因为他们术后 30 年死于甲状腺癌的仅为 1%[61]。

结 论

热消融方法治疗特定的甲状腺疾病是一种很有前途的、微创的外科替代疗法。在热消融被推荐成为常规治疗方法之前需要进行前瞻性的随机研究，以便确定治疗的入选标准、长期疗效、安全性的评估、成本效益和患者的生存质量。

参考文献

1. Christophi C, Winkworth A, Muralihdaran V, et al. The treatment of malignancy by hyperthermia. Surg Oncol. 1998;7:83–90.
2. Wheatley DN, Kerr C, Gregory DW. Heat-induced damage to HeLa-S3 cells: correlation of viability, permeability, osmosensitivity, phase-contrast light-, scanning electron- and transmission electron-microscopical findings. Int J Hyperthermia. 1989;5:145–62.
3. Bown SG. Phototherapy in tumors. World J Surg. 1983;7:700–9.
4. Nolsoe CP, Torp-Pedersen S, Burcharth F, et al. Interstitial hyperthermia of colorectal liver metastases with a US-guided Nd-YAG laser with a diffuser tip: a pilot clinical study. Radiology. 1993;187:333–7.

5. Amin Z, Harries SA, Lees WR, et al. Interstitial tumour photocoagulation. Endosc Surg Allied Technol. 1993;1:224–9.

6. Germer CT, Roggan A, Ritz JP, et al. Optical properties of native and coagulated human liver tissue and liver metastases in the near infrared range. Lasers Surg Med. 1998;23:194–203.

7. Heisterkamp J, van Hillegersberg R, Ijzermans JN. Interstitial laser coagulation for hepatic tumours. Br J Surg. 1999;86:293–304.

8. Dachman AH, Smith MJ, Burris JA, et al. Interstitial laser ablation in experimental models and in clinical use. Semin Intervent Radiol. 1993;10:101–12.

9. Pacella CM, Rossi Z, Bizzarri G, et al. Ultrasound-guided percutaneous laser ablation of liver tissue in a rabbit model. Eur Radiol. 1993;3:26–32.

10. Nikfarjam M, Muralidharan V, Malcontenti-Wilson C, et al. Progressive microvascular injury in liver and colorectal liver metastases following laser induced focal hyperthermia therapy. Lasers Surg Med. 2005;37:64–73.

11. Ritz JP, Lehmann KS, Zurbuchen U, et al. Ex vivo and in vivo evaluation of laser-induced thermotherapy for nodular thyroid disease. Lasers Surg Med. 2009;41:479–86.

12. Piana S, Riganti F, Froio E, Andrioli M, Pacella CM, Valcavi R. Pathological findings of thyroid nodules after percutaneous laser ablation: a series of 22 cases with cyto-histological correlation. Endocr Pathol. 2012;23(2):94–100.

13. Ritz JP, Roggan A, Isbert C, et al. Optical properties of native and coagulated porcine liver tissue between 400 and 2400 nm. Lasers Surg Med. 2001;29:205–12.

14. Hegedus L. Therapy: a new nonsurgical therapy option for benign thyroid nodules? Nat Rev Endocrinol. 2009;5:476–8.

15. Cooper DS, Doherty GM, Haugen BR, et al. Revised American Thyroid Association management guidelines for patients with thyroid nodules and differentiated thyroid cancer. Thyroid. 2009;19:1167–214.

16. Gharib H, Papini E, Paschke R, et al. American Association of Clinical Endocrinologist, Associazione Medici Endocrinologi, and European Thyroid Association medical guidelines for clinical practice for the diagnosis and management of thyroid nodules. Endocr Pract. 2010;16 Suppl 1:1–43.

17. Valcavi R, Frasoldati A. Ultrasound-guided percutaneous ethanol injection therapy in thyroid cystic nodules. Endocr Pract. 2004;10:269–75.

18. Esnault O, Franc B, Monteil JP, et al. High-intensity focused ultrasound for localized thyroid-tissue ablation: preliminary experimental animal study. Thyroid. 2004;14:1072–6.

19. Esnault O, Franc B, Chapelon JY. Localized ablation of thyroid tissue by high-intensity focused ultrasound: improvement of noninvasive tissue necrosis methods. Thyroid. 2009;19:1085–91.

20. Esnault O, Rouxel A, Le Nestour E, et al. Minimally invasive ablation of a toxic thyroid nodule by high-intensity focused ultrasound. AJNR Am J Neuroradiol. 2010;31(10):1967–8.

21. Pacella CM, Bizzarri G, Guglielmi R, et al. Thyroid tissue: US-guided percutaneous interstitial laser ablation-a feasibility study. Radiology. 2000;217:673–7.

22. Døssing H, Bennedbaek FN, Karstrup S, et al. Benign solitary solid cold thyroid nodules: US-guided interstitial laser photocoagulation—initial experience. Radiology. 2002;225:53–7.

23. Pacella CM, Bizzarri G, Spiezia S, et al. Thyroid tissue: US-guided percutaneous laser thermal ablation. Radiology. 2004;232:272–80.

24. Papini E, Guglielmi R, Bizzarri G, et al. Ultrasound-guided laser thermal ablation for treatment of benign thyroid nodules. Endocr Pract. 2004;10:276–83.

25. Valcavi R, Bertani A, Pesenti M, et al. Laser and radiofrequency ablation procedures. In: Baskin BJ, Duick DS, Levine RA, editors. Thyroid ultrasound and ultrasound-guided FNA. 2nd ed. New York: Springer; 2008. p. 198–218.

26. Døssing H, Bennedbaek FN, Hegedus L. Ultrasound-guided interstitial laser photocoagulation of an autonomous thyroid nodule: the introduction of a novel alternative. Thyroid. 2003;13:885–8.

27. Døssing H, Bennedbaek FN, Hegedus L. Beneficial effect of combined aspiration and interstitial laser therapy in patients with benign cystic thyroid nodules: a pilot study. Br J Radiol. 2006;79:943–7.

28. Spiezia S, Vitale G, Di Somma C, et al. Ultrasound-guided laser thermal ablation in the treatment of autonomous hyperfunctioning thyroid nodules and compressive nontoxic nodular goiter. Thyroid. 2003;13:941–7.

29. Amabile G, Rotondi M, De Chiara G, et al. Low-energy interstitial laser photocoagulation for treatment of nonfunctioning thyroid nodules: therapeutic outcome in relation to pretreatment and treatment parameters. Thyroid. 2006;16:749–55.

30. Cakir B, Topaloglu O, Gul K, et al. Effects of percutaneous laser ablation treatment in benign solitary thyroid nodules on nodule volume, thyroglobulin and anti-thyroglobulin levels, and cytopathology of nodule in 1 yr follow-up. J Endocrinol Invest. 2006;29:876–84.

31. Barbaro D, Orsini P, Lapi P, et al. Percutaneous laser ablation in the treatment of toxic and pretoxic nodular goiter. Endocr Pract. 2007;13:30–6.

32. Rotondi M, Amabile G, Leporati P, et al. Repeated laser thermal ablation of a large functioning thyroid nodule restores euthyroidism and ameliorates constrictive symptoms. J Clin Endocrinol Metab. 2009;94:382–3.

33. Døssing H, Bennedbaek FN, Hegedus L. Effect of ultrasound-guided interstitial laser photocoagulation on benign solitary solid cold thyroid nodules—a randomised study. Eur J Endocrinol. 2005;152:341–5.

34. Papini E, Guglielmi R, Bizzarri G, et al. Treatment of benign cold thyroid nodules: a randomized clinical trial of percutaneous laser ablation versus levothyroxine therapy or follow-up. Thyroid. 2007;17:229–35.

35. Døssing H, Bennedbaek FN, Bonnema SJ, et al. Randomized prospective study comparing a single radioiodine dose and a single laser therapy session in autonomously functioning thyroid nodules. Eur J Endocrinol. 2007;157:95–100.

36. Gambelunghe G, Fatone C, Ranchelli A, et al. A randomized controlled trial to evaluate the efficacy of ultrasound-guided laser photocoagulation for treatment of benign thyroid nodules. J Endocrinol Invest. 2006;29:RC23–6.

37. Valcavi R, Riganti F, Bertani A, et al. Percutaneous laser ablation of

cold benign thyroid nodules. A three-year follow-up in 122 patients. Thyroid. 2010;20(11):1253–61.

38. Di Rienzo G, Surrente C, Lopez C, Quercia R. Tracheal laceration after laser ablation of nodular goitre. Interact Cardiovasc Thorac Surg. 2012;14(1):115–6.

39. Døssing H, Bennedbaek FN, Karstrup S, Hegedüs L. Benign solitary solid cold thyroid nodules: US-guided interstitial laser photocoagulation—initial experience. Radiology. 2002;225(1):53–7.

40. Døssing H, Bennedbaek FN, Hegedüs L. Ultrasound-guided interstitial laser photocoagulation of an autonomous thyroid nodule: the introduction of a novel alternative. Thyroid. 2003;13(9):885–8.

41. Døssing H, Bennedbæk FN, Hegedüs L. Long-term outcome following interstitial laser photocoagulation of benign cold thyroid nodules. Eur J Endocrinol. 2011;165(1):123–8.

42. Amabile G, Rotondi M, Pirali B, Dionisio R, Agozzino L, Lanza M, et al. Interstitial laser photocoagulation for benign thyroid nodules: time to treat large nodules. Lasers Surg Med. 2011;43(8):797–803. doi:10.1002/lsm.21114.

43. Siperstein AE, Gitomirsky A. History and technonological aspects of radiofrequency thermoablation. Cancer J. 2000;6:2293–303.

44. McGahan JP, Browning PD, Brock JM, et al. Hepatic ablation using radiofrequency electrocautery. Invest Radiol. 1990;25:267–70.

45. McGahan JP, Brock JM, Tesluk H, et al. Hepatic ablation with use of radio-frequency electrocautery in the animal model. J Vasc Interv Radiol. 1992;3:291–7.

46. Goldberg SN, Gazelle GS, Dawson SL, et al. Tissue ablation with radiofrequency: effect of probe size, gauge, duration, and temperature on lesion volume. Acad Radiol. 1995;2:399–404.

47. Spiezia S, Garberoglio R, Di Somma C, et al. Efficacy and safety of radiofrequency thermal ablation in the treatment of thyroid nodules with pressure symptoms in elderly patients. J Am Geriatr Soc. 2007;55:1478–9.

48. Baek JH, Moon WJ, Kim YS, et al. Radiofrequency ablation for the treatment of autonomously functioning thyroid nodules. World J Surg. 2009;33:1971–7.

49. Deandrea M, Limone P, Basso E, et al. US-guided percutaneous radiofrequency thermal ablation for the treatment of solid benign hyperfunctioning or compressive thyroid nodules. Ultrasound Med Biol. 2008;34:784–91.

50. Kim YS, Rhim H, Tae K, et al. Radiofrequency ablation of benign cold thyroid nodules: initial clinical experience. Thyroid. 2006;16:361–7.

51. Jeong WK, Baek JH, Rhim H, et al. Radiofrequency ablation of benign thyroid nodules: safety and imaging follow-up in 236 patients. Eur Radiol. 2008;18:1244–50.

52. Spiezia S, Garberoglio R, Milone F, et al. Thyroid nodules and related symptoms are stably controlled two years after radiofrequency thermal ablation. Thyroid. 2009;19:219–25.

53. Baek JH, Kim YS, Lee D, et al. Benign predominantly solid thyroid nodules: prospective study of efficacy of sonographically guided radiofrequency ablation versus control condition. AJR Am J Roentgenol. 2010;194:1137–42.

54. Baek JH, Lee JH, Sung JY, Bae JI, Kim KT, Sim J, et al. Complications

encountered in the treatment of benign thyroid nodules with US-guided radiofrequency ablation: a multicenter study. Radiology. 2012;262(1):335–42.

55. Guglielmi R, Pacella CM, Bianchini A, et al. Percutaneous ethanol injection treatment in benign thyroid lesions: role and efficacy. Thyroid. 2004;14:125–31.

56. Burns PN, Wilson SR. Microbubble contrast for radiological imaging: 1. Principles. Ultrasound Q. 2006;22:5–13.

57. Wilson SR, Burns PN. Microbubble contrast for radiological imaging: 2. Applications. Ultrasound Q. 2006;22:15–8.

58. Papini E, Bizzarri G, Bianchini A, et al. Contrast-enhanced ultrasound in the management of thyroid nodules. In: Baskin BJ, Duick DS, Levine RA, editors. Thyroid ultrasound and ultrasound-guided FNA. 2nd ed. New York: Springer; 2008. p. 151–71.

59. Monchik JM, Donatini G, Iannuccilli J, et al. Radiofrequency ablation and percutaneous ethanol injection treatment for recurrent local and distant well-differentiated thyroid carcinoma. Ann Surg. 2006;244: 296–304.

60. Papini E, Bizzarri G, Pacella CM. Percutaneous laser ablation of benign and malignant thyroid nodules. Curr Opin Endocrinol Diabetes Obes. 2008;15:434–9.

61. Hay ID. Management of patients with low-risk papillary thyroid carcinoma. Endocr Pract. 2007;13:521–33.

第十四章

经皮酒精注射治疗甲状腺囊肿、结节及其他颈部疾病

Percutaneous Ethanol Injection（PEI）in the Treatment of Thyroid Cysts，Nodules，and Other Neck Lesions

Andrea Frasoldati and Roberto Valcavi　　著

刘士榕　谭　石　苗立英　译

引　言

　　首次使用经皮酒精注射（percutaneous ethanol injection，PEI）是在 30 年前，用于各种病变的硬化治疗，如肝细胞癌，肝、肾囊肿，肾上腺腺瘤及甲状旁腺增生等[1-5]。酒精的硬化特性在于可使细胞脱水及蛋白质变性，从而导致蛋白质凝固坏死和微血管栓塞。因此，出血性梗死及反应性纤维化是酒精治疗后组织的主要病理改变[6-7]。对于甲状腺而言，最早的 PEI 治疗甲状腺囊肿的文献报道可追溯到 1989 年[8]，随后这项技术作为外科手术及放射性碘治疗的替代方法，也被用于治疗自主功能结节（autonomous functioning nodules，AFTN）[9-12]。此后，PEI 治疗甲状腺囊肿在世界范围内获得广泛应用，然而，这项技术并没能够成为用于治疗实性的甲状腺功能亢进（甲亢）结节或亚甲亢结节的一线治疗手段。因此，本章节主要介绍

PEI 治疗甲状腺囊肿。同时，PEI 也被证实对于治疗其他颈部病变有较好的效果，如甲状舌管囊肿（thyroglossal duct cysts，TDC）、甲状旁腺增生及转移性淋巴结。因此，本章也将对 PEI 治疗颈部其他病变作简要介绍。

甲状腺囊肿

　　PEI 已被认为是治疗甲状腺囊肿的一线治疗手段[13-15]。然而，单纯的甲状腺囊肿较为罕见（占所有甲状腺结节的比例＜1％），而以液性成分为主的假性囊肿则更为常见，占所有超声发现的甲状腺结节的 25％～30％[16-17]。液性成分常不均质，可为胶质液体、血液与液化的坏死组织混合而成。在临床表现方面，典型的甲状腺出血性囊肿表现为突然出现的颈部肿块，出现一过性质软的肿块，疼痛及压迫症状，偶尔伴有声嘶及吞咽困难。囊性病变可自行逐渐消退或经细针抽吸后消失。但是，囊肿常常可复发[18-20]。

　　已发表的研究表明，在过去的二十年里，PEI 治疗甲状腺囊肿的效果基本上是一致的，除了一些微小的 PEI 技术上的差异[19-31]（表 14-1）。使用酒精硬化甲状腺囊肿时，结节体积平均缩小率为 64.0％～93％，治疗成功率（囊性体积缩小≥50％）为 69％～95％（表 14-1，图 14-1 和图 14-2）。虽然其他硬化治疗剂（如四环素和 OK-432）已被证实与酒精疗效相当[21]，但酒精注射因其安全、经济及可重复性等优点在世界范围内被公认为标准的治疗方法。与预想的相同，局部压迫症状的缓解及外观的改善与治疗后的结节体积显著缩小密切相关，约占接受 PEI 治疗患者的 75％～95％。压迫症状和（或）外观改善的记录和评估标准有很多。在一项最近的研究中，患者会被安排与医生会面，并按照要求使用 10 cm 视觉模拟评分表来描述疼痛症状，而美观评分（1～4 分）则由医生通过触诊和视诊来确定[31]。PEI 治疗后，症状和美观评分分别由 3.92±1.54 和 3.31±0.90 降至 0.39±0.69 和 1.17±0.56[31]，PEI 治

表 14-1 甲状腺囊性结节酒精硬化治疗的结果

患者	平均随访时间（月）	治疗前平均体积（ml）	PEI治疗次数	EtOH注射量（抽出液体百分比，%）	平均体积缩小率（%）	成功率（%）	主要副作用
Yasuda et al.[10] 61	6	n.r.	1~3	10	n.r.	72.1	0
Monzani et al.[19] 20	12	~12.0	1~2	~30	n.r.	95	0
Verde et al.[21] 32	12	14.5 (1.5~65.8)	n.r.	n.r. (1~10 ml)	71	75	0
Antonelli et al.[20] 26	12	16.8±9.9	1~5 (平均2.5)	10~33	n.r.	77	0
Zingrillo et al.[22] 43	37.0±14.0	38.4 (4.8~166)	1~4 (平均1.5)	10~15	91.9	93	0
Cho et al.[23] 22 (13/9)	3.5 (1~10)	13.0 (3.5~42.0)	1~6	40~100	64.0	68.1	0
Del Prete et al.[24] 98	120±14	35.2±20	1~4 (平均1.8)	70~150	59.9	93.8	发声困难 (1)
Kim et al.[26] 20	4.4 (1~6)	15.7 (12.0~48.6)	1~3 (平均1.8)	40~68	64.0	65.0	0
Bennedbaek et al.[25] 33 (26/7)	6	8.0 (5.0~14.0)	1~3	25~50	100^b	82.0	发声困难 (1)
Valcavi et al.[27] 135	12	19.0±19.0	1~3	50~70	85.6^b	n.r.	发声困难 (1)
Guglielmi et al.[28] 58	82	13.7±14.0	2.2±1.3	25	86.6	86.2	0
Lee and Ahn[29] 432	36.5±12.9	15.6±12.6	1~7 (平均2.3)	40~100	66.1	79.4	发声困难 (3)^c
Kanotra et al.[30] 40 (24/16)	13.8±5	12.2 (5.8~18.5)	1~3 (平均1.5)	50	70.0	85.0	0
Sung et al.[31] 36	17.0±7.46	13.8±11.9	1~2 (平均1.2)	50	93.0	94.4	0

a 在大多数的研究中，治疗成功的定义为结节体积缩小 50% 以上，但是一些研究[25,28]也采用了不同的评估标准

b 中位结节体积缩小率

c 一项 PEI 治疗甲状腺结节的研究，实性冷结节（432 例），其中复杂性囊肿（198 例）和热结节；结果 3 例于 PEI 治疗后出现发声困难

n.r. 未记录

疗后临床症状得到稳定改善的可能性比单纯抽吸治疗高出 2.5～3 倍[25,27]。在一项设计缜密的前瞻性随机对照研究中，66 例甲状腺囊肿随机采用酒精或等张盐溶液冲洗灌注，所有病例治疗后均将液体全部吸出，并随访 6 个月，结果表明，酒精治疗组和盐溶液治疗组一次治疗后的有效率分别为 64％和 18％，而研究结束时 PEI 组与盐溶液治疗组的治愈率分别为 82％和 48％[25]。以上结果与前期的非随机对照研究结果相似[20]，也表明了酒精硬化治疗甲状腺囊肿的复发率＜20％。PEI 疗效持久，5 年及 10 年复发率分别为 3.4％和 6.5％[24,28]。对于 PEI 治疗较大（如体积＞40～50 ml）囊肿的可行性仍存在一定的争议[25,29]，尽管囊肿的体积对最终治疗效果的影响还未得到充分证实[22-24,28,30]。相反，不同作者报道的治疗失败最有可能是由于病例中的"复杂"或"混合"性囊肿所致。实际上，PEI 的疗效与病变的内部结构有关，表现为实性和混合性的复杂囊肿的中位体积缩小率为 60％～65％，其疗效明显差于"中空"的或纯囊性结节[26,29-30]，后者体积缩小率为 90％～95％，多房性的复杂囊肿需要更多次的治疗[28-29]。因此，相比实性结节，PEI 治疗囊性结节更为有效：一项前瞻性研究显示，42 例患者经 PEI 治疗后，甲状腺囊性结节体积缩小率显著高于良性的实性结节（64.0％ *vs.* 35.3％，$P<0.01$）[26]。实性结节对于酒精治疗具有一定的耐药性，这可能与其致密的细胞结构及丰富的血管有效引流有关[26,32]。PEI 的疗效与结节内部结构间的关系可以解释观察到的现象，这在部分（并不是所有）文献中已经阐述。结节最终的体积缩小率与吸出的液体量和注入的酒精量相关[23,26]。换而言之，液性成分越多，预期治疗效果越好。当然，这个原则仅适用于纯囊性的结节；对于复杂性病变，结节体积越小，PEI 治疗的效果越好[28-29]。此外，导致 PEI 治疗不成功的一种可能是抽吸到黏稠的囊液[23,26,31]，这种情况难以预测，但是，如果术前进行诊断性 FNA 检查，也许能够可靠地提早发现囊液特点。尽管如

此，囊内液体的化学及物理特性可发生自发性的变化，所以 PEI 治疗前的诊断性抽吸结果并不完全可靠。超声检查有时可为判断囊液的黏稠度提供一定的线索：轻轻地加压囊壁，然后放松，如果液体缓慢流动或细点样流动（"暴风雪征"）征象消失，则提示囊液的黏稠度很高。

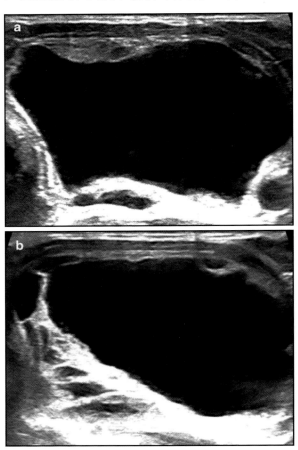

图 14-1 PEI 治疗甲状腺左叶单房性大囊肿 ［（**a**）纵断面；（**b**）横断面］。治疗后 1 个月，病变的体积明显缩小（由 31.3 ml 缩小至 5.9 ml）［（**c**）纵断面；（**d**）横断面］

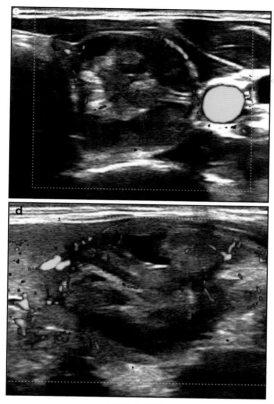

图 14-1（续）

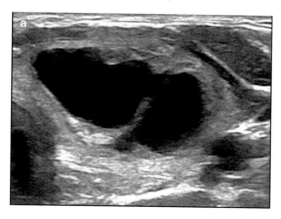

图 14-2 PEI 治疗甲状腺左叶混合回声结节 ［（a）纵断面；（b）横断面］。（c，d）治疗后 1 个月，病变体积由 6.5 ml 缩小为 2.1 ml

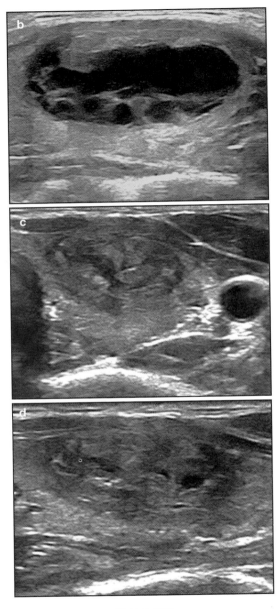

图 14-2（续）

PEI 治疗甲状腺囊肿：技术要点

患者取仰卧位，通常在患者肩部下方放置枕头，以使其颈部充分伸展。仔细消毒颈部皮肤，于患者胸部铺无菌单，以免其受到外界污染并可作为操作平台。保证绝对的无菌操作还包括无菌设备的使用（如穿刺针，超声耦合剂和无菌手套）。嘱患者佩戴眼镜，以避免在操作过程中酒精滴落至患者眼睛。通常不需要对患者进行局部麻醉，尤其是使用细针（20～22 G）操作时；当使用粗针（如 16～18 G）和（或）操作不顺畅时，局部麻醉可以减轻患者的不适。在整个操作过程中必须使用超声引导进行监测，进针的过程可借助于穿刺引导装置，安全进针后就移除，以保证穿刺针可沿病灶长轴以不同角度进入病灶。另一种进针方法是徒手穿刺，在超声全程引导下，轻微调整进针的方向及压力，逐步导引入病灶。目前，还没有关于两种不同进针方式对 PEI 治疗效果影响的对比研究。这种"徒手"穿刺（图 14-3）的优势在于操作过程中穿刺点位置选择范围更加广泛，特别是对于体积较大或者复杂囊性病变更有帮助。应用注射器托架（例如：Cameco 枪）可以更大程度地抽取囊液成分。液性成分完全抽出后，应用 10 ml 注射器小心缓慢地将 95％无水乙醇注入囊肿内。此时，位于囊肿内部的针需要再次准确调校定位。长 20～25 cm 且带有 T 型锁系统（即注射用三通——译者注）的连接管接在注射器和针之间，有助于简化整个操作过程，同时降低注射过程中不规范动作引发的穿刺针风险（图 14-3e-f）。酒精逐渐注满囊腔，在超声上清楚地显示为高回声（图 14-4 和图 14-5）。如果穿刺针在抽吸囊液或注射酒精时出现堵塞，可以反复地在穿刺针内提插针芯，从而有效解决堵塞的问题。退针时少量酒精渗出到周围组织会导致暂时的疼痛，所以在治疗结束时，用生理盐水进行一过性冲洗有助于缓解疼痛。

在整个治疗过程中，一些关键步骤需要准确的处理，包括：（a）应当持续显示针尖，特别是在酒精注射过程中；（b）应该避免突然的移动以防止对囊壁的损伤；（c）继续注射酒精遇到较大阻力时，应停止注射，确认穿刺针的位置，然后再尝试酒精注射。酒精的注射量是抽出囊液量的 50%～70%。最佳的酒精剂量不是通过推理得出，也不是盲目地基于公式计算得出，而应该是个体化的，基于实时超声显示的乙醇扩散情况、使用软管和注射器推注时的阻力以及患者主观感受来决定。

基本上，可以通过两种方式进行 PEI 治疗：（a）酒精注入后保留较短时间（几分钟），然后完全抽出，这样可以减少酒精渗漏到周围组织的风险；（b）酒精保留在囊肿内以增强硬化效果。事实上，两种治疗方式的硬化效果没有显著的差异[33]。后者很可能导致较大范围的弥散，而不是像前者那样最大限度降低酒精外渗及腺体周围组织纤维化的风险[23]。如果需要后续甲状腺外科切除，将会面临更大挑战。因此，应用 PEI 技术对位于甲状腺深方的病灶进行治疗时，应该考虑到术后甲状旁腺功能减退或喉返神经麻痹风险的增高。

PEI 治疗甲状腺囊肿通常没有相关的副作用（表 14-1）。事实上，包围囊肿的纤维囊壁作为自然屏障能够阻止酒精向结节周围组织扩散。此外，在酒精注射前将囊内液体引流，避免了囊内压力增高导致囊壁完整性的损坏。无论是完全吸出囊内酒精混合物，还是将酒精保留在囊内，这两种方法的安全性没有本质差异[33]。PEI 硬化治疗甲状腺囊肿次数较少（1～2 次）是降低副作用的另一原因。需要指出的是，尽管喉返神经（recurrent laryngeal nerve，RLN）损伤报道极为少见，但在操作过程中仍需高度警惕。

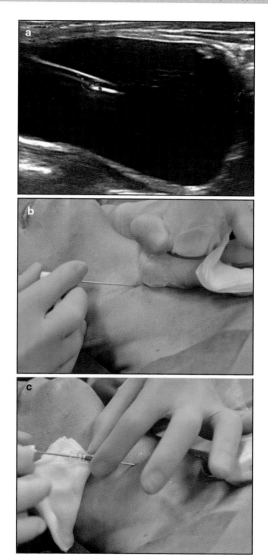

图 14-3 （a）PEI 操作治疗单发单纯性甲状腺囊肿。（b）穿刺针在超声引导下穿入囊肿。（c）放下探头，随后缓慢拔出针芯。（d）囊内血性成分从穿刺针槽内自动流出；该图表明囊内主要为液体，容易进行抽吸。（e）使用 20 ml 注射器吸净囊液，超声实时监测操作过程。较大囊肿可能需要抽吸 3～4 次，才能将囊液彻底抽净。（f）囊液吸净后，10 ml 注射器连接穿刺针，在超声监测下缓慢将酒精注入囊内。安全顺利地完成全部治疗需要两名操作者（一名医生和一名护士）

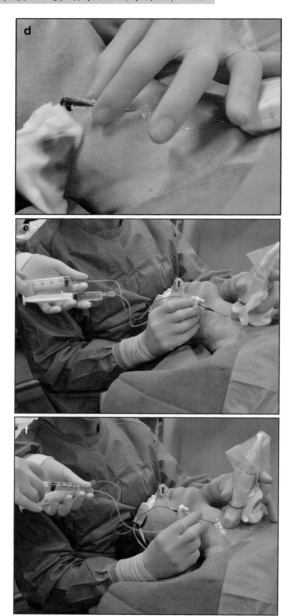

图 14-3（续）

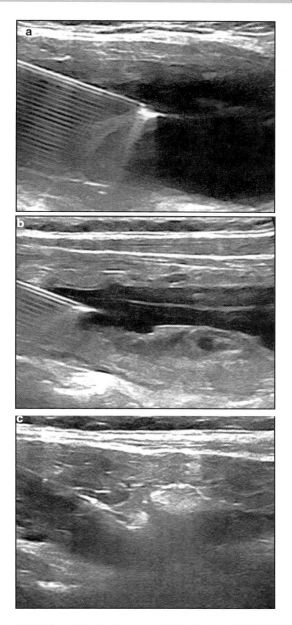

图 14-4 甲状腺较大囊肿（＞50 ml）的 PEI 治疗（**a**）。囊液吸出后（**b**），向囊肿内注入酒精（**c**），可见从针尖喷射出雾状高回声。（**d**）酒精注射后囊肿回声不均匀，边界也变得模糊

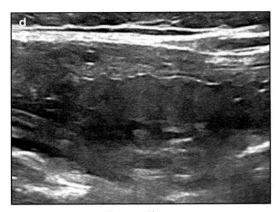

图 14-4（续）

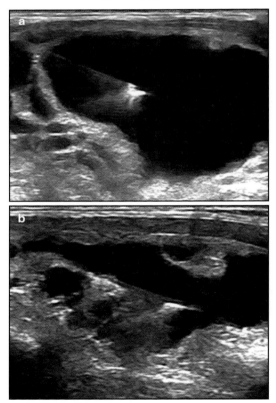

图 14-5 （a）甲状腺较大的囊实性结节 PEI 治疗。（b）彻底吸净囊液，然后囊内注入酒精（c）。操作结束时（d）酒精置换了部分囊液

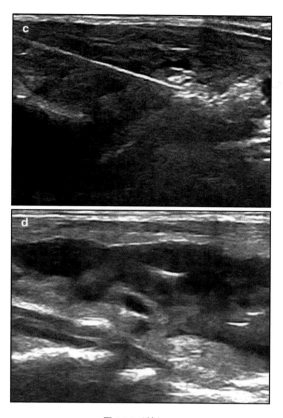

图 14-5 （续）

自主功能甲状腺结节（AFTN）

PEI 在 20 多年前就已经成为外科手术及放射性碘治疗 AFTN 的替代疗法[9,11-12]。由于巨大的经济效益，早期受到了临床的热烈欢迎，特别是在欧洲得到了广泛应用，后来因为一些缺陷（如需多次治疗，长期预后不确定及潜在的毒副作用）导致酒精硬化治疗甲状腺"热"结节失去了原有的吸引力。

20 世纪 90 年代前叶一项针对 400 多名患者的研究结果

表明，大部分患者（89.6%）能够经 PEI 治疗完全治愈或部分治愈[9,11-12,32,34-35]，临床标志为甲状腺激素降至正常及结节周围腺体功能恢复。与此同时，来自意大利的多中心研究也表明 PEI 成功率在结节性甲状腺肿患者（83.4%）明显高于合并甲亢的患者（66.5%）[36]。伴随着治疗后结节体积的显著缩小（58.5%～90%），甲状腺功能也随之改善[9,11-12,32,34-36]。显然，治疗结果主要受肿瘤体积的影响，体积越大的结节有效治愈的可能性越低。然而，有效治疗的阈值在不同的研究中并不完全一致，范围从 13 至 40 ml 不等[32,35-36]，最近一些研究专门探讨了这个问题[28,37-39]。

最早的综述文章旨在找到 PEI 在治疗毒性结节和结节性甲状腺肿之间的最佳平衡点，文中着重强调了仅有少量研究报道的随访时间超过了 1 年。因此，无甲亢复发并不能作为一个可靠的长期监测指标。有学者研究了 117 例 PEI 治疗后的患者，中位随访时长为 2.5 年，数据表明该技术治疗失败率较低（13%）[40]。有趣的是，报道中仅有 11.1% 的热结节完全消失，这表明功能亢进结节无法实现完全消除。与之相一致，两项长期随访研究（平均随访时间分别为 36.7 个月和 58 个月）结果显示有 20%～35% 的毒性结节治疗后出现复发[29,41]。然而，另外一组对 125 例患者的研究（中位随访时间 60 个月）确认 PEI 成功率达到 92.7%，在整个研究期间所有患者甲状腺功能处于正常范围[39]。事实上，虽然 PEI 技术已经像放射性碘治疗一样被临床接受，但是有证据表明，至少 30%～50% 患有甲状腺自主功能结节患者在治疗后仍有 AFTN 组织存在，目前还不明确这种情况与甲亢复发风险大小有何关联[13,42]。PEI 治疗次数、酒精注射的剂量及随访时间的不同取决于以上结果的不同。此外，PEI 长期成功率的不同也取决于结节的特点。在一项 112 例毒性及前毒性结节研究中，治疗后随访 5 年，结果显示液性成分大于 30% 及初始体积＜15 ml 时，一般会取得较好的结果，在不考虑功能状态（以明显的或亚临床甲亢为基线）的情况下[28]。对于较大的自主功能结节，PEI 联合放射性碘作为多模态治疗获得更好的结果[13,42]。这种方法优势在于 PEI 治疗次数较少，放射性碘应用剂量减少[13]。

根据第一批经 PEI 治疗的自主功能结节的研究报道，因喉返神经麻痹导致发音困难的总发生率为 3.9%[35]。虽然通常很短暂，但这种并发症还是被视为很棘手，因为该并发症较严重且不可预知。事实上，喉返神经损伤可能来自于酒精外渗到结节后方并超过被膜，或者结节内/外出血导致的压力增高。酒精外渗出结节的风险并不能完全避免；但可通过以下两基本原则降低风险：较小的压力注射酒精，特别是已经治疗过的、纤维化的结节；严密监测结节内针尖位置。操作过程中突然出现剧烈疼痛，在超声除外结节内或周围出血肿胀的可能后，可以考虑酒精外渗。学习 PEI 操作者曲线及提高超声图像分辨率可降低发音困难（0.7%～0.8%）的发生，该报道来源于最近研究[39,41]。其他主要副作用如血肿、患侧面部感觉障碍、颈静脉血栓、感染性并发症、甲亢恶化等偶见报道。有报道称，两例甲状腺结节经 PEI 治疗后致颈交感神经链损伤，出现短暂的霍纳综合征[43]。还有个别报道称，Graves 病可发生于之前做过 PEI 治疗的患者，可能与酒精注射及诱导抗甲状腺自身免疫反应有关[44]。

总之，目前已知的资料表明，在大多数甲状腺热结节患者，PEI 硬化治疗可恢复正常甲状腺功能，减小结节体积。然而，多次治疗可达到治疗效果，每一次治疗伴随相关并发症的风险。此外，甲亢复发在长期随访中不能除外。在日常临床实践中，与放射性碘治疗或外科手术相比，这些缺陷掩盖了 PEI 潜在的优势。因此，高功能性甲状腺结节的 PEI 治疗只限于有限的适应证，即有症状的患者因为各种原因不适合传统一线治疗方法。但是，其他超声引导下介入技术在过去十年的发展应用（如：激光消融和射频消融），也正威胁着 PEI 在该领域的地位。

良性"冷"结节 PEI

硬化治疗良性"冷"结节方面应用有限，主要由于相比囊性结节有更高的并发症发生率，以及相对于较新的超声引导介入技术即激光消融和射频消融有较低的获益率。另一需要关注的问题是与隐匿性肿瘤有关：细胞学假阴性结果是可能的，组织学证据已经在乳头状甲状腺癌（PTC）患者中有相关报道，这部分患者应先进行 PEI 治疗，后经外科切除[7]。

尽管有这些不利结果，但是从一些已公布的系列研究数据来看还是令人鼓舞的[26,29,45-47]。在一项对 50 例患者单一实性结节进行随机、前瞻性研究中，经 PEI 治疗的良性冷结节的缩小效果比使用左甲状腺素缩小效果更加明显，平均体积减小 47％（9％），压力减轻和美观满意达到 56％（32％）[46]。一项大型回顾性研究对 198 例实性结节进行约 36 个月随访，结果显示更为令人满意的结果，体积缩小 75.1％±12.3％（平均数±标准差）[29]。这些结果与之前研究报道单纯 PEI 治疗和 PEI 联合治疗结果相似，平均体积减小 70％[45]。另外，在一项研究中，对比 PEI 治疗实性和囊性结节，平均体积缩小率明显降低[26]。对于 PEI 治疗 AFTN，其他超声引导介入技术的到来可能会使 PEI 硬化治疗良性"冷"实性结节在未来几年面临严峻挑战。

其他颈部结节

甲状舌管囊肿（TDC）是一种先天性颈部畸形，起源于胚胎甲状舌管结构，位于中线，处于舌骨和甲状腺之间[48-49]。为了避免手术带来的并发症及风险，酒精硬化治疗 TDC[50-52]被作为治疗方法之一[49,53]。然而，最先报道的研究样本量有限，结果显示只有部分治疗成功。最近一项对 11 例 TDC 患者的研究显示连续 PEI 治疗成功率达

80％，并且无相关并发症发生[52]。在这项研究中，PEI 治疗 TDG 的主要不足之处在于囊性内容物较为黏稠，这种情况通过使用粗针（14～16G）进行抽吸及用盐水冲洗囊壁得以解决[52]。在我们机构，基于这些数据，PEI 常规用于 TDC 硬化治疗，可以获得持久的结果（图 14-6）。因此，PEI 应该被作为 TDC 患者除手术外的备选治疗方法。

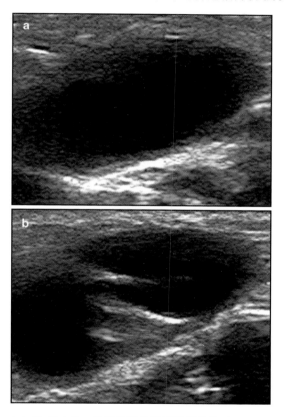

图 14-6　（**a**）21 岁女性，患有先天性甲状舌管囊肿（18 mm×14 mm×10 mm，体积＝1.3 ml）。（**b，c**）与预想一致，液性成分相当黏稠，PEI 治疗过程中尽管使用 16G 穿刺针，也不能完全引流。抽吸出部分囊液后注入少量酒精，随后进行冲洗。（**d**）操作结束时，囊肿内部回声不均匀，可见小的无回声区

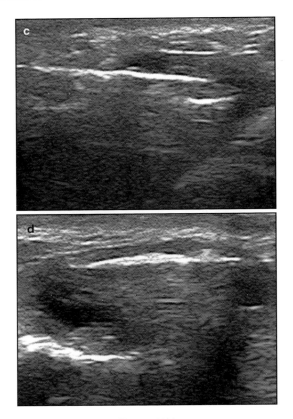

图 14-6（续）

　　"真"甲状旁腺囊肿是非功能性病灶，来源于胚胎残余[53-54]。该病被认为很罕见，文献报道不足 300 例；然而，该病发生率可能被低估了。首先，甲状旁腺囊肿位于深部，视诊和（或）触诊难以获取临床证据；其次，甲状旁腺囊肿很容易被误认为甲状腺囊肿[55]。有趣的是，尸检中经常在正常甲状旁腺中发现微囊性改变（40%～50%），提示囊性成分可能是分泌物逐渐潴留而形成[54]。正是因为这种改变，少数情况下甲状旁腺囊肿与液性为主的甲状旁腺腺瘤表现相同[56]。超声引导下细针穿刺（FNA）联合囊内液性成分检测甲状旁腺激素是诊断的关键[56-59]。与甲状腺囊肿类似，甲状旁腺囊肿在细针抽吸后经常复发；因此，酒精或其他硬化剂（如四环素）被视为除外科手术治疗外又一可选择的治疗方法[60-63]。根据目前的证据，甲状旁腺囊肿PEI治疗是一种有效、安全的方法（图 14-7）。长期以来，使用 PEI 治疗慢性肾衰继发或三发甲状旁腺功能亢进患者的甲状腺增生，效果良好[64-67]。最新的研究表明，透析患者经甲状旁腺次全切后，复发性和持续性甲旁亢治疗成功率分别为 89.5％和 95.2％[67％]。对于外科手术高风险伴有原发性甲旁亢的甲状旁腺腺瘤患者，经 PEI 治疗部分病例也能获得成功[68-69]。

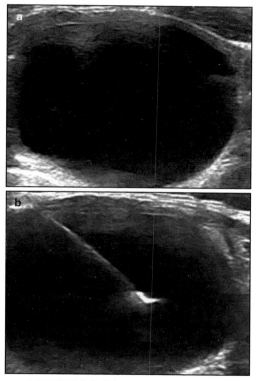

图 14-7　（**a**）左颈下部甲状旁腺囊肿（43 mm×41 mm×31 mm，体积＝29.0 ml），（**b**）完全引流囊液，（**c**）然后在囊腔内注满乙醇。治疗后一周复查，病灶体积明显缩小（33 mm×31 mm×13 mm，体积＝7.0 ml）

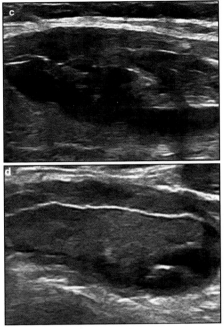

图 14-7（续）

　　使用 PEI 治疗甲状腺乳头状癌颈部复发患者，最先于20世纪90年代在梅奥诊所进行尝试[70-71]，基于一些原因，最近该治疗方法又获得了新的关注。首先，二次手术一直是一项有挑战的选择，如果手术区病灶较大，患者喉返神经损伤及甲状旁腺功能减退风险较高[72]。考虑到治疗失败的可能，手术的风险也应当充分地评估，因为发现术野内较小的病灶是很困难的，因此难以消除病灶。其次，大多数 PTC 呈惰性生长，这使得人们不愿选择积极的有潜在危险的方法进行治疗。不幸的是，放射性碘治疗的有效性是有限的，因为颈部复发的病灶属于低碘摄取。目前至少有4篇大样本文献报道了 PEI 治疗甲状腺癌颈部复发的研究[73-76]。所有这些研究一致报告了很好的结果，16.5%～66.0%的病灶体积缩小，严重并发症发生率较低（表 14-2）。

表 14-2　颈部甲状腺乳头状癌复发的 PEI 治疗

	颈部复发病灶数（患者）	平均随访时间（月）	位置（颈部中央区或侧叶）	基础病变大小	平均体积缩小	完全消失	喉返神经损伤
Lewis et al.[71]	29 (14)	18 (2~77)	n. r.	492 mm³	95.9	31.3	0
Lin et al.[73]	24 (16)	24 (13~43)	11 vs. 13	9.9 (~ 5.5 29.0) mm³	37.5~43.5	16.5	1
Kim et al.[74]	47 (27)	26 (10~38)	7 vs. 40	678.8±87.4 mm³	93.6±12.6	44.7	1
Heilo et al.[76]	109 (63)	32 (3~72)	49 vs. 60	340 (10~3 560) mm³	n. r.	66.0	0

n. r. 未记录

大多数患者而非全部患者（86%～100%）在整个研究期间 PEI 成功控制颈部病灶。有趣的是，PEI 硬化治疗甲状腺乳头状癌颈部复发的疗效受目标病灶结构（实性 vs 囊性）影响并不明显，而是取决于对甲状腺结节处理经验的不同。总之，对于乳头状甲状腺癌颈部复发并且不接受二次手术和（或）放射性碘治疗的患者，PEI 可被视为一种重要的治疗选择。将来的研究需要综合考虑酒精硬化治疗和其他超声介入技术在临床应用的优缺点[72,77]。

参考文献

1. Bean WJ. Renal cysts: treatment with alcohol. Radiology. 1981;138: 329–31.
2. Bean WJ, Rodan BA. Hepatic cysts: treatment with alcohol. AJR Am J Radiol. 1985;144:237–41.
3. Solbiati L, Giangrande A, DePra L, et al. Percutaneous ethanol injection of parathyroid tumors under US guidance: treatment for secondary hyperparathyroidism. Radiology. 1985;155:607–10.
4. Livraghi T, Giorgio A, Mario G, et al. Hepatocellular carcinoma and cirrhosis in 746 patients: long term results of percutaneous ethanol injection. Radiology. 1985;197:101–8.
5. Rossi R, Savastano S, Tommasselli AP, et al. Percutaneous computer tomography-guided ethanol injection in aldosterone-producing adrenal adrenocortical adenoma. Eur J Endocrinol. 1995;132:302–5.
6. Crescenzi A, Papini E, Pacella CM, et al. Morphological changes in a hyperfunctioning thyroid adenoma after percutaneous ethanol injection: histological, enzymatic and sub-microscopical alterations. J Endocrinol Invest. 1996;19:371–6.
7. Monzani F, Caraccio N, Basolo F, et al. Surgical and pathological changes after percutaneous ethanol injection therapy of thyroid nodules. Thyroid. 2000;10:1087–92.
8. Rozman B, Benze-Zigman Z, Tomic-Brzac H, et al. Sclerosation of thyroid cysts by ethanol. Period Biol. 1989;91:1116–8.
9. Livraghi T, Paracchi A, Ferrari C, et al. Treatment of autonomous thyroid nodule with percutaneous ethanol injection: preliminary results. Radiology. 1990;175:827–9.
10. Yasuda K, Ozaki O, Sugino K, et al. Treatment of cystic lesions of the thyroid by ethanol instillation. World J Surg. 1992;16(5):958–61.
11. Martino E, Murtas MI, Liviselli A, et al. Percutaneous intranodular ethanol injection for treatment of autonomously functioning thyroid nodules. Surgery. 1992;112:1161–5.
12. Papini E, Panunzi C, Pacella CM, et al. Percutaneous ultrasound-guided ethanol injection: a new treatment of toxic autonomously functioning thyroid nodules? J Clin Endocrinol Metab. 1993;76:411–6.
13. Pacini F. Role of percutaneous ethanol injection in management of

nodular lesions of the thyroid gland. J Nucl Med. 2003;44:211–2.

14. Cooper DS, Doherty GM, Haugen BR, et al. Revised American Thyroid Association management guidelines for patients with thyroid nodules and differentiated thyroid cancer. Thyroid. 2009;19(11):1167–214.

15. Gharib H, Papini E, Paschke R, et al. American Association of Clinical Endocrinologists, Associazione Medici Endocrinologi, and EuropeanThyroid Association Medical Guidelines for Clinical Practice for the Diagnosis and Management of Thyroid Nodules. Endocr Pract. 2010;16 Suppl 1:1–43.

16. De Los Santos ET, Keyhani-Rofagha S, Cunningham JJ, et al. Cystic thyroid nodules: the dilemma of malignant lesions. Arch Intern Med. 1990;150:422–7.

17. Sheppard MC, Franklyn JA. Management of the single thyroid nodule. Clin Endocrinol. 1994;41:719–24.

18. Jensen F, Rasmussen SN. The treatment of thyroid cysts by ultrasonographically-guided fine needle aspiration. Acta Chir Scand. 1976;142:209–11.

19. Monzani F, Lippi F, Goletti O, et al. Percutaneous aspiration and ethanol sclerotherapy for thyroid cysts. J Clin Endocrinol Metab. 1994;78:800–2.

20. Antonelli A, Campatelli A, Di Vito A, et al. Comparison between ethanol sclerotherapy and emptying with injection of saline in treatment of thyroid cysts. Clin Investig. 1994;72(12):971–4.

21. Verde G, Papini E, Pacella CM, et al. Ultrasound guided percutaneous ethanol injection in the treatment of cystic thyroid nodules. Clin Endocrinol. 1994;41:719–24.

22. Zingrillo M, Torlontano M, Chiarella R, et al. Percutaneous ethanol injection may be a definitive treatment for symptomatic thyroid cystic nodules not treatable by surgery: five-year follow-up study. Thyroid. 1999;9:763–7.

23. Cho YS, Lee HK, Ahn IM, et al. Sonographically guided ethanol sclerotherapy for benign thyroid cysts: results in 22 patients. AJR Am J Roentgenol. 2000;174(1):213–6.

24. Del Prete S, Caraglia M, Russo D, et al. Percutaneous ethanol injection efficacy in the treatment of large symptomatic thyroid cystic nodules: ten-year follow-up of a large series. Thyroid. 2002;12:815–21.

25. Bennedbaek FN, Hegedus L. Treatment of recurrent thyroid cysts with ethanol: a randomized double blind controlled trial. J Clin Endocrinol Metab. 2003;88:5773–7.

26. Kim JH, Lee HK, Lee JH, et al. Efficacy of sonographically guided percutaneous ethanol injection for treatment of thyroid cysts versus solid thyroid nodules. AJR Am J Roentgenol. 2003;180:1623–726.

27. Valcavi R, Frasoldati A. Ultrasound-guided percutaneous ethanol injection therapy in thyroid cystic nodules. Endocr Pract. 2004;10:269–75.

28. Guglielmi R, Pacella CM, Bianchini AP, et al. Percutaneous ethanol injection treatment in benign thyroid lesions: role and efficacy. Thyroid. 2004;14:125–31.

29. Lee SJ, Ahn I-M. Effectiveness of percutaneous ethanol injection therapy in benign nodular and cystic thyroid disease: long-term follow-up experience. Endocr J. 2005;52:455–62.

30. Kanotra SP, Lateef M, Kirmani O. Non-surgical management of benign

thyroid cysts: use of ultrasound-guided ethanol ablation. Postgrad Med J. 2008;84(998):639–43.

31. Sung JY, Kim YS, Choi H, et al. Optimum first-line treatment technique for benign cystic thyroid nodules: ethanol ablation or radiofrequency ablation. AJR Am J Roentgenol. 2011;196(2):W210–4.

32. Di Lelio A, Rivolta M, Casati M, et al. Treatment of autonomous thyroid nodules: value of percutaneous ethanol injection. AJR Am J Roentgenol. 1995;164:207–13.

33. Kim DW, Rho MH, Kim HJ, et al. Percutaneous ethanol injection for benign cystic thyroid nodules: is aspiration of ethanol-mixed fluid advantageous? AJNR Am J Neuroradiol. 2005;26(8):2122–7.

34. Livraghi T, Paracchi MA, Ferrari C, et al. Treatment of autonomous thyroid nodules with percutaneous ethanol injection—a 4 year experience. Radiology. 1994;190:529–33.

35. Ferrari C, Reschini E, Paracchi A. Treatment of the autonomous thyroid nodule: a review. Eur J Endocrinol. 1996;135(4):383–90.

36. Lippi F, Ferrari C, Manetti L, et al. Treatment of solitary autonomous thyroid nodules by percutaneous ethanol injection. Results of an Italian multicenter study. J Clin Endocrinol Metab. 1996;81:3261–4.

37. Monzani F, Caraccio N, Goletti O. Five year follow-up of percutaneous ethanol injection for the treatment of hyperfunctioning thyroid nodules: a study of 117 patients. Clin Endocrinol. 1997;46:9–15.

38. Zingrillo M, Torlontano M, Ghiggi MR, et al. Radioiodine and percutaneous ethanol injection in the treatment of large toxic thyroid nodule: a long-term study. Thyroid. 2000;10:985–9.

39. Del Prete S, Russo D, Caraglia M, et al. Percutaneous ethanol injection of autonomous thyroid nodules with a volume larger than 40 ml: three years of follow-up. Clin Radiol. 2001;56(11):895–901.

40. Tarantino L, Francica G, Sordelli I, et al. Percutaneous ethanol injection of hyperfunctioning thyroid nodules: long-term follow-up in 125 patients. AJR Am J Roentgenol. 2008;190:800–8.

41. Yano Y, Sugino K, Akaishi J, et al. Treatment of autonomously functioning thyroid nodules at a single institution: radioiodine therapy, surgery, and ethanol injection therapy. Ann Nucl Med. 2011;25(10):749–54.

42. Zingrillo M, Modoni S, Conte M, et al. Percutaneous ethanol injection plus radioiodine versus radioiodine alone in the treatment of large toxic thyroid nodules. J Nucl Med. 2003;44:207–10.

43. Pishdad GR, Pishdad P, Pishdad R. Horner's syndrome as a complication of percutaneous ethanol treatment of thyroid nodule. Thyroid. 2001;21:327–8.

44. Regalbuto C, Le Moli R, Muscia V, et al. Severe Graves' ophthalmopathy after percutaneous ethanol injection in a nontoxic thyroid nodule. Thyroid. 2012;22(2):210–3.

45. Caraccio N, Goletti O, Lippolos PV, et al. Is percutaneous ethanol injection a useful alternative for the treatment of the cold benign thyroid nodule? Five years' experience. Thyroid. 1997;7:699–704.

46. Bennedbaek FN, Nielsen LK, Hegedus L. Effect of percutaneous ethanol injection therapy versus suppressive doses of l-thyroxine on benign solitary sold cold nodules: a randomized trial. J Clin Endocrinol Metab. 1998;83:830–5.

47. Bennendbaek FN, Hegedus L. Percutaneous ethanol injection therapy in benign solitary cold thyroid nodules: a randomized trial comparing one injection with three injections. Thyroid. 1999;9:225–33.

48. Mondin V, Ferlito A, Muzzi E, et al. Thyroglossal duct cyst: personal experience and literature review. Auris Nasus Larynx. 2008;35(1): 11–25.

49. Clark OH. Parathyroid cysts. Am J Surg. 1978;35:395–402.

50. Fukumoto K, Kojima T, Tomonari H, et al. Ethanol injection sclerotherapy for Baker's cysts, thyroglossal duct cysts, and branchial cleft cysts. Ann Plast Surg. 1994;33:615–9.

51. Baskin HJ. Percutaneous ethanol injection of thyroglossal duct cysts. Endocr Pract. 2006;12:355–7.

52. Kim SM, Baek JH, Kim YS, et al. Efficacy and safety of ethanol ablation for thyroglossal duct cysts. AJNR Am J Neuroradiol. 2011;32:306–9.

53. Clark OH, Okerlund MD, Cavalieri RR, et al. Diagnosis and treatment of thyroid parathyroid and thyroglossal duct cysts. J Clin Endocrinol Metab. 1979;48:983–8.

54. Ippolito G, Fausto Palazzo F, Sebag F, et al. A single institution 25-year review of true parathyroid cysts. Lagenbecks. Arch Surg. 2006;391: 13–8.

55. Ujiki MB, Nayar R, Sturgeon C, et al. Parathyroid cyst: often mistaken for a thyroid cyst. World J Surg. 2007;31:60–4.

56. Frasoldati A, Valcavi R. Challenges in neck ultrasonography: lymphadenopathy and parathyroid glands. Endocr Pract. 2004;10(3):261–8.

57. Pacini F, Antonelli A, Lari R, et al. Unsuspected parathyroid cysts diagnosed by measurement of thyroglobulin and parathyroid hormone concentration in fluid aspirates. Ann Intern Med. 1985;102:793–4.

58. Silverman JF, Khazanie PG, Norris HT, et al. Parathyroid hormone (PTH) assay of parathyroid cysts examined by fine-needle aspiration biopsy. Am J Clin Pathol. 1986;86:776–80.

59. Prinz RA, Peters JR, Kane JM, et al. Needle aspiration of nonfunctioning parathyroid cysts. Am Surg. 1990;56(7):420–2.

60. Okamura K, Ikenoue H, Sato K, et al. Sclerotherapy for benign parathyroid cysts. Am J Surg. 1992;163:344–5.

61. Sanchez A, Carretto H. Treatment of a nonfunctioning parathyroid cysts with tetracycline injection. Head Neck. 1993;15:263–5.

62. Akel M, Salti I, Azar ST. Successful treatment of parathyroid cyst using ethanol sclerotherapy. Am J Med Sci. 1999;317:50–2.

63. Baskin HJ. New applications of thyroid and parathyroid ultrasound. Minerva Endocrinol. 2004;29:195–206.

64. Solbiati L, Giangrande A, Pra LD, et al. Ultrasound-guided percutaneous fine-needle ethanol injection into parathyroid glands in secondary hyperparathyroidism. Radiology. 1985;155:607–10.

65. Fugakawa M, Kitaoga M, Tominaka Y, et al. Guidelines for percutaneous ethanol injection therapy of the parathyroid glands in chronic dialysis patients. Nephrol Dial Transplant. 2003;18 Suppl 3:31–3.

66. Douthat WG, Cardozo G, Garay G, et al. Use of percutaneous ethanol injection therapy for recurrent secondary hyperparathyroidism after subtotal parathyroidectomy. Int J Nephrol. 2011;2011:246734.

67. Chen HH, Lin CJ, Wu CJ, et al. Chemical ablation of recurrent and persistent secondary hyperparathyroidism after subtotal parathyroid-

ectomy. Ann Surg. 2011;253(4):786–90.

68. Cercueil JP, Jacob D, Verges B, et al. Percutaneous ethanol injection into parathyroid adenomas: mid- and long-term results. Eur Radiol. 1998;8:1565–9.

69. Harman CR, Grant CS, Hay ID, et al. Indications, technique and efficacy of alcohol injection of enlarged parathyroid glands in patients with primary hyperparathyroidism. Surgery. 1998;124:1011–20.

70. Hay ID, Charboneau JW. The coming of age of ultrasound-guided percutaneous ethanol ablation of selected neck nodal metastases in well-differentiated thyroid carcinoma. J Clin Endocrinol Metab. 2011;96:2717–20.

71. Lewis BD, Hay ID, Charboneau JW, et al. Percutaneous ethanol injection for treatment of cervical lymph node metastases in patients with papillary thyroid carcinoma. AJR Am J Roentgenol. 2002;178:699–704.

72. Monchik JM, Donatini G, Iannuccilli J, et al. Radiofrequency ablation and percutaneous ethanol injection treatment for recurrent local and distant well-differentiated thyroid carcinoma. Ann Surg. 2006;244:296–304.

73. Lim CY, Yum JS, Lee J, et al. Percutaneous ethanol injection therapy for locally recurrent papillary thyroid carcinoma. Thyroid. 2007;17:347–50.

74. Kim BM, Kim MJ, Kim EK, et al. Controlling recurrent papillary thyroid carcinoma in the neck by ultrasonography-guided percutaneous ethanol injection. Eur Radiol. 2008;18:835–42.

75. Sohn YM, Hong SW, Kim EK, et al. Complete eradication of metastatic lymph node after percutaneous ethanol injection therapy: pathologic correlation. Thyroid. 2009;19:317–9.

76. Heilo A, Sigstad E, Fagerlid KH, et al. Efficacy of ultrasound-guided percutaneous ethanol injection treatment in patients with a limited number of metastatic cervical lymph nodes from papillary thyroid carcinoma. J Clin Endocrinol Metab. 2011;96(9):2750–5.

77. Baek JH, Kim YS, Sung JY, Choi H, Lee JH. Locoregional control of metastatic well-differentiated thyroid cancer by ultrasound-guided radiofrequency ablation. AJR Am J Roentgenol. 2011;197:W331–6.

第十五章

超声引导下细针穿刺联合分子标志物优化甲状腺结节诊疗方案

Ultrasound-Guided FNA and Molecular Markers for Optimization of Thyroid Nodule Management

Daniel S. Duick 著

傅 强 谭 石 译

　　甲状腺结节是一种常见的临床疾病。通过触诊方法明确的甲状腺结节为 3%～7%。甲状腺超声检查能够发现大量的触诊无法探及的甲状腺结节，成人甲状腺结节发病率达到 20%～76%[1]，但是甲状腺恶性结节的发病率低于 5%[2]。已经制定了基于结节风险的评估策略并用于甲状腺结节评估，包括：临床病史和体格检查、血清促甲状腺激素测定和高分辨率超声检查。高分辨率超声不仅有助于提高甲状腺结节的检出率，还能够通过超声提示的病变大小、内部结构均匀性以及可疑的恶性征象等[1]选择适合细针穿刺检查（fine-needle aspiration，FNA）的结节。

　　甲状腺结节的 FNA，特别是超声引导下甲状腺结节细针穿刺细胞学检查（UGFNA）获取的用于细胞学诊断的样本量是非超声引导下细针穿刺活检标本量的 3～5 倍，从而提高了病理诊断能力。UGFNA 的检查结果中 70%～75% 的甲状腺结节是良性结节，仅有 4%～5% 的结节为恶性[1]。

此外还有 20％～25％ 的 FNA 结果在细胞病理学检查中定义为"无法明确诊断"。根据甲状腺细胞病理学 Bethesda 报告系统，这些细针穿刺无法明确诊断的结节按照细胞学进行了分类和风险分级（恶性风险百分比），结果如下：细胞非典型性病变或称为意义不明确的滤泡性病变（follicular lesion of undetermined significance，FLUS），5％～10％；滤泡性肿瘤（follicular neoplasm，FN）或可疑滤泡性肿瘤，15％～30％；Hürthle 细胞肿瘤（Hürthle cell neoplasm，HCN）或可疑 Hürthle 细胞肿瘤，15％～45％；可疑恶性肿瘤，60％～75％[3]。在一项对 8 937 份甲状腺结节切除标本进行的多中心荟萃分析中，细胞和组织病理学结果表明约 2/3 的细胞学诊断不明结节为良性，平均恶性率为 34％[4]。因此，从诊断角度来看，FNA 面临着无法明确诊断的挑战，还需要更多的办法在术前明确病变的性质，从而完善治疗策略，避免不必要的手术。

很多研究中心报道了应用免疫组化的方法对细针穿刺无法明确诊断的结节进行良恶性鉴别的经验[5-6]。使用免疫组化标志物面临的主要问题（但不仅限于此）是：galectin-3、fibronectin-1、HBME-1、cytokeratin-19 和 CITED-1 这些标志物无论是单独应用还是联合使用，在鉴别细针穿刺细胞学诊断意义不明确的细胞非典型病变/滤泡性病变（atypia/FLUS）与滤泡性肿瘤/Hürthle 肿瘤（FN/HCN），或是可疑恶性肿瘤时均缺乏足够的灵敏性和特异性。此外，细胞学无法明确诊断的结节与分化型甲状腺癌的免疫组化标志物之间存在着显著的重叠[7-8]。

在过去的十年中，利用基因突变检测来诊断恶性肿瘤的方法越来越受到关注。细胞突变存在于大约 42％ 的甲状腺乳头状癌（PTC）和 65％ 的甲状腺滤泡癌，而科学技术的长足进步能够保障获取、传输、储存、回收甲状腺结节细针穿刺的细胞并进行细胞基因突变检测[9]。最初的研究主要集中在 BRAF 基因突变检测上，该基因突变对甲状腺乳头状癌的预测准确率高达 100％，除此之外，少数研究对基因重排、RET/PTC 和 PAX8/PPARg 也进行了检测。最近越来越多的研究比较了不同的检测基因组合以及基因突变图谱（比如 2～6 个或更多的细胞突变），其中包括BRAF、RAS、RET/PTC、PAX8/PPARg 和 其 他 标志物[9]。

一篇综述回顾性总结了以往 20 篇关于甲状腺结节细针穿刺检查和分子标志物的文献，作者重点讨论了其中 4 项较大规模研究，这些研究针对细胞学检查无法明确诊断的甲状腺结节进行了一系列细胞基因突变检测，并讨论了细针穿刺、突变检测率与最终的手术病理间的相关性[10]。

值得注意的是，诊断为"可疑恶性"的病变（4 组研究中 2 组将其归为无法明确诊断的类别）不在此研究之列。在几乎所有的研究中，"可疑恶性肿瘤"亚组具有较高的恶性风险度，因此提高了灵敏性和特异性的报道。作者综合了这 4 项研究的结果并重新计算假阳性率、假阴性率、灵敏性和特异性，主要是对细胞非典型性病变或意义不明确的滤泡性病变（atypia/FLUS）、滤泡性肿瘤/Hürthle 细胞肿瘤（FN/HCN）的基因突变进行了全面的分析。

该研究中共计 243 例结节进行 FNA 后无法明确组织学诊断，其中恶性率为 27.6%（N＝67），63/67 例结节是经典型甲状腺乳头状癌或滤泡型乳头状癌（FVPTC）。对 4 项研究重新组合分析后相关指标的平均值及范围如下：假阳性率/FP＝0.25%（0～4%）；假阴性率/FN＝9%（1%～21%）；灵敏性＝63.7%（38%～85.7%）；特异性＝98%（95%～100%）[10]。

最近，有文献报道了一项大规模、多中心研究结果[11]。1 056 枚 FNA 细胞学检查无法明确诊断的甲状腺结节中，967（92%）枚结节样本量充足，进行了 BRAF、RAS、RET/PTC 和 PAX8-PPARg 基因测定[11]。FNA 细胞学结果分为以下亚组：细胞非典型性病变或意义不明确的滤泡性病变（atypia/FLUS）、滤泡性肿瘤（FN）/可疑滤泡性肿瘤（FN）或 Hürthle 细胞肿瘤（HCN）以及可疑恶性肿瘤。497 位患者共 513 枚结节进一步进行了组织病理学诊断，作者讨论了细胞学、组织学诊断与分子突变检测的相关性。结果如下：

1. atypia/FLUS：包括 247 例（恶性/良性＝35/212）；突变＋/－＝22/13；灵敏性/特异性分别为 63% 和 99%，阴性预测值为 94%。

2. FN/HCN 或可疑的 FN/HCN：包括 214 例（恶性/良性＝58/156）；突变＋/－＝33/25；灵敏性/特异性分别为 57% 和 97%，阴性预测值为 86%。

3. 可疑恶性肿瘤：包括 52 例（恶性/良性＝28/24）；突变＋/－＝19/9；灵敏性/特异性为分别为 68% 和 96%，阴性预测值为 72%。

513 枚结节中共有 121 枚被诊断为恶性肿瘤。所有的恶性肿瘤中，其中 74 枚病变基因突变阳性，47 枚基因突变阴性，分布于上述 3 个亚组之中，其中无法明确诊断的 atypia/FLUS 亚组、FN 亚组及可疑恶性亚组中甲状腺癌的基因突变阴性比例分别为 6%、14% 和 28%。

RAS 测定最常应用于恶性结节检查，但是以往有文献报道一些甲状腺良性病变中也可以检测到低水平 RAS 突变[12-13]。BRAF 基因突变预测甲状腺乳头状癌的准确率高达 100%。在 74 例基因突变阳性的恶性肿瘤中，3 例伴有 PAX8/PPARg 重排，1 例伴有 RET/PPC 突变。

根据基因突变检测结果，推荐的手术方案如下：基因突变阳性时，以上三个细胞学诊断不明的亚组癌症发生率分别为 88%、87% 和 95%，患者应接受甲状腺全切术。当突变为阴性时，可疑滤泡性肿瘤或 Hürthle 细胞肿瘤亚组和可疑恶性肿瘤亚组患者推荐首选甲状腺腺叶切除治疗。意义不明确的细胞非典型性病变或意义不明确的滤泡性病变亚组中基因突变阴性者总体患癌率为 6%。对于该亚组来说，建议进行甲状腺叶切除术，而不是超声随诊监测（无论是否进行重复细针穿刺）[11]。

基因表达分类系统（gene expression classifier，GEC）的开发成为评估细针穿刺无法明确诊断的甲状腺结节的新型替代方法，其利用多重基因组数据在分子水平上分类甲状腺结节[14]。对超过247 000个信使RNA转录的基因组表达范围进行了测定，并对组织病理学已经确诊的315例甲状腺结节的细针穿刺标本评估，确定了GEC的组成。通过这种方式开发了新的算法，测试了400多例标本，然后再次测试了两个独立样品组，从而评估其诊断性能。基因表达分类器是由来源于142个基因的信使RNA转录子构成，后者代表着众所周知的癌症生物学通路，而部分转录子以往被认为与癌症关系并不密切。这些GEC基因编码的蛋白质参与细胞代谢、细胞凋亡、肿瘤生长和抑制以及转录调控。使用GEC的标准测试方法判定恶性肿瘤的阴性预测值为96%[14]。

GEC的开发是为了优化手术的选择，同时排除无症状的良性结节以避免不必要的手术；作为一个推论，这样必然能够提高恶性结节的手术切除率。

已经有文献报道使用GEC建立理论上的成本效益模型[15]。在美国，每年大约有75 000例FNA无法明确诊断的患者进行了手术，其中25 000例确诊为恶性结节。该模型表明，在FNA细胞学诊断不明组（每年FNA的450 000例中的17%）中应用GEC检测，能够使74%的良性结节患者免于手术。利用GEC不仅有望避免不必要的外科手术，同时还能够潜在地节约大量医疗成本，这种影响需要在临床试验的理论模型和临床实践经验中进行验证[15]。

最近，大量的报道聚焦于microRNA（miRNA或miR）在各种类型（包括甲状腺）恶性肿瘤内的增殖研究。microRNA为短链非编码RNA，长度只有22个核苷酸。这些miRNA常常起到抑制作用，调控蛋白质编码基因的表达，参与细胞发育、细胞凋亡、生长、免疫应答，并可能作为肿瘤抑制基因或癌基因发挥作用。已有文献报道了miRNA失调（具体来说是不同的miRNA失调）在各种甲状腺癌［包括甲状腺乳头状癌（PTC）、甲状腺滤泡癌（FTC）和甲状腺未分化癌（ATC）］中的应用[16-18]。此外，文献显示不同类型的甲状腺癌中 miRNA 的表达水平有差异，这表明不同的甲状腺癌具有特定的 miRNA 表达特点[19-20]。

　　甲状腺细针穿刺获取的 miRNA 在诊断中的价值也得到了深入的研究。microRNA 能够表征甲状腺恶性肿瘤的代谢途径异常激活[21-22]。通过改变其前体的结构或修饰目标信使 RNA 的序列，microRNA 可以引起功能活性的变化，生成多种新类型的 miRNA[23]。它与多态性单核苷酸（single nucleotide polymorphisms，SNP）之间有复杂的相互作用，而 SNP 可修饰 miRNA 前体信使 RNA，生成功能发生改变的新 miRNA，后者与甲状腺癌的遗传易感性有密切关系[22,24]。

　　总之，甲状腺结节的处理和治疗仍然取决于临床医生。目前，分子检测序列有助于确定细针穿刺细胞学无法明确诊断的甲状腺结节的性质。继续研究、完善并验证已有的和研究中的新检测方法，可以在不远的将来协助医生在总体上优化甲状腺癌的诊断和治疗，特别适用于那些细胞病理学诊断不明的甲状腺结节。

参考文献

1. Gharib H, Papini E, Paschke R, Duick DS, Valcavi R, Hegedüs L, et al. AACE/AME/ETA task force on thyroid nodules. Endocr Pract. 2010;16 Suppl 1:1–43.
2. Hegedüs L. Clinical practice. The thyroid nodule. N Engl J Med. 2004;351(17):1764–71.
3. Cibas ES, Ali SZ. The Bethesda system for reporting thyroid cytopathology. Thyroid. 2009;19(11):1159–65.
4. Wang CC, Friedman L, Kennedy GC, Wang H, Kebebew E, Steward DL, et al. A large multicenter correlation study of thyroid nodule cytopathology and histopathology. Thyroid. 2011;21(3):243–51.
5. de Matos PS, Ferreira AP, de Oliveira Facuri F, Assumpção LV, Metze K, Ward LS. Usefulness of HBME-1, cytokeratin 19 and galectin-3 immunostaining in the diagnosis of thyroid malignancy. Histopathology. 2005;47(4):391–401.

6. Saggiorato E, De Pompa R, Volante M, Cappia S, Arecco F, Dei Tos AP, et al. Characterization of thyroid 'follicular neoplasms' in fine- needle aspiration cytological specimens using a panel of immunohistochemical markers: a proposal for clinical application. Endocr Relat Cancer. 2005;12(2):305–17.

7. Faggiano A, Caillou B, Lacroix L, Talbot M, Filetti S, Bidart JM, et al. Functional characterization of human thyroid tissue with immunohistochemistry. Thyroid. 2007;17(3):203–11.

8. Freitas BC, Cerutti JM. Genetic markers differentiating follicular thyroid carcinoma from benign lesions. Mol Cell Endocrinol. 2010;321(1):77–85.

9. Eszlinger M, Paschke R. Molecular fine-needle aspiration biopsy diagnosis of thyroid nodules by tumor specific mutations and gene expression patterns. Mol Cell Endocrinol. 2010;322(1–2):29–37.

10. Ferraz C, Eszlinger M, Paschke R. Current state and future perspective of molecular diagnosis of fine-needle aspiration biopsy of thyroid nodules. J Clin Endocrinol Metab. 2011;96(7):2016–26.

11. Nikiforov YE, Ohori NP, Hodak SP, Carty SE, LeBeau SO, Ferris RL, et al. Impact of mutational testing on the diagnosis and management of patients with cytologically indeterminate thyroid nodules: a prospective analysis of 1056 FNA samples. J Clin Endocrinol Metab. 2011;96(11):3390–7.

12. Ezzat S, Zheng L, Kolenda J, Safarian A, Freeman JL, Asa SL. Prevalence of activating ras mutations in morphologically characterized thyroid nodules. Thyroid. 1996;6(5):409–16.

13. Vasko VV, Gaudart J, Allasia C, Savchenko V, Di Cristofaro J, Saji M, et al. Thyroid follicular adenomas may display features of follicular carcinoma and follicular variant of papillary carcinoma. Eur J Endocrinol. 2004;151(6):779–86.

14. Chudova D, Wilde JI, Wang ET, Wang H, Rabbee N, Egidio CM, et al. Molecular classification of thyroid nodules using high-dimensionality genomic data. J Clin Endocrinol Metab. 2010;95(12):5296–304.

15. Li H, Robinson KA, Anton B, Saldanha IJ, Ladenson PW. Cost-effectiveness of a novel molecular test for cytologically indeterminate thyroid nodules. J Clin Endocrinol Metab. 2011;96(11):E1719–26.

16. He H, Jazdzewski K, Li W, Liyanarachchi S, Nagy R, Volinia S, et al. The role of microRNA genes in papillary thyroid carcinoma. Proc Natl Acad Sci USA. 2005;102(52):19075–80.

17. Pallante P, Visone R, Ferracin M, Ferraro A, Berlingieri MT, Troncone G, et al. MicroRNA deregulation in human thyroid papillary carcinomas. Endocr Relat Cancer. 2006;13(2):497–508.

18. Visone R, Pallante P, Vecchione A, Cirombella R, Ferracin M, Ferraro A, et al. Specific microRNAs are downregulated in human thyroid anaplastic carcinomas. Oncogene. 2007;26(54):7590–5.

19. Weber F, Teresi RE, Broelsch CE, Frilling A, Eng C. A limited set of human MicroRNA is deregulated in follicular thyroid carcinoma. J Clin Endocrinol Metab. 2006;91(9):3584–91.

20. Sheu SY, Grabellus F, Schwertheim S, Worm K, Broecker-Preuss M, Schmid KW. Differential miRNA expression profiles in variants

of papillary thyroid carcinoma and encapsulated follicular thyroid tumours. Br J Cancer. 2010;102(2):376–82.

21. Mazeh H, Mizrahi I, Halle D, Ilyayev N, Stojadinovic A, Trink B, et al. Development of a microRNA-based molecular assay for the detection of papillary thyroid carcinoma in aspiration biopsy samples. Thyroid. 2011;21(2):111–8.

22. de la Chapelle A, Jazdzewski K. MicroRNAs in thyroid cancer. J Clin Endocrinol Metab. 2011;96(11):3326–36.

23. Starega-Roslan J, Krol J, Koscianska E, Kozlowski P, Szlachcic WJ, Sobczak K, et al. Structural basis of microRNA length variety. Nucleic Acids Res. 2011;39:257–68.

24. Jazdzewski K, Liyanarachchi S, Swierniak M, Pachucki J, Ringel MD, Jarzab B, et al. Polymorphic mature microRNAs from passenger strand of pre- miR-146a contribute to thyroid cancer. Proc Natl Acad Sci USA. 2009;106(5):1502–5.

第十六章

甲状腺超声弹性成像

Ultrasound Elastography of the Thyroid

Robert A. Levine 著

孙鹏飞 谭 石 译

　　长期以来，人们一致认为触诊质硬的甲状腺结节很可能是甲状腺癌[1]。传统灰阶超声能够提供形状、内部回声、边界、钙化和血流信息，这些已经被证明与患癌症的风险相关。然而，传统灰阶超声没有提供结节硬度的直接信息。超声弹性成像是使用超声研究结节硬度的一项方法，它可以测量外部压力作用下的结节发生的形变。20年前就有学者对这项技术进行了阐述，但是直到2007年才首次报道了应用于甲状腺结节的研究成果[2]。大量的后续研究表明，弹性成像能够提供额外的、用于诊断甲状腺恶性结节的信息[3]。

　　多种技术已被用于提供外源性的压力，对结节施压发生应变。最常用的技术就是将线阵探头放在感兴趣区，然后手动探头加压。另一种技术是使用颈动脉的搏动作为压力源[4]。利用超声软件对结节内部及周边多点进行分析，能够比较结节及周围组织的形变程度。

　　目前有两种能够反映组织弹性的主流技术。最常用的技术是使用彩色编码图来显示相对硬度，然后叠加在灰阶超声图上（图16-1）。通过统计学处理，彩色图提供的定量信息会依据组织的相对硬度进行赋值（彩色评分），从而反映结节的硬度。但是该方法具有较高的操作依赖性，这种局限性导致评分的可重复性较差。另外一种测量硬度的指标是应变比，后者可以用病变的平均应变除以周围组织的平均应变计算得出[5]。这种半定量的方法比弹性评分有更好的可重复性，但是仍然需要操作者确定病变和周围组织的边界，因此仍然存在一定程度的主观误差[6]。

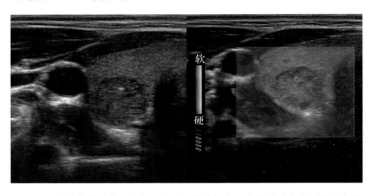

图 16-1 结节为低回声，内有一个可疑的微钙化，此外并无高度可疑的灰阶超声表现。弹性成像显示结节内组织较硬。FNAB 和手术病理结果证实为甲状腺乳头状癌

最近，剪切波弹性成像已经作为一项检查技术应用于临床，它不需要人工施压，在发射独立的超声波脉冲后，通过追踪声波（剪切波）传播速度的变化来确定组织的弹性值。这种方法具有操作者非依赖性、可重复性好及能够定量测量等优点[7]。

超声弹性成像已经应用于乳腺[8-9]、前列腺[10]、胰腺和淋巴结[11]的检查，并用来帮助预测病变的良恶性，此外还被用于评估肝纤维化的程度[12]和心肌梗死后心肌的硬度。弹性成像在这些脏器的检查中仅为一种辅助技术，临床检查仍然是诊断的主要手段。

早期的实践表明，弹性成像有助于预测乳腺结节的良恶性。一项早期的大样本研究显示，乳腺弹性成像预测恶性结节的敏感性为 86%，特异性为 90%[8]。最近的一项研究报道其敏感性为 69.5%，特异性为 83.1%[9]。研究者认

为弹性成像的特异性高于传统 B 型超声，能够减少诊断的假阳性，但是其假阴性率超过了 30%，这使人不得不怀疑乳腺结节弹性成像结果阴性时能否排除穿刺活检的可能。

在一项关于甲状腺弹性成像的早期研究中，Rago 等[13]报道了实时超声弹性成像的结果，96 例甲状腺单发结节的患者因出现压迫症状或可疑恶性而接受了手术，术前均进行了细针抽吸检查。基于对彩色弹性图像的主观分析，组织硬度被评为 1~5 分。作者报道 1 分或 2 分的结节共有 49 枚，均为良性病变。3 分的共 13 枚，其中 1 枚为癌，12 枚为良性病变。4 分或 5 分的 30 枚，甲状腺结节均为癌。由此，作者认为彩色弹性图评分达 4 分或 5 分时预测恶性的敏感性为 97%，特异性为 100%。

Lyshchik 等[14]对甲状腺结节进行了一项前瞻性研究，31 位患者的 52 枚结节中 22 枚为恶性，30 枚为良性。利用实时弹性成像和离线处理弹性成像两种方法比较了结节与周围正常甲状腺组织的应变比值，结果显示后者应变比的分析远远优于前者。他们认为离线处理弹性图是独立预测甲状腺恶性肿瘤的最重要因素，敏感性为 82%，特异性为 96%。但是，作者也承认离线应变图像的处理过程耗时耗力。

在最近的一项 meta 分析中，Bojunga[15]收集了 8 个临床研究中心（包括上述两个研究中心）的资料，分析了 530 个患者的 639 枚甲状腺结节，整体诊断的敏感性为 92%，特异性为 90%。假阴性率为 10.4%，153 枚恶性肿瘤中有 16 枚误诊为良性，其中包括 4 枚（共 9 枚）滤泡状癌。

最近的一些研究聚焦于弹性成像是否有助于确诊以往甲状腺活检无法诊断的结节。Rago 等[16]研究了 FNAB 细胞学结果不明确的 142 枚结节，发现弹性成像诊断恶性结节的敏感性为 96.8%，特异性为 91.8%。31 例癌中仅有 1 例（3.2%）被误诊。然而，此后来自同一机构的研究结果却与之相反。Lippolis[17]研究了 102 例术前进行了细胞穿刺的手术患者，发现多数结节表现出较低的弹性模量（即低硬度），他们诊断恶性结节的敏感性为 88.9％，但是特异性仅 6％。假阳性率为 89％（59/66），假阴性率为 11％（4/36）。这两个相悖的研究结果仍然无法合理的解释，由此无法回避这样一个事实：实时弹性成像是一种非常主观并且有操作依赖性的方法。研究人员正在进行深入的实验以进一步评估弹性成像在穿刺结果不明确的结节中的作用，同时评估弹性成像的可重复性。

许多经过改良的技术被用于提高弹性成像的准确性和可重复性。如上所述，剪切波弹性成像无需操作者进行外部加压即可提供量化的数值，它是一种非常有前景的技术。据报道，诊断甲状腺结节良恶性时，统计学方法显示，计算结节内质地较硬部分所占的比例（质硬区域占比）的 ROC 曲线下面积显著大于应变比和弹性评分方法[6]。

目前大部分的报道都具有局限性，这是由观察对象的偏倚造成的。Bojunga 统计的 meta 分析中，恶性肿瘤的发病率为 24％[15]。大多数的报道指出，需要进行穿刺的结节中恶性肿瘤仅占 2％～5％，这个比例在甲状腺结节筛查时会更低[1]。弹性成像的预测价值随目标人群的不同而有所差异，因此需要在非选择的人群中进行研究以确定其真正的预测价值。

一个单中心的研究评估了弹性成像在颈部转移淋巴结筛查中的应用。Lyshchik 等[11]研究了 141 枚外周淋巴结，后者来自 43 名可疑甲状腺或者下咽部癌而接受手术治疗的患者。通过比较淋巴结和周围颈部肌肉的应变程度，计算出了淋巴结应变指数。以 1.5 作为应变指数的阈值时，诊断的特异性为 98％，敏感性为 85％。这个结果优于传统灰阶超声中纵横比的诊断标准。

图 16-1～图 16-6 举例说明弹性成像。图 16-1 展示了单发微钙化的乳头状癌。图 16-2 为合并砂粒体的甲状腺乳头状癌。如预期所料，这个结节触诊非常硬。弹性图显示结节区域组织非常硬，高度提示为恶性结节。注意图像右侧边缘的标尺，提示彩色范围从软（SF）到硬（HD）。图

16-3 展示了一个质地柔软的结节，与弹性图表现一致。图
16-4 和图 16-5 是来自同一个患者的两侧叶结节。左叶较大
结节（优势结节）细胞学穿刺结果为良性，弹性图表现为
组织硬度较软。右叶结节显示出许多异常的超声表现（不
均质低回声、边缘不规则和微钙化），而且组织弹性较硬，
病理证实为乳头状癌。图 16-6 弥漫多灶浸润性高细胞亚型
的乳头状癌患者，38 岁，男性，分期 T3N1BM0。弹性成
像显示多个组织区域质地较硬。

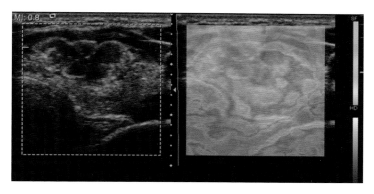

图 16-2　该结节表现出几个恶性特征，包括周边微钙化、扇形边界和能量多
普勒显示富血供（未展示）。弹性成像显示病变区域组织较硬（见图像右侧
的标尺。HD，硬；SF，软）。手术病理证实为乳头状癌

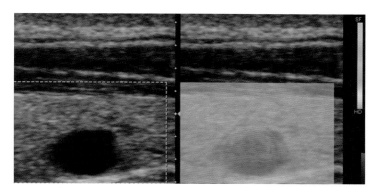

图 16-3　这个低回声结节弹性成像显示很软，提示恶性肿瘤的风险很低

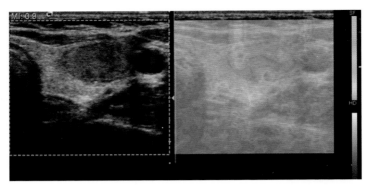

图 16-4　34 岁女患者，甲状腺两侧叶有结节。图像显示左侧叶较大结节，细胞学病理结果为良性，弹性成像显示大部分组织质地软

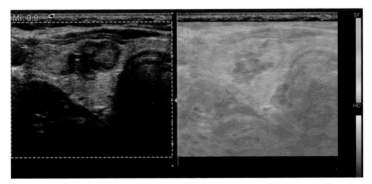

图 16-5　与图 16-4 为同一患者。右侧叶结节较小，但是有几个可疑的征象，包括不均质回声、边缘不规则及微钙化。弹性成像显示结节内组织较硬。病理证实为乳头状癌

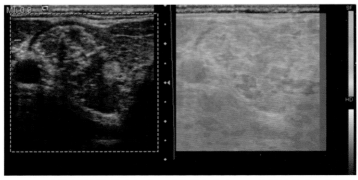

图 16-6　弥漫多灶浸润性高细胞亚型的乳头状癌，38 岁男性患者，病理分期 T3N1BM0。弹性成像显示多个组织区域质地较硬

弹性成像并不是适用于所有的结节。由于超声束无法穿透有环状钙化的结节，所以无法应用弹性成像判断组织硬度。合并有较大的囊性成分的复杂结节可能会出现错误的弹性结果，因为此时弹性成像主要反映的是囊性部分（而不是实性部分）的特点。弹性成像测量小结节的准确性更高，但是适合进行硬度测量的结节大小还没有完全确定下来。结节性甲状腺肿可以出现多发的结节融合，当没有正常甲状腺组织进行比较时，不能使用传统的弹性成像方法检查，但是剪切波弹性成像能够定量了解组织的弹性。桥本氏甲状腺炎或者其他甲状腺实质病变对结节硬度测量的影响还没有充分地评估。

甲状腺结节检查时，弹性成像有两个潜在的主要作用。一方面是提示哪些结节需要进行活检，而其他的结节为低风险，无需穿刺。目前应用的指南规定，结节小于1~1.5 cm且没有恶性的征象（边界模糊、微钙化、直立生长、极低回声、丰富的血管）时可以观察而不用活检[1]。但是，当弹性成像的阳性预测值很特异时，只要弹性成像显示组织较硬，即使超声表现为无风险的结节也要考虑活检。另一方面，如果弹性成像的阴性预测值足够敏感，它也可以帮助确定哪些结节可以安全地观察而无需穿刺。正常人群中约4%有可触及的甲状腺结节，超过50%的小结节是被超声所发现[1]。显然，所有经甲状腺体检检出或者其他颈部检查中偶然发现的结节都不会直接进行细针穿刺。任何用于确定结节不需要穿刺而可以安全观察的技术需要有极低的假阴性率。不幸的是，迄今为止，大多数的研究报道中弹性成像的假阴性率都非常高。

总之，尽管甲状腺弹性成像的初步研究成果非常令人兴奋，但是仍然需要更多普通人群甲状腺结节的大样本研究，以决定这项技术是否有足够的敏感性和阴性预测值以避免不必要的穿刺和手术。

参考文献

1. Cooper D, Doherty G, Haugen B, et al. Revised American Thyroid Association management guidelines for patients with thyroid nodules and differentiated thyroid cancer. Thyroid. 2009;19(11):1167–214.

2. Lyshchik A, Tatsuya H, Ryo A, et.al. (2004) Ultrasound elastography in differential diagnosis of thyroid gland tumors: initial clinical results. RSNA, Abstract.

3. Hegedus L. Can elastography stretch our understanding of thyroid histomorphology? J Clin Endocrinol Metab. 2010;95(12):5213–5.

4. Bae U, Dighe M, Dubinsky T, et al. Ultrasound thyroid elastography using carotid artery pulsation: preliminary study. J Ultrasound Med. 2007;26(6):797–805.

5. Xing P, Wu L, Zhang C, Li S, Liu C, Wu C. Differentiation of benign from malignant thyroid lesions – calculation of the strain ratio on thyroid sonoelastography. J Ultrasound Med. 2011;30:663–9.

6. Ding J, Cheng H, Ning C, Huang J, Zhang Y. Quantitative measurement for thyroid cancer characterization based on elastography. J Ultrasound Med. 2011;30:1259–66.

7. Sebag F, Vaillant-Lombard J, Berbis J, Griset V, Henry JF, Pent P, Oliver C. Shear wave elastography: a new ultrasound imaging mode for the differential diagnosis or benign and malignant thyroid nodules. J Clin Endocrinol Metab. 2010;95(12):5281–8.

8. Itoh A, Venu E, Tohno E, et al. Breast disease: clinical applications of US elastography for diagnosis. Radiology. 2006;239(2):341–50.

9. Navarro B, Ubeda B, Vallespi M, Wolf C, Casas L, Browne JL. Role of elastography in the assessment of breast lesions. J Ultrasound Med. 2011;30:313–21.

10. Pallwein L, Mitterberger M, Struve P, et al. Real-time elastography for detecting prostate cancer: preliminary experience. BJU Int. 2007;100(1):42–7.

11. Lyshchik A, Higashi T, Asato R, et al. Cervical lymph node metastases: diagnosis at sonoelastography-initial experience. Radiology. 2007;243(1):258–67.

12. Friedrich-Rust M, Ong M, Herrman E, et al. Real-time elastography for noninvasive assessment of liver fibrosis in chronic viral hepatitis. Am J Roentgenol. 2007;188(3):758–64.

13. Rago T, Santini F, Scutari M, et al. Elastography: new developments in ultrasound for predicting malignancy in thyroid nodules. J Clin Endocrinol Metab. 2007;92:29–2922.

14. Lyshchik A, Higashi T, Asato R, et al. Thyroid gland tumor diagnosis at US elastography. Radiology. 2005;237(1):202–11.

15. Bojunga J, Herrmann F, Meyer G, Weber S, Zeuzem S, Freidrich-Rust M. Real time elastography for the differentiation of benign and malignant thyroid nodules. Thyroid. 2010;20:1145–50.

16. Rago T, Scutari M, Santini F, Loiacono V, Piaggi P, Di Coscio G, Basolo F, Berti P, Pinchero A, Vitti P. Real-time elastography: useful tool for refining the presurgical diagnosis in thyroid nodules with indeterminate or nondiagnostic cytology. J Clin Endocrinol Metab.

2010;95(12):5274–80.

17. Lippolis PV, Tognini S, Materazzi G, Polini A, Mancini R, Ambrosini CE, Dardano A, Basolo F, Seccia M, Miccoli P, Monzani F. Is elastography actually useful in the presurgical selection of thyroid nodules with indeterminate cytology? J Clin Endocrinol Metab. 2011; 96(11):e1826–30.

第十七章

书写高质量的超声报告

Authoring Quality Ultrasound Reports

J. Woody Sistrunk and H. Jack Baskin. Sr　著

许希曦　付　颖　王淑敏　译

"哪些需要被遗忘，哪些又需要被铭记"···鲍勃·塞格尔《逆风》。

引　言

在过去的十年里，内分泌医师进行甲状腺超声检查已经成为了主流，而我们需要考量这一改变对甲状腺和甲状旁腺疾病患者会有怎样的影响。由临床医生出具超声诊断、超声引导细针穿刺抽吸和甲状腺癌超声监测已经彻底地改变了甲状腺和甲状旁腺疾病的诊疗状态。

美国临床内分泌医师协会最初出版的甲状腺超声课程大纲仅仅十四页，涵盖了当时所有关于甲状腺超声的内容。随着内分泌医师应用超声的不断深入，目前这一版本的内容已经发生了很大的改变。

对于这门崭新的科学，我们应该有责任去监督它的质量。美国内分泌学会颈部超声认证机构（ECNU）和美国超声医学会（AIUM）已经制定了超声操作的质量标准。但是我们需要记住，不论是证书还是认证都不能替代高质量的操作。

在内分泌医师进行甲状腺超声诊断的过程中，最困难的步骤是学习书写报告。想要出具高质量报告，最重要的因素是诊断医师需要有做出有意义和价值的报告的意愿和想法。这一项技能需要通过练习从而达到报告内容清楚、简洁而不冗长。充分利用每一次借鉴和审阅报告的机会，这样的练习可以使报告更加完美。甲状腺超声报告所展示的结果需要和所做工作的质量保持一致。通过本章，我们希望提供给大家一个书写高质量超声报告的方法。

报告中应该避免的错误（举例）

我们一直都能见到质量较差的报告，这些报告并未解答临床需要回答的问题。很不幸的是，这些问题最终通过手术回答了。以下我们将通过真实的超声报告来举例说明报告中所需要避免的。我们希望通过这个过程可以激发医师们书写高质量报告的兴趣，同时满足他们提高报告质量的需求。

- "甲状腺腺体散在非特异性低回声结节和小囊性结节。结节表现无特异性。"——一个结节还会有多特异呢？
- "单发'肺部'结节的鉴别诊断是恶性肿瘤、腺瘤、甲状腺炎或甲状腺内出血。"——报告接近正确，但是器官是错误的。
- "多发双侧实性结节。结节相似，没有发现特点突出的结节。建议做甲状腺同位素扫描，因为大部分甲状腺癌的核素扫描表现为冷结节，因此如果核素扫描确定为冷结节，下一步就可以直接活检那个结节。"——是多么过度医疗的诊断呀。
- "甲状腺回声质地不均匀，考虑为甲状腺细胞性疾病。"——是不是还需要指出并不是所有的甲状腺腺体都是由细胞组成？
- "甲状腺多发性结节，可能与多发结节性甲状腺肿有关"——多么高深的科学啊！

- "多发性，小的，良性，腺瘤性结节，大部分居于左
  侧。未观察到可疑区域"。

医师需要通过阅读并且评价每一份报告，从而学习如
何写好报告。学习其他人报告中好的方面，进而让自己的
报告变得更好。阅读你报告的是专科医师，一份超声报告
可以展示你的工作质量和你在甲状腺疾病方面的专业水平，
之后外科医师能否做出正确的治疗方案将取决于你的报告；
此外，当患者接下来进行一系列的定期复查时，你将用到
自己的报告。表 17-1 概括了诊断性超声报告的组成部分，
让我们详细地了解一下。

表 17-1 甲状腺超声报告的组成部分[3]

		ECNU 是否要求
1.	身份信息	否
2.	指征	是
3.	检查说明	否
4.	甲状腺大小（测量）	是
5.	甲状腺描述	是
6.	病变描述	是
7.	诊断印象	是
8.	建议	是
9.	图示	否

1. *身份信息*：因为 HIPPA 法案（健康保险携带和责
任法案）的原因，提交给 ECNU 的报告不需要有身份信
息，但是在实际行医的过程中，包含身份信息是非常重要
的。报告至少也要包括患者的名字、出生日期、证明患者
身份的号码（社会保险号或患者编号/诊所号）、机构名称
和检查的日期。

2. *指征*：除了第三方付费时需要检查指征，指征还将
指导报告。指征中需要指出超声要回答的临床问题，叙述
简明扼要。例如：

- "多结节甲状腺肿"
- "弥漫性甲状腺肿大"

- "甲状腺功能亢进"
- "CT 显示右侧甲状腺结节"
- "姐妹有甲状腺乳头状癌病史"

偶尔情况下报告需要较复杂的指征，例如"右侧甲状腺乳头状癌高细胞亚型，直径 1.9 cm，甲状腺全切术后，[131]I 治疗后。T1b，N0，M0（Ⅰ期）。"但是多数情况下指征还是需要简明扼要。

3. *检查说明*：这一部分简要概括说明如何进行检查。例如：

- "由医师操作超声，横断及纵断甲状腺双侧叶及峡部，实时扫查甲状腺和颈前区。"
- "由医师操作超声，横断及纵断实时显示甲状腺区和颈部淋巴结（Ⅰ，Ⅱ，Ⅲ，Ⅳ，Ⅴ，Ⅵ区）。"

对于甲状腺图像的数量没有具体要求[1-3]。如果是超声检查者获取图像后由医师来解读，那么提供的图片数要多于医师亲自操作留图数量。如果可以获取检查的视频，那么所需的图片数量将会更少。医师最少也需要获取甲状腺两叶的纵断面和横断面图像，并且从三维视角上记录所有病变。要经常问问自己所获图像的数量是否足够，能否回答这项检查之前提出的临床问题。注意：没有人在意超声仪的品牌名或者探头的频率，只注重结果。

4. *甲状腺大小*：很明显，甲状腺的大小非常重要，但是却没有一个甲状腺正常范围的金标准以供参考。正常甲状腺的大小取决于饮食中碘的含量。美国人饮食中有充足的碘，所以正常的甲状腺的前后径小于 2 cm，上下径为 4.5～5.5 cm，重约 15～20 g。在欧洲，饮食中的碘含量较少，正常的甲状腺可以重达 40 g。因此我们需要在三个不同的平面上测量甲状腺的两叶（上下径，前后径，横径）和峡部的前后径。避免使用长、宽、深等这类词汇，因为这些词不能准确地指明所测量的平面，且采用统一的词汇可以使报告更标准，复查前后保持一致。也许你会计算甲状腺的体积，但是这一计量在临床甲状腺疾病学中不是必需的，也不具有常规性。测量可以厘米或毫米为单位，但是在报告中，计量单位必须前后一致。在报告的首段应注明"所有的长度以毫米为单位，上下径 * 前后径 * 横径为测量平面。"这样可以避免在每一次测量之后都要进行说明。

5. *甲状腺描述*：也许我们常常觉得下一步应该是描述病变，但是需要注意的是，请你不要着急，暂停一下，因为描述甲状腺的实质以及检查多普勒血流成像在这一步是非常重要的。这可以使我们聚焦于病变之前有一个全局观，也可使我们的报告格式更标准。除此之外，我们需要考虑到可能会发现的其他的潜在疾病，例如：桥本甲状腺炎、甲状腺淋巴瘤或是 Graves 病。如果没有全面地考虑到这些，我们很可能在寻找甲状腺结节的过程中遗漏了这些疾病。由"总体而言"开始，你的陈述可以确保报告的阅读者知道这是对于甲状腺总体性的陈述。例如：

- "总体而言，甲状腺对称，回声质地均匀。"
- "总体而言，甲状腺腺体对称性增大，回声弥漫性不均匀以及血供过于丰富。"
- "总体而言，甲状腺腺体不对称增大，右叶显著增大；回声质地均匀。"

6. *病变描述*：你看到了什么？在哪里看到了？位置是非常重要的；一个报告的描述越详细，你的检查的可重复性就更强。虽然没有绝对的规定，但是我们强烈建议描述从右边开始再移动到左边。没有什么问题是比前后描述结节的方式不一致更让人困惑了，报告的一致性决定了报告质量。报告最起码需要把甲状腺的每一叶分成上、中、下部以及内、外侧来描述结节的位置。峡部通常不包含在报告内，除非是体积增大或者有结节。

（1）结节：当描述结节时，需要了解它是实性还是囊性，是低回声、高回声还是等回声，是均匀的还是不均匀的。在检查过程中，通过反复考虑这三个问题，将会帮助你发现可疑恶性或是良性的结节。测量结节的三个径线并且一定要计算结节的体积，因为体积是相对而言更为准确的用来长期监测结节大小的测量方式。如果结节的高大于宽（前后径＞横径），应该在报告中注明。需要记住的是，不论良性还是恶性结节，它们都还只是结节，他们不能被记录为病变、肿块、增生、低密度、息肉、甲状腺肿、区域、壁结节、低回声区或者瘤。结节只能是（只能被记录为）结节！以下是真实的例子："诊断印象——右叶见一个3.4 mm复杂肿块"。如果患者阅读了报告，这样的叙述像是有意给患者制造不安，并且可能由此导致不必要的手术。另外，不要让你的患者对你新创造的、毫无意义的词语感到疑惑，比如非均质、不均质等。囊肿可以被细分为单纯性囊肿（只有囊性成分），复杂囊肿（囊性区域大于实性区域）和复杂结节（实性区域大于囊性区域）。2009年美国甲状腺协会制定的指南中，海绵状结节被定义为"由众多微小囊肿聚集组成并且其囊性体积大于50％的结节，应用这一特征确定良性甲状腺结节具有99.7％的特异性"[4]。如果一个结节具有这种典型特征，将其描述为海绵状结节是有意义的，并且这是让医生和患者都放心的结果。

　　如果出现其他的结节特征也需要注明。钙化可以大体上分为蛋壳性钙化、具有后部声影的致密性钙化或是无声影的微钙化。结节的边界可以是光滑有（或没有）声晕、不规则的或是浸润性的。血流分布可以被描述为中央型或周边型，或者可以使用Fukunari等所描述的1级到4级的方式定义血流丰富程度，后者提出的这一方法已经成为了描述结节彩色多普勒血流特点的标准[5]。最后，胶质囊肿中出现的彗星尾征需要记录在报告中，与海绵样结节相似，胶质囊肿恶变的可能性小于1％。

　　（2）淋巴结：任何颈部超声检查时都需要进行淋巴结检查。这只是一个粗略的检查而不是专项的淋巴结成像。为了报告的完整性，你需要加入淋巴结检查结果。假如没有纵横比＞0.5的淋巴结，在诊断部分中的总结性诊断可以是："无明显颈部淋巴结肿大。"任何前后径＞0.5 cm或纵横比＞

0.5 的淋巴结都需要记录在报告中，并且需要标注是否有淋巴门、囊性坏死（通常呈现为后方回声增强）以及钙化。淋巴结的血流分布可以描述为门样中央区血流或是周边血流，但是用于结节的血流分级标准不能用于淋巴结。如果某个淋巴结的临床意义并不确定，这个淋巴结仍然需要记录在报告的正文中。这个淋巴结可能在之后会显示重要性，特别是通过细针穿刺抽吸确诊为恶性之后。

（3）淋巴结检查：甲状腺癌患者的术前或术后淋巴结检查需要更加详细，因此需要一个标准的检查方案，这是至关重要的。你可以在超声仪上放一张甲状腺淋巴分布图［美国甲状腺协会指南，1178 页图 2（2009）］，每次扫描淋巴结的时候都参考这张图。淋巴结位于不同的水平而不是区域。虽然描绘和报告淋巴结的方式没有绝对的规定，但是如果报告采用了标准化格式，就会更利于理解。从中央区开始（Ⅵ区），然后是双侧的ⅠA 和ⅠB 区。继续检查右侧ⅡA，ⅡB，Ⅲ，Ⅳ，ⅤA，ⅤB 区，然后扫查左侧ⅡA，ⅡB，Ⅲ，Ⅳ，ⅤA，ⅤB 区。上述的方法可用于识别可疑恶性的淋巴结。你可以复制图片，并通过图示的方法向外科医生展示可疑淋巴结的大小和位置（图 17-1）。

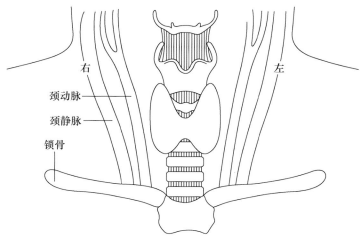

右　　　　　　　　　　　　　　　　左

颈动脉——
颈静脉——
锁骨——

图 17-1　美国临床内分泌医师学会颈部超声认证（AACE ECNU）中给出的图示

（4）甲状旁腺：超声很难（或不能）显示正常的甲状旁腺，因此超声所能发现的往往是腺瘤、增生、囊肿或是癌变导致的增大的甲状旁腺。我们需要测量这种甲状旁腺的三个径线，确定位于腺体的右侧还是左侧，并注明他们的位置（例如甲状腺后部、甲状腺内及甲状腺–胸腺韧带内等）。记录回声水平（通常低回声）和描述血流分布，特别是要明确甲状腺上、下动脉的存在与否。

7. *诊断印象*：诊断不是再一次完整的陈述你的报告；它是一个印象，所以它应该是简短的。以下是一些例子：

- "在甲状腺右叶外侧中部可见外突的、直径 2 cm、实性、低回声、均匀的结节。"
- "甲状腺的超声表现与手术病史及术后[131]I 治疗的病史不符。"
- "对称性，弥漫性不均匀的甲状腺肿大，与桥本甲状腺炎病史相符。"

8. *建议*：作为颈部超声认证（ECNU）规定的要求，需要在报告中给出建议，例如"建议一年后复查"或者"建议与甲状腺过氧化物酶抗体检查相结合"。诊断可以与详细的建议结合，例如："左叶可见结节伴微钙化，建议超声引导细针穿刺（UGFNA）确诊或排除恶性"。这种陈述将会帮助专科医师制定诊疗方案，并且向第三方解释为什么需要建议超声引导下的细针穿刺。

9. *图示*：虽然颈部超声认证（ECNU）或美国超声医学会的操作认证（AIUM）不要求图示，但是一份描述病变的绘图可能对专科医师、外科医师或者患者具有巨大的帮助。把发现的病灶草图展示给患者，可以加深患者对病变及其意义的全面理解。可以在图 17-1 基础上绘制草图。

不应该做的

请不要把报告写得过于冗长，避免使用修饰性的、多余的、不合适的，以及会让读者困惑甚至使报告变得混乱的词语。一个结节不应该描述为"相对的"低回声，它应该只是低回声。淋巴结不是"很"扁平，它应该被描述成是一个扁平的，纵横比＜0.5 的淋巴结。请避免有问题的陈述，举例如下：

- "建议每三个月进行一次超声复查，以明确病情是否稳定。"
- "因为患有桥本甲状腺炎，故有可能发展成淋巴瘤，所以需要定期复查，例如每年检查一次。"
- "位于右叶的低密度、不对称结节。鉴别诊断为腺瘤、甲状腺炎、恶性肿瘤或者出血。复查可能对进一步诊断有益处。"

总　结

超声报告如果有缺陷，就不能作为临床参考的指标，无论检查过程是多么完美。从一次超声检查中提取所有的有用信息，并且将它们以流畅简洁的方式呈现出来是一种技能，这项技能的培养需要长期不断的练习。伴随科学日益更新，弹性成像新技术、超声引导下细针穿刺抽吸所获得生物标本信息将会辅助医师做出最后的决定，而超声引导经皮无水酒精注射以及其他消融操作也逐步应用于临床；有鉴于此，在不久的将来，超声报告内容也将拓展。正因如此，专科医师们必须要为书写报告打下扎实的基础。

在这一章中，我们试图阐明我们如何书写翔实、有建设性和实用性的报告的方法。我们推荐你品评他人和你自己的报告，发现优缺点并从中汲取经验，从而不断地进步；记住，最完美的那一份超声报告还未发出。编写高质量的超声报告不仅可以提高你的超声检查技术，也将使你的超声报告的质量更上一层楼。报告前后的一致性、高质量和可重复性是一份优秀报告的必备特征。请保持所用的词汇简明扼要，并且记住印在 T 恤上的那段话："杜绝和消除多余的冗长。"

参考文献

1. Endocrine Certification in Neck Ultrasound (ECNU) Handbook. https://www.aace.com/files/CandidateHandbook.pdf
2. American Institute of Ultrasound in Medicine (AIUM) Practice guidelines for performance of a thyroid and parathyroid ultrasound examination. http://www.aium.org/ publications/guidelines/thyroid.pdf
3. American College of Radiology (ARC)—American Institute of Ultrasound in Medicine (AIUM) Practice guideline for the performance of a thyroid and parathyroid ultrasound examination. http://www.arc.org/SecondaryMainMenueCategories/qualitysafty/guidelines/us/usthyroidparathyroid.aspx
4. Cooper DS, et al. Revised American Thyroid Association management guidelines for patients with thyroid nodules and differentiated thyroid cancer. Thyroid. 2009;19:1167–214.
5. Fukunari N, et al. Clinical evaluation of color Doppler imaging for the differential diagnosis of thyroid follicular lesions. World J Surg. 2004;28(12):1261–5.

中英文对照表

A

Acoustic shadow 声影

AFTNs，Autonomously functioning thyroid nodules 功能自主甲状腺结节

American Association of Clinical Endocrinologists（AACE）美国临床内分泌医师学会（AACE）

American Association of Clinical Endocrinologists—Associazione Medici Endocrinologi（Italian Association of Clinical Endocrinologists）—European Thyroid Association（AACE-AME-ETA）thyroid nodule guidelines 美国临床分泌医师协会—意大利临床内分泌医师协会—欧洲甲状腺协会（AACE-AME-EFA）甲状腺结节诊疗指南

American Institute of Ultrasound in Medicine 美国医用超声学会

American Thyroid Association（ATA）management guidelines 美国甲状腺协会（ATA）诊疗指南

Atrophic thyroiditis 萎缩性甲状腺炎

B

BAAs 鳃器发育异常

Benign cold nodules 良性冷结节

Bethesda system for reporting thyroid cytopathology 甲状腺细胞病理学 Bethesda 报告系统

C

"Cat's—eye" artifact "猫眼" 伪像

CCA. Common carotid artery 颈总动脉

Central neck dissection 中央区颈清扫术

CEUS. Contrast enhancement ultrasound 超声造影

CFD. Color-flow Doppler 彩色血流多普勒

CH. Congenital hypothyroidism 先天性甲状腺功能减退

Chronic lymphocytic thyroiditis（CLT）慢性淋巴细胞性甲状腺炎

"Comet tail" artifact "彗星尾" 征

Conventional gray-scale ultrasound 传统灰阶超声

D

Delphian lymph node Delphian 淋巴结（喉前淋巴结）

Destructive thyroiditis 破坏性甲状腺炎

Diagnostic thyroid ultrasound 甲状腺超声诊断

Diffuse thyroid enlargement 弥漫性甲状腺肿

Doppler ultrasound 多普勒超声

E

Ectopic thyroid 异位甲状腺

Edge artifact 边缘伪像

"Eggshell" calcification "蛋壳" 样钙化

Elastography 弹性成像

Endocrine Certification in Neck Ultrasound（ECNU）program 内分泌医师颈部超声认证项目

Epidermal inclusion cyst 表皮样囊肿

F

FLUS，Follicular lesion of undetermined significance 意义不明确的滤泡病变

Focal thyroid lesions 甲状腺局灶性病变

Follicular neoplasm（FN）滤泡性肿瘤

Fourth branchial apparatus anomalies（BAAs）第四鳃器发育异常

G

Gene expression classifier（GEC）基因表达分类方法（GEC）

Graves'disease Graves 病

H

Hashimoto's thyroiditis. See Chronic lymphocytic thyroiditis（CLT）桥本甲状腺炎，见慢性淋巴细胞性甲状腺炎

Hashitoxicosis 桥本毒症（桥本甲亢）

HCN，Hurthle cell neoplasm 嗜酸细胞肿瘤

Hemithyroidectomy 甲状腺侧叶切除术

Hertz（Hz）赫兹

History，thyroid ultrasound 甲状腺超声历史

Horner's syndrome 霍纳综合征

Hyperthermia 高温

Hypopharyngeal cancer 下咽癌

I

Infantile hemangioma 婴儿血管瘤

Internal jugular vein（IJV）颈内静脉

L

Laser ablation（LA）激光消融

LBC，Liquid-based cytology（LBC）液基细胞学

Left thyroid hemiagenesis 左侧甲状腺缺如

Lingual thyroid 舌甲状腺

Lipoma 脂肪瘤

Lobectomy 腺叶切除术

Lymphadenopathy 淋巴腺病

Lymphangioma 淋巴管瘤

Lymphatic malformations 淋巴管畸形

M

Metastatic lymph nodes 转移性淋巴结

Metastatic thyroid carcinoma 转移性甲状腺癌

Minimally invasive parathyroidectomy 微创甲状旁腺切除术

Modified lateral neck dissection 改良侧颈清扫术

N

Near-total thyroidectomy 甲状腺近全切除术

Neck 颈部

Neck recurrences（NR）颈部复发

"Needle only" technique. See Zajdela technique "仅用针头"穿刺技术，见 Zajdela 技术

Neurofibroma 神经纤维瘤

Nodular thyroid enlargement 结节性甲状腺肿大

P

Painless thyroiditis 无痛性甲状腺炎

Papillary thyroid cancer（PTC）甲状腺乳头状癌

Parathormone（PTH）甲状旁腺激素（PTH）

Parathyroid（PT）cysts 甲状旁腺囊肿

Parathyroid disease 甲状旁腺疾病

Paratracheal lymph nodes 气管旁淋巴结

Paratracheal region 气管旁区

Parotid glands 腮腺

Pediatric ultrasound，neck 小儿颈部超声

Percutaneous ethanol injection（PEI）经皮酒精注射治疗（PEI）

Percutaneous laser ablation（LA）经皮激光消融

Pleomorphic adenoma 多形性腺瘤

Postpartum thyroiditis 产后甲状腺炎

Prelaryngeal region 喉前区

Pretracheal region 气管前区

Primary hyperparathyroidism（PHPT）原发性甲状旁腺功能亢进

Q

Quality ultrasound reports 超声报告质量控制

R

Radiofrequency ablation（RFA）射频消融

Ranula 舌下囊肿

Recurrent laryngeal nerve（RLN）injury 喉返神经（RLN）损伤

Reverberation artifact 混响伪像

Riedel's thyroiditis Riedel 甲状腺炎

Right thyroid hemiagenesis 右侧甲状腺缺如症

Robot－assisted transaxillary thyroid surgery（RATS）机器人辅助经腋窝甲状腺切除术

S

Salivary glands and non－endocrine neck 颈部涎腺和非内分泌器官

Shear wave elastography 剪切波弹性成像

Sjogren's syndrome 干燥综合征

Standard cervical exploration（SCE）标准颈部探查术

Stensen's duct 腮腺管

Sternocleidomastoid muscle（SCM）胸锁乳突肌

Subacute thyroiditis 亚急性甲状腺炎

Submandibular gland 颌下腺

Subtotal parathyroidectomy 甲状旁腺次全切除术

Suppurative thyroiditis 化脓性甲状腺炎

Surgical procedures 手术治疗

T

Thermal ablation procedures 热消融方法

Thymus 胸腺

Thyroglossal duct cysts 甲状舌管囊肿

Thyroid amyloid 甲状腺淀粉样变

Thyroid aplasia 甲状腺不发育

Thyroid blood flow area（TBFA）甲状腺血流区域

Thyroid cancer 甲状腺癌

Thyroid cysts 甲状腺囊肿

Thyroid hemiagenesis 甲状腺侧叶缺如

Thyroid hypoplasia 甲状腺发育不全

Thyroid nodule FNA，molecular markers 甲状腺结节细针穿刺抽吸（FNA），分子标志物

Thyromegaly 甲状腺肿大

Total thyroidectomy 甲状腺全切术

U

Ultrasound－guided fine-needle aspiration（UGFNA）超声引导下细针穿刺

Ultrasound physics 超声物理

V

Vascular lesions 血管病变

Vascular malformations 血管畸形

Venous malformations 静脉畸形

W

Whole body scan（WBS）全身扫描

Z

Zajdela technique Zajdela 技术（一种穿刺技术）